U0238775

【"系统辨证脉学"·师承学堂】

抓主脉 巧临症：方剂"脉-证-治"实战图解

丁 晓 主编

山东大学出版社

SHANDONG UNIVERSITY PRESS

·济南·

图书在版编目(CIP)数据

抓主脉 巧临症:方剂"脉-证-治"实战图解/丁
晓主编.—济南:山东大学出版社,2023.3(2024.11重印)
ISBN 978-7-5607-7682-8

Ⅰ.①抓… Ⅱ.①丁… Ⅲ.①脉学 Ⅳ.①R241.1

中国版本图书馆 CIP 数据核字(2022)第 248629 号

策划编辑　徐　翔
责任编辑　李昭辉
封面设计　张　荔

抓主脉 巧临症:方剂"脉-证-治"实战图解
ZHUAZHUMAI QIAOLINZHENG:FANGJI "MAI-ZHENG-ZHI" SHIZHAN TUJIE

出版发行	山东大学出版社
社　　址	山东省济南市山大南路 20 号
邮政编码	250100
发行热线	(0531)88363008
经　　销	新华书店
印　　刷	济南乾丰云印刷科技有限公司
规　　格	720 毫米×1000 毫米　1/16
	17.75 印张　308 千字
版　　次	2023 年 3 月第 1 版
印　　次	2024 年 11 月第 3 次印刷
定　　价	88.00 元

《抓主脉 巧临症：方剂"脉-证-治"实战图解》编委会

主编 丁　晓

编委（排名不分先后）

韩　宇　韩圣男　刘　婧　刘银琴　密传浩

宋志才　王柯尔　王子玥　王绪宏　杨　妮

张明霞

编审 齐向华　滕　晶

序

脉象所表征的信息包罗万象，是一个极其庞杂同时又完整有序的生物信息系统。若想较为全面、真实地认识脉象这一现象，就必须用现代系统科学的方法进行研究。基于此，经过对脉学三十余年的探索和研究，我们逐步形成了一个新的脉学体系——系统辨证脉学。系统辨证脉学首次提出并运用系统科学的方法，以多学科的发展为背景，吸取已有的脉学研究特点和成果，运用现代认知心理学、信息学和物理学的基本原理，旨在为辨证论治提供客观依据。

系统辨证脉学对脉象信息系统的整体性和包含的最基本的功能单位——脉象要素同时进行了研究，用当代物理学语言对脉象要素进行描述，用中医学理论对各个层次的脉象要素之间的内在联系进行了认识、剖析，更加系统、全面地揭示了脉象信息的临床辨证意义，在此基础上，提出了一种全面、科学的临床分析和脉象研究思路；明晰了人体手指对脉象成分感知觉的运用和认知心理加工过程，用物理学语言和认知心理学知识将脉诊的客体和脉象信息提取过程揭示清楚，克服了过去"心中易了，指下难明"的不足，建立起了规范的、易于掌握的脉象学习和临床脉象辨识模式；将脉象特征与方药特性相结合进行研究，建立了新的"平脉辨证"的脉方（药）治疗体系，为中医辨证走向客观化奠定了基础。通过对系统辨证脉学体系的重新构建，脉象理论由原来的固化系统变成了开放系统，可以随时吸纳最新的脉象研究成果进入这个理论体系中。

系统辨证脉学是中医传统脉学在现代条件下的突破和创新，它有两个鲜明特点：一是"辨证"，这是这一新学说的灵魂，从辨证论治出发，为辨证论治服务，是中医脉学的现代发展；二是"系统"，这是这一新学说的创新之所在，运用现代系统科学的理论和方法，从新的视角去探讨和阐明脉学的系统特性和规律，解决了经典脉学没有解决的诸多问题，总结出了一系列新的概念、观点、理论、方法，形成了一套新的学术体系。

我研究系统辨证脉学四十余年，培养过来自全国及世界各地的众多理论和实践俱佳的弟子、学生，每年还会定期举办多场系统辨证脉学及其相关治疗技术的培训班，总计培养了来自全国及世界各地的基层医生上万人。在此过程中，系统辨证脉学因其"心中了了""指下易明"的特点，也因其易学性、实用性，而得到了广大中医从业人员及脉诊爱好者的认可和推崇。然而，在培训的过程中我也发现，有些学生和学员虽然已经掌握了系统辨证脉学的理论知识和临床操作方法，但在选择中药、方剂、针灸、推拿、心理治疗等治疗方案时，却无法与采集到的脉象特征进行很好的对接。并且，在系统辨证脉学这一领域，准确地运用客观征象指导用药和治疗是一项非常有意义的研究。

　　恰逢此时，学生丁晓将《抓主脉 巧临症：方剂"脉-证-治"实战图解》的书稿交给我审定，浏览了一遍书稿后，我发现本书将临床常用方剂用最核心的系统辨证脉象特征表达了出来；同时为了实现"情景式学习"，还将脉图、病机-脉象-治疗图清晰地在书稿中呈现；为了便于增进读者对方剂的认识，书中还给出了脉案、文献综述等。虽然《抓主脉 巧临症：方剂"脉-证-治"实战图解》一书仅涉及临床常用方剂，篇幅不及含数百首乃至上千首方剂的大部头专著，但是每一首方剂都能反映出丁晓的用心、认真和长达数年的积累，丁晓在系统辨证脉学领域的深厚功底和方剂学功底由此可见一斑！

　　丁晓医生是我带出来的硕士和博士，她在上学期间就勤奋苦读，不仅在中医学基础理论方面能做到基础牢固、举一反三，在脉诊技术方面更是勤学苦练，深入研习多种脉法体系和治法体系，又万变不离系统辨证脉学之宗，练就了一身"脉艺"。工作后，丁晓医生的半日门诊量次次爆满，在同事和患者群体中获得了很高的评价，并因此被《大众日报》、"闪电新闻"等媒体多次报道，其中《"网红"青年女中医丁晓，靠诊脉看清疾病"前世今生"》（"闪电新闻"2020年12月2日报道）的点击量高达三百余万次。

　　系统辨证脉学的研究和传承已经开始，对脉诊机理、脉诊与治疗方法之间关系的深入研究仍需要大家矢志不移地深入进行，在此将希望寄予系统辨证脉学的各位有志传承人，愿涌现新的脉学研究成果，为中医脉学的发扬光大贡献一份力量！

齐向华

2022年8月于山东济南

前　言

2005年高考结束后，我与父母商议一致决定报考山东中医药大学，并如愿进入基础医学院中医学(七年制)专业；大一学习了一年基础知识后，我自愿报名并通过了学校的考核选拔，于2006年9月进入山东中医药大学第一届传统中医班学习。2009年，经过田财军老师推荐，齐向华老师同意录取我攻读他的硕士研究生。2012年获得硕士学位后，我在山东中医药大学附属医院就职，继续跟随齐向华老师学习；2016年正式拜入齐向华先生门下，成为山东省非物质文化遗产"扁鹊脉学诊法"传承人、"系统辨证脉学"创始人齐向华先生之嫡传弟子。

在跟随齐老师学习之前，我有四年的时间在张庆祥老师门诊跟诊见习。见习期间，我喜欢写门诊病历，因为可以利用这个机会去掌握患者的症状、体征，去锻炼自己的问诊能力以及正在成长的"辨证"能力。在整个见习过程中，学校课程方面我已经学习了《中医诊断学》的脉诊部分，并翻阅了不少脉诊古籍，但是临证时依旧对脉诊的知识和技术掌握不好，既做不到"心中了"，也做不到"指下明"，于是我就"取象比类"，却发现明明指下脉势上涌，但是根据主诉辨证却不是肝阳上亢；或者明明是脉势内郁不能外达，辨证却是气血亏虚；等等。"脉病不应"促使我进一步去认知脉象和脉诊。后来有幸跟齐老师学习之后，发现原来"取象比类"是认知脉象的捷径，而"脉病相应"是基本原则；把我们认识到的"象"转换为可以被感受器识别的物理和数学信息，是实现中医学定性和定位诊断的前提，也是达到"心中了""指下明"的必经之路。

齐向华老师创立的"齐氏明心脉学"也称为"系统辨证脉学"，简称"齐氏脉学"。从狭义来讲，齐氏脉学是一门脉诊技术，用于指导医者临证时搜集脉象信息，建立起从体质、个性、心理状态到病因、病机、病位、预后和转归的疾病全过程的证据链，以指导患者临床治疗措施的实施、生活方式的调摄、社会活动的优化等。在脉象识别方面,齐氏脉学强调手指感觉的应用以及图形认知模式的构建,明晰各种脉象特征的不同感觉和判别,在这个过程中重新对脉象特征进行严格定义,初步指明定性、定量的方向,明确界定人类可以感知的各种单一因素脉象特征的内涵和外延,在此基础上建立新的脉象特征描述系统;扩大了脉象的观察范围,宏观方面将寸、关、尺扩大为寸、关、尺+寸上+尺下,微观方面将脉象缩小至血流的层位、点位以及脉搏波的时间点与时间段,将新发现的脉象特征不断纳入中医脉象体系中,充实脉象体系,使中医脉象理论体系成为一个开放的系统。从广义来讲,齐氏脉学是一个完整的中医学术体系,以脉诊技术为核心,搭建起融合了病因学、病机学的集预防、治疗、保健于一体的"系统医疗"体系。

齐氏脉学是当前中医研究领域里一个开创性的体系,近十年来,随着体系的推广普及,其脉诊体系的易学性、实用性得到了广大中医从业人员及脉诊爱好者的推崇。为进一步推广系统辨证脉学的脉诊技术及体系传承,形成脉诊技术与中药、方剂、针灸、导引按跷、香疗、音乐等治疗方法的精准对应体系,是目前传承过程中呼声最高且亟待满足的需求。对此,我在长期凭脉临证的实践过程中,依据方剂的内在机理与古文论述,在系统辨证脉学的脉象系统的基础上,在齐向华老师的指导下,系统整理了常见经方与时方的脉象系统;在此基础上,为突出方剂脉象系统的层次性,特绘制了脉图和脉证方解图,意在达到简单、明晰、一目了然的目的,并付梓面世,以方便读者学习,期望能为中医从业人员提供学习齐氏脉学的可选途径;并殷切期望诸位同道对本书的相关内容提出宝贵建议,以期不断充实系统辨证脉学体系与脉方相应体系,将中医脉学发扬光大!

齐向华老师作为我的脉诊启蒙老师、师父,是指引我在人生路上前进的灯塔,他高尚的品德、宽广的胸怀、渊博的知识、严谨的治学态度、灵活的中医思维使我毕生受益。本书的写作得到了齐向华老师的大力支持,他在书稿框架的构建上启迪了我的思路,在写作过程中给予了我极大的指导和帮助,并亲自修订了书中的许多错误之处,在此向齐老师表示衷心的感谢!

丁　晓

2022 年 8 月于山东济南

目　录

上篇　基础理论篇

第一章　脉方相应的原理："脉-证-治"相应 ························ 3

第二章　脉方相应新模式：系统辨证脉学诊疗体系 ·············· 5

　第一节　系统辨证脉学体系概述 ···························· 5

　第二节　系统辨证脉学的诊断特色 ························ 7

第三章　脉证相应：系统辨证脉学与辨证 ···················· 12

　第一节　系统辨证脉学与八纲辨证 ························ 12

　第二节　系统辨证脉学与定位辨证 ························ 17

　第三节　系统辨证脉学与症状诊断 ························ 18

第四章　脉方相应："脉-证-治"相应的法则 ·················· 22

中篇　经方"脉-证-治"篇

经方之一：大青龙汤 ····································· 27

经方之二：麻黄附子细辛汤 ······························ 31

经方之三：桂枝芍药知母汤 ······························ 35

经方之四：大黄附子汤 ·································· 39

经方之五：白虎汤 ····································· 42

经方之六:竹叶石膏汤 ･････････････････････ 45

经方之七:白头翁汤 ･････････････････････････ 49

经方之八:葛根芩连汤 ･･･････････････････････ 52

经方之九:桂枝甘草龙骨牡蛎汤 ･････････････ 56

经方之十:四逆散 ･･････････････････････････ 59

经方之十一:理中丸 ････････････････････････ 63

经方之十二:小建中汤 ･･････････････････････ 66

经方之十三:黄芪桂枝五物汤 ･･････････････ 70

经方之十四:炙甘草汤 ･･････････････････････ 74

经方之十五:酸枣仁汤 ･･････････････････････ 77

经方之十六:瓜蒌薤白半夏汤 ･･････････････ 80

经方之十七:温经汤 ････････････････････････ 84

下篇　时方"脉-证-洽"篇

时方之一:九味羌活汤 ･･････････････････････ 91

时方之二:羌活胜湿汤 ･･････････････････････ 94

时方之三:防风通圣散 ･･････････････････････ 98

时方之四:川芎茶调散 ･････････････････････ 101

时方之五:消风散 ･･････････････････････････ 105

时方之六:越鞠丸 ･･････････････････････････ 109

时方之七:血府逐瘀汤 ･････････････････････ 112

时方之八:少腹逐瘀汤 ･････････････････････ 117

时方之九:身痛逐瘀汤 ･････････････････････ 121

时方之十:补阳还五汤 ･････････････････････ 125

时方之十一:复元活血汤 ･･･････････････････ 129

时方之十二:当归六黄汤 ･･･････････････････ 132

时方之十三:龙胆泻肝汤 ･･･････････････････ 135

时方之十四:丹参饮 ････････････････････････ 138

时方之十五:导赤散 ････････････････････････ 142

时方之十六:温胆汤 ････････････････････････ 145

时方之十七:二妙散 ････････････････････････ 149

时方之十八：天麻钩藤饮 …………………………………………………… 152

时方之十九：天台乌药散 …………………………………………………… 156

时方之二十：橘核丸 ………………………………………………………… 160

时方之二十一：加味乌药汤 ………………………………………………… 163

时方之二十二：良附丸 ……………………………………………………… 166

时方之二十三：槐花散 ……………………………………………………… 169

时方之二十四：左金丸 ……………………………………………………… 172

时方之二十五：泻白散 ……………………………………………………… 175

时方之二十六：清胃散 ……………………………………………………… 178

时方之二十七：玉女煎 ……………………………………………………… 181

时方之二十八：益胃汤 ……………………………………………………… 184

时方之二十九：清燥救肺汤 ………………………………………………… 188

时方之三十：定喘汤 ………………………………………………………… 192

时方之三十一：四磨汤 ……………………………………………………… 196

时方之三十二：天王补心丹 ………………………………………………… 200

时方之三十三：养心汤 ……………………………………………………… 204

时方之三十四：定志小丸 …………………………………………………… 207

时方之三十五：朱砂安神丸 ………………………………………………… 210

时方之三十六：暖肝煎 ……………………………………………………… 213

时方之三十七：独活寄生汤 ………………………………………………… 217

时方之三十八：四君子汤 …………………………………………………… 220

时方之三十九：阳和汤 ……………………………………………………… 224

时方之四十：补中益气汤 …………………………………………………… 229

时方之四十一：生脉散 ……………………………………………………… 234

时方之四十二：归脾汤 ……………………………………………………… 238

时方之四十三：八珍汤 ……………………………………………………… 242

时方之四十四：一贯煎 ……………………………………………………… 246

时方之四十五：右归丸 ……………………………………………………… 250

时方之四十六：百合固金汤 ………………………………………………… 254

时方之四十七：大定风珠 …………………………………………………… 258

时方之四十八：资生汤 ……………………………………………………… 261

时方之四十九：十全育真汤 ………………………………………………… 265

上篇　基础理论篇

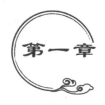

第一章

脉方相应的原理："脉-证-治"相应

方剂是中医学中用于防治疾病的基本措施之一,中医方剂的组成是以中医理论、疾病病机特点为依据,按照严格的组方配伍规律配伍而成。确立方剂主要功效的标准主要来自临症对疾病病因、病机判断所得出的结论。

中医学辨证论治包括辨证和论治两个过程,这也是中医学认识疾病和治疗疾病的基本原则和基本特征之一。辨证即是辨别证候的过程,就是把"四诊"(望诊、问诊、闻诊、切诊)所收集的症状、体征,利用中医学原理,通过分析、综合,辨明体质、个性、病因、病位、病性和预后转归,概括判断出某种性质的"证候",反映机体在疾病发展过程中某一阶段的病理本质。论治则是根据"四诊"所获得的客观证据,对疾病发生发展乃至结局这一系列过程的回溯,从而发现疾病病因、病机等关键所在,由此制定出相应的治疗措施。因此,治疗措施有效与否的前提是掌握精准的诊断方法;而当某种诊断方法足够精准化、客观化时,治疗者便可以脱离对患者的记忆追溯,做到客观化调查取证,对疾病实现过程诊断,然后进行靶点式治疗。

脉诊作为切诊的手段之一,其主要目的就是通过诊察脉象之所得,总结梳理出疾病发生的病因、病机,服务于疾病的判断分析和治疗过程。作为诊断疾病的客观证据,脉象具有整体性和层次性,其整体性(或者说系统性)和层次性由疾病的整体和层次所决定。脉象能够全面反映出疾病"证"的特点,与疾病的病因、病位、证候、病机之间具有明确的指示关系。

脉方相应的规律首见于张仲景《伤寒杂病论》中的"平脉辨治"体系,后世在此基础上屡有发挥并沿用至今。脉方相应的基础是"方证相应"。临症操作时,医者需要先采集并分析患者的脉象特征，然后进行抽丝剥茧式的推理，推导出疾病发生发展过程中的主要责任点，然后针对这些责任点及其先后时间、空间顺序进行"辨证"，从而做到"方因证立"，此过程即"平脉辨证"的"脉-证-治"相结合的医疗模式。正是基于"证从脉出"和"方因证立"这样一个逻辑关系，因此"脉方相应"的客观规律是存在的。

综观古代的方剂，一般而言都具有以下特点：

第一，方剂具有整体的功效。这种整体功效大于方内各组成药味的功效之和；这种整体功效还与机体疾病的病机针锋相对，有纠正机体平衡失调的作用。

第二，方剂的治疗作用具有层次性。方剂的配伍组成中具有"君、臣、佐、使"的内部结构，这些内部结构是按照疾病证候的层次性来设计的，正如清代徐大椿（1693～1771）在其所著的《单方论》中所讲的那样："若病兼数症，则必合数药而成方。"脉象所体现出的疾病的整体性和层次性，在每一个方剂中都能够找到相对应的治疗，由此可见，脉象和方剂之间内在的契合关系可以体现在各个方面。

综上所述，脉方相应的内在机理在于通过脉象对病因、病位、证候以及病机层层叠加、耦合所形成的疾病过程的诊断，诊断明确，则可证从脉出、方随证立。脉象以其客观实在性，在揭示潜在性病因和病机、状态性病因和病机等方面有其自身的优势。深化对"脉方相应"机制的研究，能够使临床处方用药更加准确、客观，建立中医临床"言必有物，事必有征"的客观逻辑推理模式，从而更加清楚准确地解释方、药的治疗作用机制。

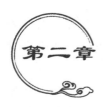

第二章

脉方相应新模式：系统辨证脉学诊疗体系

第一节 系统辨证脉学体系概述

著名物理学家海森堡说过："我们所观察的不是自然的本身，而是由我们用来探索问题的方法所揭示的自然。"

脉象是一种客观存在的自然现象，是动脉搏动时桡动脉内血流、脉搏波及其周围组织伴随动脉搏动三者综合作用反映出的外部形态，能够表征人体的生理、病理和心理状态的本质。临床脉诊主要涉及三方面的内容：一是血流、脉搏波及周围组织的振动综合呈现出的固有的"象"，这是客观存在，包含了机体状态的所有信息，不依赖于人类的感觉而存在；二是人们对这些信息的感知和采集，主要涉及人类的感知能力、方法和对所感知到的信息的描述；三是人们对所感知到的信息所表征意义的判断、分析和逻辑推理。由于后两方面的差异，产生了不同的脉法学派，如古代的经典脉学，现代的金氏脉学、许氏脉学、寿氏心理脉学、"黄家医圈"脉学等，都从不同的侧面阐述了脉象对人体的表征意义。

山东中医药大学附属医院的齐向华教授认为，脉象所表征的信息包罗万象，是一个极其庞杂同时又完整有序的生物信息系统，不是既往任何一家一派的脉学理论体系所能概括的，若想较为全面、真实地认识脉象这一现象，就必须用现代系统科学的方法进行研究。因此，齐向华教授在系统论的方法模式下，以多学科的发展为背景，在继承传统脉学的基础上，吸取已有的脉学研究特点和成果，运用现代认知心理学、信息学和物理学的基本原理，历经三十余年的研究，突破了《脉经》的"形态比拟"脉象认识法，秉承《素问·脉要精微论》的"诊有过之脉"原旨，对脉象进行了现代科技重构，创立了融"时空合一""形神一体""中西汇通"于一体的"系统辨证脉学"特色诊疗体系。

系统辨证脉学结合了现代生理学、认知心理学和物理学知识，充分对脉象的时间、空间和能量特性进行"量化"分析，将其解构成位、数、形、动、质五个维度，进而形成了包含多种物理特征的二十五对脉象要素；然后，用中医学理论对各个层次的脉象要素之间的内在耦合关系进行认识、剖析，条分缕析构成疾病因果关系的个性、体质、情志经历、病因病机、病位和西医疾病等，来表达疾病发生、发展和预后转归的"过程流"；针对"过程流"中的关键因素和环节，制定出脉象与心理紊乱状态相应、脉象与气机紊乱状态相应、脉象与痹阻经络相应、脉象与方药相应、脉象与针灸（推拿）相应的集诊断、治疗于一体的"系统医疗"体系。通过系统辨证脉学对患者体质、个性和藏匿"伏邪"的辨识，判断机体的生理状态及疾病易患趋向，制定出健康保健原则及生活和工作调养方法等"未病"调养方案。

系统辨证脉学首次提出运用系统科学的方法研究脉象信息系统，对脉象整体及不同层次，脉象要素的概念、特征和辨证意义进行充分的分析、归纳，在此基础上，建立一种全面的、科学的临床分析和脉象研究思路；明晰人体手指对脉象成分感知觉的运用和认知心理加工过程，用物理学语言和认知心理学知识将脉诊的客体和脉象信息提取过程揭示清楚，克服了过去"心中易了，指下难明"的不足，建立了规范的、易于掌握的脉象学习和临床脉象辨识模式；将脉象特征与方药特性相结合进行研究，建立了新的"平脉辨证"脉方（药）相应治疗体系，为中医辨证走向客观化打下了基础。经过系统辨证脉学体系的重新构建，脉象理论由一个原来的固化系统变成了开放系统，可以随时吸纳最新的脉象研究成果进入这个理论体系。

系统辨证脉学继承和发展了经典脉学。脉象要素的提出，打破了经典脉学的"脉理精微，非言可尽"的僵局，避免了经典脉学对脉象形态和特点的模糊描述，使脉象的基本组成要素成为"言之有物"的恒定的客观存在；同时，脉象要素分别代表组成脉象的各种物理现象，超出了经典脉学所包含的内容，扩大了对"象"的认识范围；脉象要素的系统分析原则克服了经典脉学的孤立的或"加和"性的脉象分析模式的缺陷，体现出了不同的层次，反映了疾病发展的"过程流"，其辨证功能更加全面和清晰。系统辨证脉学的分析和推理结果可以直接作为选择方药，调整药味、剂量和配伍关系的依据。

第二节　系统辨证脉学的诊断特色

齐向华教授提出，脉象如同一首演奏着的关于人体功能状态的大型交响乐，其中每种乐器的每一个音符都反映着机体内部的功能状况。

系统辨证脉学对脉搏的观察对象并非局限于血管内血流以及脉搏波，而是扩大到了寸上、尺下、血管壁以及血管壁周围组织方面。通过系统辨证脉学，医者不仅可以了解患者个体的体质、个性、生理病理特点，还可以了解个体顺应自然界变化和周围环境所表现出的应答反应。因此，在系统辨证脉学的指导下，我们不仅可以掌握疾病的关键致病环节和靶点信息，如患者的体质、个性、心理状态、病因、病性、病位等，从而判断疾病的预后和转归；还可以通过脉象表达出来的信息去指导个体养生、治未病，甚至指导患者的社会活动。

综合以上诊断指导作用，笔者总结了系统辨证脉学的诊断特色，主要表现为以下三点。

一、汇通中医诊断与西医诊断

中医学与西医学对疾病的认知维度存在差异。中医学"近取诸身，远取诸物"，以人体"形神合一"为出发点，追求人与自然、人与社会的大系统的和谐状态；西医学基于脏器、组织、细胞、介质等基本点，追求调节环路的小系统和谐状态。无论是中医学还是西医学，都是在不同的认知维度和认知方向上认识同一个人体，二者不应该有派系之争，应当统一于"系统论"的原则下，达到大小系统的"共和谐"状态，相辅相成，共同完成人体自身、人与自然、人与社会的"复和谐"状态。

无论是中医学还是西医学，定性诊断和定位诊断都是两个重要的方面，它们决定了治疗靶向和药物的选择。作为诊断工具之一，系统辨证脉学兼具定性诊断和定位诊断功能，既能在宏观上完成中医大系统辨证的目的，又能在微观上明确西医的小系统诊断，从而协助临床靶向诊断与治疗。

在定性诊断方面，系统辨证脉学在采集脉象时，重视对手指感觉的开发和应用，开放手指的单一感觉通道，利用当代物理学语言及模型对脉象特征进行描述，用来表征中医学的寒、热、虚、实属性，某个解剖脏器的某种病理状态。比如，脉象要素"热"表征中医学之热证，同时表征西医学中某脏器组织的炎症；用

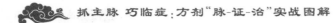

血流的速度表征局部脏器新陈代谢的加快或减慢,如右侧关内胆囊反应区血流疾表征胆囊炎症,右尺部肾脏反应区血流缓表征肾脏功能减退;在脉搏波来的起始段怠表征心功能不全,根据怠的程度判断心功能不全的轻重。

定位诊断是系统辨证脉学的重要分支,是基于中医学理论、解剖学理论以及全息医学理论,通过自身的发展构建而成的诊断方法,服务于临床中医辨证以及西医疾病的定位。系统辨证脉学将脉诊诊查区域分为纵向、轴向、横向三个方向。从手腕部的皮肤到骨骼为纵向,纵向由浮到沉分为七层,分别为浮浅层、浮层、中浅层、中层、沉浅层、沉层、底层;从腕横纹到向心一寸九分(同身寸)区域为轴向,轴向上分为寸上、寸、关、尺、尺下五部;横向定位在桡动脉血管壁及外侧组织进行脉诊信息采集。在理想模式下,把桡动脉看成圆形的管腔结构,手指透过皮肤所能摸到的是血管上半周的弧形面,在桡动脉的内侧壁线到外侧壁线之间的弧面上平均画出四条线,这六条线从内向外分别代表机体的前正中线、锁骨中线、腋前线、腋后线、肩胛线、后正中线,线与线之间的五个带区表征机体局部的解剖位置,如图 2-1 所示。

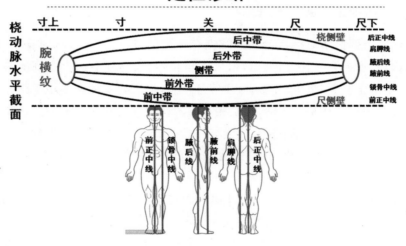

图 2-1　五个带区的划分

根据上述三维脉诊空间,可将桡动脉的空间位置具体化,分为寸、关、尺、寸上、尺下,外加五带、六区、七层,分别代表躯体上、中、下三部,从前至后、不同脏腑所属及从皮肤到内脏的对应关系,如图 2-2 和图 2-3 所示。

我们目前的取脉：浮、中、沉，寸、关、尺、寸上、尺下加五带、六区、七层

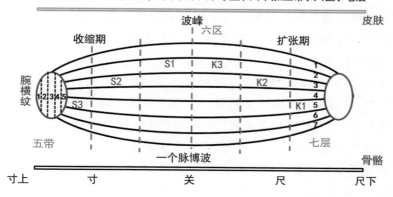

图 2-2　定位诊断（桡动脉纵截面，S 表示收缩期，K 表示扩张期）

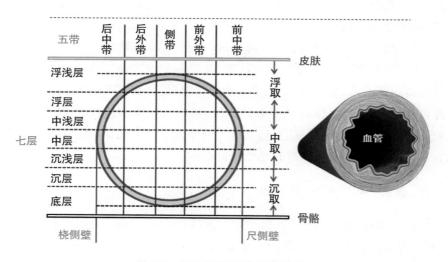

图 2-3　定位诊断（桡动脉横截面）

二、融合时间诊断与空间诊断

系统辨证脉学的空间诊断功能，即前一部分所阐释的定位诊断功能，通过对寸上、寸、关、尺、尺下＋五带（血管壁）＋六区（血管壁）＋七层（血流），将桡动脉寸口部在三维立体构架上划分出无数的"定位坐标"，精确定位形体的皮肤、官窍、经络、脏腑、组织等。

对疾病的时间诊断功能,系统辨证脉学主要通过分析搜集到的脉象要素,进行关联耦合,得出不同子诊断(比如体质、个性、心理状态、不同脏腑经络的气血紊乱),然后再通过脉象分析各个子诊断之间的关联关系、权重关系、因果关系,依据中医学理论、心理学理论、解剖学理论,分析疾病发生、发展的时间过程链,得出时间诊断。

在得出时间诊断的过程中,空间诊断也贯穿始终。可以这样说,在时间这条主线上,构成因果关系或者并列关系的多个定性诊断与定位诊断的组合,共同表达了疾病的"潜伏期""发病期""进展期""迁延期"或者痊愈状态。

若人体长期处于郁闷不舒的状态,则容易导致机体的气机郁结。左侧关尺交界区的内侧中层血流为降结肠的定点部位,若在此部位脉郁动、强、热、沉、稠,则表征因郁闷不舒导致结肠气机郁滞,郁而化热。若在此基础上出现"涩",则表征气机郁滞,进而影响血分导致血行郁滞。此种情况下,如果能及时纠正病机,可有效阻止疾病的进一步发展;当此脉位浮浅层开始出现"寒",并逐渐向浮层、中层浸润,而底层血流仍然保持"热"的特征,则此时疾病性质已经开始向"质"转变,即恶性肿瘤正逐渐形成。最终,当此部位脉象出现郁动,血管壁"寒",浅层以及中层血流"寒",底层血流"热""强""沉""涩",则此时降结肠癌已形成。结肠癌术后,若病因(中医学认为的病因)仍存在,则脉象依旧不会解除。长此以往,若在右侧寸脉处摸到类似脉象,则表明出现肺转移。通过以上不同脉象的位置定位与时间推移,我们可以了解从结肠癌到肺癌的发生及转移的关键环节和靶点,指导中医治疗技术的靶向应用。

三、兼备"神""形"一体诊断

中医学重视"形神合一"理论。所谓"形"即形体,包括人体的脏腑、经络、皮肉、筋骨以及循行于体内的精髓、气血、津液等有形物质;所谓"神"包括精神、意识、思维活动,是人体一切生命活动的外在体现。"形神合一"理论认为,人是不可分割的统一体,"形"与"神"的关系密不可分,它们协调一致才能完成人的各项正常生理机能。

系统辨证脉学所分化的二十五对脉象要素兼具"形""神"两方面的诊断功能。如脉象要素之怠驶,怠在"神"的层面表征神颓,精神不振,在"形"的层面表征气机下陷,不能振奋托举。再如脉象要素之敛散,敛在"神"的层面表征患者心思细腻,谨小慎微,多思多虑,在"形"的层面表征患者气机郁闭、不能外达;散在"神"的层面表征患者心胸宽阔,不拘小节,在"形"的层面表征患者气机外达、

气血通畅。

　　系统辨证脉学对"神""形"一体的诊断功能不仅体现在脉象要素的表征意义方面,更体现在对疾病的诊断过程方面。如急性脑梗死的患者,除从脉象上诊断为西医疾病之外,还可以得出患者为善于忍让的个性特征,长此以往会形成肝气郁结、大气下陷的病机,从而导致脑梗死的发生。在这一诊断过程中,系统辨证脉学可以做到对个性、心理状态、形体疾病的诊断。

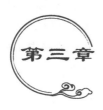

第三章

脉证相应：系统辨证脉学与辨证

第一节 系统辨证脉学与八纲辨证

所谓"八纲"，是指中医学辨证的纲领，或者说疾病的本质。近代医家祝味菊在《伤寒质难》中明确地正式提出了"八纲"一词，曰："所谓'八纲'者，阴阳、表里、寒热、虚实是也。""夫病变万端，大致不出八纲范围。明八纲，则施治有所遵循，此亦执简御繁之道也。"八纲辨证自 20 世纪 50 年代引入全国统编中医教材并沿用至今，其内容逐渐系统化。

八纲是指表里、寒热、虚实、阴阳八个纲领，是从各个具体证的个性中抽象出来的、具有普遍规律的共性纲领。八纲辨证是指运用八纲对"四诊"所收集的各种病情资料进行分析、归纳，从而辨别疾病现阶段病变部位深浅、病变性质寒热、邪正斗争盛衰和病证类别阴阳的方法。通过八纲辨证，可以找出疾病的关键病机之所在，掌握其要领，确定其证型，推断其趋势，为临床治疗指出方向。八纲辨证从八个方面对疾病的本质作出纲领辨别，之间互相联系又互相区别，不可分割。

一、表里辨证

表里是相对的概念，如皮肤和筋骨相对而言，皮肤属表，筋骨属里；脏和腑相对而言，腑为表，脏为里；经络和脏腑相对而言，经络属表，脏腑属里；经络中的三阳经和三阴经相对而言，三阳经属表，三阴经属里。

表里辨证是辨别病变部位内外、浅深的两个纲领。辨别表里对外感疾病和内伤疾病的诊断和治疗具有特别重要的意义。

表证是指六淫、疫疠等邪气经皮毛、口鼻侵入机体的初期阶段，正气抗邪于体表出现的临床证候群，临床上可表现为发热恶寒、鼻塞、咽痛等肺卫表证，或肢体疼痛、麻木、瘙痒等。相关病证（如外感）可导致肺系疾病、落枕、腰痛、腹痛等。症状初期具有起病急、病位浅、病程短的特点，仅局限于体表经络、经筋、皮部等组织；后期迁延不愈，往往由表入里、由浅入深、由轻而重地发展传变。

里证是指病变部位在内，脏腑、气血、骨髓等受病，以脏腑受损或者功能失调为主要表现的证候群。里证主要见于外感疾病的中、后期阶段，或者内伤疾病。不同的里证具有不同的临床表现，很难用几个症状或体征全面概括，但基本特征一般都是病位深、病程长。

半表半里证是指病变既非完全在表，又非完全入里，病位处于表里进退变化之中。

系统辨证脉学对表证、里证、半表半里证的临床界定点在于血管壁。病理脉象特征局限在血管壁的为表证，若寸脉外侧血管壁寒、刚、敛，则表征外受寒邪，如寒邪凝滞肌表经络，导致颈肩部疼痛聚集，或寒邪侵犯肺卫，导致发热恶寒、鼻塞流涕等；病理脉象要素局限在血流层的为里证，如肝郁乘脾证患者的病变部位在左关及右侧关尺交界区的血流层。若血管壁及血流层同时出现病理要素，则可根据脉象要素的权重判定是内伤及表还是表病及里。

二、寒热辨证

寒热辨证是辨明疾病寒、热、温、凉的病变性质。寒证见寒象，热证见热象，但在某些特殊情况下出现寒象或者热象，疾病的本质不一定就是寒证或者热证。如患者畏寒严重，甚则酷暑仍要覆盖厚被者，不一定是寒证；如患者畏食凉，不一定是脾胃虚寒证；如患者大汗淋漓、不喜热饮者，不一定是热证。临床辨别寒热证候时，不能孤立地根据个别寒热症状作出判断，而要明晰临床体征，辨别寒、热、寒热错杂的各种病情。寒热辨证是确定"寒者热之，热者寒之"治疗法则的依据，对于人们认识疾病的性质和指导对疾病的治疗都有重要的意义。

寒证是指感受寒邪或者阳虚阴盛，导致机体功能活动受到抑制而表现出的具有"冷、凉"等症状特点的证。根据传统中医学的证候分类，寒证有实寒证和虚寒证之分。

热证是指感受热邪或脏腑阳气亢盛、阴虚阳亢，导致机体功能活动亢进而表现出的具有"温、热"等症状特点的病证。根据传统中医学的证候分类,热证有实热证和虚热证之分。

系统辨证脉学充分利用手指的感觉感受器,开放单一感觉通道,利用指目的冷温度感受器和热温度感受器,自上而下、自浅入深、自表入里地逐层感知皮肤、浮浅层(包括血管壁和血管壁至皮肤之间的周围组织)、浮层血流、中浅层血流、中层血流、沉浅层血流、沉层血流、底层血流(见图2-3)的温度,明确分析机体的体表寒热、体内寒热等,从而指导机体内外表里的寒证、热证的辨证与寒热错杂、真假的确立。

自浮浅层开始至底层血流,若温度一致性降低则为寒证,寒而强者为实寒证,寒而弱者为虚寒证;若温度一致性增高则为热证,热而强者为实热证,热而弱者为虚热证。

当温度失去一致性时,若浮浅层寒,浮层至底层为热,则为表寒里热,如寒邪束表,或者阳热郁闭于里;若浮浅层至沉层均为寒,底层为热,则常见于阳热郁闭过重,阳气不能外达。具有以上两种脉象特征的患者,临床皆表现为:畏寒喜热,常年四末厥冷,穿厚衣亦不得温,服用温性药物或食物则口舌生疮,尿黄,大便干结,并且外层寒象越重,患者畏寒越严重,此为"真热假寒证"。医者在临床上需要仔细辨别,不得以患者的主诉为辨证要点,要仔细揣摩患者的体征,尤其是脉诊时底层血流的温度高,或者舌质颜色为绛紫色,都是阳热郁闭在里的不可或缺的辨证要点,毫厘之间不可寒热用错,导致病情加重。

当温度失去一致性,若浮浅层热,浮层至底层为寒,则临床上必定兼见脉象弱、散、浮,此为阳气大亏,阳气浮越于外,阳气欲脱之候,患者表现为大汗、面红、颧赤之戴阳证等"真寒假热证"。临床上凡见此种脉象特征时,患者的临床症状尚稳定,但病情已隐形进展到"悬崖"之边,此时当急急大补元气、扶正固脱,或用参附汤急煮之服用,或使用参麦注射液合并参附注射液静脉使用,尚可力挽疾病进展之狂澜。若错过此时机,则阳气大亏导致阳气浮越加重,病情犹落悬崖,恐无翻盘的可能。

以上寸口域的温度,可以被辨证为热证、寒证、寒热错杂、寒热真假的证候。寸口域还有一些温度是不能参与临床寒热辨证的,即在浮浅层附着在血管壁的周围组织的谐振波,其常常带有温度的改变,或寒、或凉、或热、或温。此谐振波用于感知机体的情绪、心理状态或者心理情结,温度的改变常为情绪、心理状态或者心理情结的能量变化,不参与临床的寒热辨证,但是对于情志致病病因的分类具有重要的参考意义。例如,若左侧关脉谐振波热量高且往外播散,振幅

较大,顶点为锐角,此时为愤怒的心理状态;若左侧寸脉谐振波低平如刀刃,温度低,此时为伤心导致的心寒脉象。

综上所述,寸口域的寒热特征主要分为两大类:一类是情绪、心理状态或情结的温度,另一类是形体疾病的温度改变。临症进行寒热辨证时,一定要按照皮肤、浮浅层(包括血管壁及血管壁至皮肤之间的周围组织)、浮层血流、中浅层血流、中层血流、沉浅层血流、沉层血流、底层血流的顺序进行逐层感知,明确机体表里内外的温度变化,方可进行寒热的精准辨证。

三、虚实辨证

虚实辨证是辨别邪正盛衰的两个纲领。《素问·通评虚实论》中记载:"邪气盛则实,精气夺则虚。"《景岳全书·传忠录》中记载:"虚实者,有余不足也。""实"主要指邪气盛实,"虚"主要指正气不足,所以"实"与"虚"主要反映病变过程中人体正气的强弱和致病邪气的盛衰。分析疾病发病过程中邪正的虚实关系,是辨证的基本要求,能为治疗提供依据。实证宜攻,虚证宜补,虚实辨证准确,攻补方能适宜,才能避免实实虚虚之误。

虚证是指人体阴阳、气血、津液、精髓等正气亏虚,以"不足、松弛、衰退"为主要临床特征的证,其基本病理为正气亏虚,邪气不著。虚证的形成虽然可由先天禀赋不足所致,但多由后天失调、疾病耗损所促生,如过度的减肥控制饮食,过度的思虑、悲哀、恐惧惊悸,过度的形劳、房劳,久病失治,猝然大吐、大泻、大出血、大汗等,使气血、津液过度耗损,没有及时得到补充,均可导致虚证的发生。

实证是指人体感受外邪,或疾病过程中的阴阳、气血失调,体内病理产物蓄积,以"有余、亢盛、停聚"为主要症状特征的证,其基本病理为邪气盛实,正气不虚。实证的形成主要有两方面原因:一是六淫外袭,正气奋起抗邪导致;二是脏腑功能失调,气化失职,气机阻滞,形成痰、饮、水、湿、瘀血等病理产物并停积在体内。在当今社会,多食酒肉肥甘厚味之品,或者过食补品,容易导致体内痰热内聚,实证由此而生。

系统辨证脉学充分利用手指的触觉感受器和压力觉感受器确定寸口部桡动脉的最大血流层,在最大血流层感受脉搏压力的大小,确定强弱脉象要素。从以上强弱脉象要素的感知过程可以看出,强弱是在脉搏内特定位置的压力,与脉位的浮沉、脉形的粗细没有关系。

系统辨证脉学的二十五对脉象要素中,强弱是唯一一对直接表征体质强弱

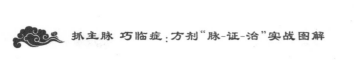

和病性虚实的脉象要素。脉强则表征机体盛壮，病性为实，若兼寒则为实寒证，若兼热则为实热证；脉弱表征体质虚弱，病性为虚，若兼寒则为虚寒证，若兼热则为虚热证。

在强弱、寒热的组合中，若结合脉位和脉形的改变，可以判定机体气机的出入方向。若脉强、热，则表征机体热邪炽盛，热邪属阳，其性升散，向上向外，若脉浮、粗，则为顺证，反映热邪的作用方向，治疗当清热即可；若脉沉、细，则表征热邪炽盛，郁闭于里，则为逆证，治疗当疏散与清热并举。权衡二者之间的关系，需避免疏散过度引起风火相煽，也需避免清热苦寒过度导致气机郁闭更甚。若脉弱、寒，则表征机体阳气亏虚、虚寒内生，阳气亏虚当收敛内收，故脉兼见沉、细当为阳气亏虚之顺证，若脉兼见浮、粗则为阳气亏虚、虚阳外越之征兆，此时当以急急固摄为要。

另外，在临症感知脉象要素的强弱时，若脉象沉、细或者浮、粗，当在最大血流层仔细感知脉搏的压力，避免因为脉位和脉形影响对强弱的感知。

四、阴阳辨证

阴阳辨证是归类病证类比的纲领。阴阳分别代表事物相互对立的两个方面，无所不指，无所定指，故病证的性质及临床表现一般都可用阴阳进行概括或归类。《景岳全书·传忠录》中记载："凡诊病施治，必须先审阴阳，乃为医道之纲领，阴阳无谬，治焉有差？医道虽繁，而可以一言蔽之者，曰阴阳而已。"阴证与阳证是根据阴与阳的基本属性而划分的，还可以用于归纳疾病的病位、病性和病势，可见阴阳在辨证中的重要性。

表证与里证、热证与寒证、实证与虚证反映了病变过程中对立与统一的矛盾现象，分别从不同的侧面来概括病情。其中，表证、热证、实证隶属阳证，里证、寒证、虚证隶属阴证，但它们之间的阴阳划分是相对而言的。例如，与表证相对的里证属于阴证，但里证又有寒热、虚实之分，相对于里寒证与里虚证而言，里热证与里实证则又归于阳证的范畴。因此，临床上在对具体病证归类时，会存在阴中有阳、阳中有阴的情况。

齐向华教授在《辨证脉学》一书中对疾病过程各个关键环节的脉象特征进行了系统的介绍，比如病因（包括外感六淫、内伤七情、饮食、劳倦等）、病机（包括阴阳盛衰，气血、津液、精髓失调）、体质、个性等，明晰了关键的脉象要素，以及可能出现的衍化脉象要素集合等，内容详备，在此不再赘述。

第二节　系统辨证脉学与定位辨证

系统辨证脉学对定位的诊断在传统的左右手、寸关尺的脏腑定位的基础上，又有了新的发展。系统辨证脉学对定位辨证的发展主要表现为以下两个方面。

首先，是系统辨证脉学对形体的定位诊断方面，主要通过对血流层的分层和血管壁的分带，将寸口域的桡动脉划分为多个网格状的域块，以确保形体定位诊断的精准性，具体可见本书上篇第二章第二节"系统辨证脉学的诊断特色"，在此不再赘述。

其次，是系统辨证脉学对人与自然、人与社会关系的诊断方面。中医学重视"整体观念"在医学实践中的应用，强调在观察、分析和认识生命、健康与疾病等问题时，要注重人体自身的完整性和人与自然、社会环境之间的统一性与联系性，并贯穿于中医学的生理、病机、诊断、辨证、养生、防治等方面。系统辨证脉学植根于中医学传统体系，发展自现代科学知识，在强调人体自身完整性（体现于形体与空间诊断）、形神一体完整性（体现于形神一体的诊断）的基础上，发现一对要素并为之命名，用来观察人与自然、社会的关系是否"和谐"，即脉象要素"内外"，其中"内"是指桡动脉内侧血管壁及周围组织，"外"是指桡动脉外侧血管壁及周围组织。在内外的观察区域中，血管壁与周围的关系代表了人与自然、社会的关系：如血管壁与周围组织关系亲密，在社会方面表征个体融入社会，在社会中获得的正性心理支持丰富，在自然方面则表征感受湿邪、水邪等邪气；如血管壁与周围组织关系疏远，在社会方面则表征不能很好地与社会交融，从社会中获得的心理支持贫乏，在自然方面则表征感受寒邪。

系统辨证脉学通过脉象要素表示机体失衡的多个功能或结构的点或段，其多表征临床的某一症状和体征，一般不具备独立诊断功能；多个脉象要素关联构成一个组合，表示机体失衡的某一方面，表征的是临床证候，反映了疾病所处时间或空间的某一证，具有片面性，不能反映疾病的整体状态；多个组合关联在一起，内部相互影响、相互制约，表征整个疾病的发生、发展和变化过程，反映病机状况。此三层关系经过脉诊过程之后，得出的结果分别是症状诊断、证候诊断和病机诊断，代表着临床辨证治疗的三个层次。中医学认为，疾病是整体功能状态失调在局部的反映，是一个生命过程流。因此，在诊脉时既要诊察疾病当前所处的证候状态,又要对疾病发生的潜在原因和诱因、疾病的演变和预后进行诊察。因此,要将脉象系统分化出不同的子系统,将疾病的因果关系、发展序列等揭示清楚,以服务于临床辨证论治的各个环节,使其成为一个无法替代的客观证据网络。

第三节 系统辨证脉学与症状诊断

中医脉学是在中医学"有诸内,必形诸外"的理论指导下形成的。用脉诊诊治临床躯体性疾病时,可以辨识患者的体质、致病因素、病机、所患的西医疾病,并可以预测患者将来所患的疾病。不仅如此,脉诊还对症状有诊断作用。

一、症状的定义

症状有广义和狭义之分。狭义的症状仅指患者主观感受到的不适或痛苦的异常感觉,如疼痛、眩晕、恶寒发热、恶心呕吐、烦躁易怒等。广义的症状除包括狭义的症状外,还包括客观检查或者客观评定确定的现象,例如中医的舌苔、脉象,西医的肝脾肿大、多尿、消瘦等。无论广义抑或狭义,症状都是医师向患者进行疾病调查的第一步,是诊断和鉴别诊断的线索及依据,是反映病情的重要指标之一。

组成疾病和证候的症状多种多样,同一疾病可以有不同的症状,同一症状又可由不同的致病因素引起;由于病理机制不尽相同,同一症状又可见于不同的疾病和证候。因此,孤立的症状仅是疾病的个别现象,并不能反映疾病和证候的本质,因而也就不能作为临床诊断和治疗的依据。在诊断疾病时,必须结合所有的临床资料进行综合分析,切忌单凭某一个症状而作出错误的诊断。

二、临床治疗的目的

无论中医学还是西医学,治疗疾病的目的层次都是基本一致的:首先,在于治愈疾病,从根本上解除患者的痛苦;其次,在于缓解症状,改善患者的生活质量,延长患者的寿命。

在针对缓解症状这一目的进行治疗时,发现症状并对症状进行辨别和分析是至关重要的一点。临床上,迫使患者就医的首要原因是导致患者不适或者痛苦的某一症状,患者最关心的往往是这种症状给他们的身心带来的痛苦,而忽

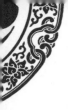

略了症状背后的根本原因。患者最迫切需要解决的问题就是解除症状,这就使临床医师和患者在治疗方向上产生分歧,从而导致医患关系紧张。从这个方面来讲,进行临床治疗时,在解除病因的同时,也要注意对症状的处理,以获得更多更好的临床效果。

需要注意的是,危重患者多不能言语,精神障碍患者(如阿尔茨海默病患者)等无法诉说自己的症状,即使由家人代为诉说,亦不能讲明疾病的真实情况;或者患者既往曾有这些症状,但是随着时间的推移,这些症状逐渐减轻,时作时止,没有引起患者足够的重视;或者有心理疾病的患者多不能正确认识自身的病情,对某些症状夸大其词或无中生有,并认为特别严重。在这些情况下,都需要通过脉诊进行客观诊断,方能对病情作出正确的评估。

三、症状与脉象的相关性

脉象有整体脉象和局部脉象之分。整体脉象是指从脉象整体上进行把握所得到的脉象特征,反映目前疾病所处的病机状况;局部脉象是指局部的脉象特征,反映脉象特征显现部位所对应躯体定位的病变情况。局部脉象特征与疾病的症状之间具有一定的相关性,对疾病某一特定的症状具有指示性作用。

自古以来,历代医家关于症状脉象的论述就不乏其说。在此,笔者在广泛搜集历代相关论述的基础上,对症状脉象展开简要的论述。

(一)与脉势相关的症状

脉势是指脉搏在横向、纵向运动及起伏的过程中所呈现出的态势,主要包括速度的变化和能量的发散。脉势主要提示机体的气机状态,而人体气机状态的变化常常与疾病的症状相联系,如《素问·平人气象论》中所说:"寸口之脉,中手短者,曰头痛。寸口脉中手长者,曰足胫痛。寸口脉中手促上击者,曰肩背痛。"若气血亏虚,无力充盈脉道,将表现为血流在振荡式前进的过程中无力到达寸脉的顶端,或表现为一触顶端即回缩退下,呈现出双寸口脉寸部短的态势,提示头部供血不足,出现头痛的症状;若邪气阻滞,下部经脉不通,或气血不升,沉积壅塞于下,气血呈现下趋呆坠之势,下部经脉不利,故出现下肢或足部的疼痛;若气血上涌,搏击冲犯上部,出现寸部脉的撼动震摇,急疾上冲(促击),身体上部经脉压力较大,故出现肩背部或后枕部胀痛不适。在心理脉象中,脉势往往与特定的心理体验相对应,如左手脉管壁周围组织中伴随桡动脉的搏动出现清清淡淡的震动,给人以郁郁寡欢的心理感受,其人多有忧伤的心理;左手脉挺直或脉中有一直行的脊,横向扩张不利而迅速回缩呈"敛紧",其人多有获得或占有心理;心率加快现"数"象,脉搏的起伏程度较大且停留在最高端的时间缩短迅速下降,脉管收紧且呈抖动战栗之象,其人多有惊恐的心理。

(二)脉形对应的症状

脉形是指脉象的形态。特定的脉形对应特定的症状,如"紧主痛",紧对应的脉象要素是脉象的刚与敛,是脉道紧张度的增加,合并脉气绷急的复合脉象,寒性收引而凝滞,寒邪侵袭,脉道应之而拘急,脉道绌急,外引小络,故猝然而痛。《王氏医存》中关于这一点有专门而详细的论述:"气痛脉,两关沉细而数,正痛则促矣,甚则弦紧。其异于他症者,有时痛止则但沉细也。此多有热,故痛有时止。血痛脉,两关沉涩无力而迟,正痛则细,甚则细结,痛减则迟缓而仍结。此皆寒症也……目痛者,鱼际细数;耳痛者,鱼际洪虚;疟疾,两关皆弦。左寸结,膻跳痛;右寸结,胸痛。左关沉,怒气,沉而结,左胁痛;右关沉,食积,沉而结,右腹痛;两关沉结,脐腹痛。左尺结,小腹痛;右尺结,肛痛。六脉结弦,怔忡。尺弦结而下尺泽,腿足痛。又寸脉沉而横,胸腹旁横亘通。右寸弦紧,胸痛,右关弦紧,胃痛;尺弦紧,少腹痛。横与弦紧,皆有块之脉也……杂症左关浮结细紧,背胛痛;右关浮结细紧,胸腹痛;右全浮结,大背不舒;右全浮结,大腹不畅……右寸细迟而略结者,苟无胸痛之症,必作半截呃,不能作长呃也,即噎食之初起。"

有时,脉形要与部位相结合,才能表示相应的症状,如《诊家枢要》有云:"浮……为风,虚动之候。为胀、为风、为痞、为满不食、为表热、为喘。"浮脉以其出现的部位不同而与不同的症状相对:出现于寸部表示该患者头痛、头晕,或身体上部发胀,或咳喘;出现于关脉则表示该患者腹部胀满或纳差等。

(三)脉数对应的症状

脉数是指脉搏搏动的频率。《素问·脉要精微论》中有云:"数则烦心。"《寿世保元·惊悸》中有云:"动为惊。"用脉象要素来分析,数脉代表的不仅是脉率的加快,如一般意义上的"数"的诊断标准为"六至为数",即相当于现代每分钟脉搏跳动次数多于90次。"数"还代表去来促急、急迫迅驰,正如清代医家周学海所言:"脉之体,血也;其动者,气也。"数脉急迫迅驰来源于其气的冲击激荡。根据中国传统医学"形神合一"的观点,气的冲击激荡必定造成神气的摇曳不定,引起心烦,正如《脉学阐微》中所说:"数主阳盛,属热属火,凡热性病,脉数心烦时病势进展。数主阴虚,数大而虚,为精血耗竭之象,病久阴伤,形成阴虚阳亢。"动脉在脉搏搏动时附加在血管壁上可有抖动、震动、细颤的感觉,细分之有

局促、抖动、发散等。气机的摇摆不定反映了心神的摇摆无定神,故患者遇事善惊,神无定主。

综上所述,在经典脉象基础上总结而出的脉象要素与疾病存在相关性。随着微观脉象的发展,对症状诊断的脉络也渐渐变得清晰。例如,当代医家许跃远认为,左寸出现脉晕点加左寸边脉常代表心肌梗死、心绞痛等出现的心前区疼痛,并向左肩、左侧上肢放射;右寸关边弦脉合并右关芝麻样脉晕点常代表胆囊结石等出现的疼痛,并向右上腹、右肩放射。另如当代医家金伟所说的与血糖高相关的糖涩波、与肿瘤相关的致密性黏涩波等。脉象与症状的相关性还需要临床上更进一步地探索与发掘,以更好地服务于临床,改善国人的健康。

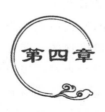

第四章

脉方相应：“脉-证-治”相应的法则

系统辨证脉学利用中医学理论和系统论的基本原理,运用人体手指的各种感觉感受器,采集脉搏中蕴藏的各种物理信号,即脉象要素;然后通过分析脉象要素之间的关联关系,条分缕析构成疾病因果关系的个性、体质、情志经历、病因病机、病位和西医疾病等,来表达疾病发生发展和预后转归的“过程流”。针对“过程流”中的关键因素和环节,制定出脉象与心理紊乱状态相应、脉象与气机紊乱状态相应、脉象与痹阻经络相应、脉象与方药相应、脉象与针灸(推拿)相应的,集诊断、治疗于一体的“系统医疗”体系。

系统辨证脉学的目的在于通过诊察脉象之所得,对体质、个性和藏匿的“伏邪”进行辨识,判断机体的生理状态及疾病易患趋向,制定出健康保健原则、生活和工作调养方法等调养方案;总结梳理出疾病发生主体的体质、个性,疾病发生的病因、病机过程,从而服务于疾病的判断分析与治疗过程。通过系统辨证脉学,最终形成以脉象要素临床诊断为核心的、以获取临床最佳疗效为目的的系统治疗方案。系统辨证脉学的脉象要素与疾病的病因、病位、证候、病机之间具有明确的指示关系,正是基于这种指示关系,才使脉象能够成为辨证的“指示灯”,我们称之为“平脉辨证”规律,在此规律下进行的辨证论治过程称为“脉-证-治”相应诊疗体系。在此诊疗体系中,治疗方案是集中医内治法、中医外治法、西医治疗、心理治疗、社会调适于一体的治疗方案。各种治疗体系之间不是相互分割的,而是相互联系的,针对脉象系统的各个层次,需要辨别机体失稳态的各个层次,并将其有机融汇于针对疾病“时间-空间”的整个治疗过程中。

作为治法体系中的一个类别,要想把方剂纳入“脉-证-治”相应诊疗体系,需

要遵循以下四个法则：

第一，根据脉象所体现出的整体脉象特征选定治疗原则，如脉象整体的热、数、疾、强表示邪热内蕴的病机，就可以确定治疗原则为祛邪、清热。

第二，根据脉象体现的病机层次对治疗方法进一步细化，如在以上邪热内蕴病机脉象特征的基础上，脉下、热、滑，右手明显，就表示这是邪热侵及下焦的大肠湿热，在祛邪、清热治疗原则的指导下，选择清理大肠湿热的方剂内服（如葛根芩连汤）或选择丰隆、百会、曲池等穴位进行针灸治疗；如果在以上整体脉象的基础上，出现的是脉上、热、滑及寸部的麻点样凸象，表示是邪热蕴积上焦，可以选择清理上焦肺热的方剂内服（如泻白散），选择太冲、太溪等穴位针灸治疗，或者选择中药足浴疗法引火下行；如果是在整体基础上出现脉枯、涩、细，则表明火热伤阴，可以选择清热养阴的方剂内服，并指导患者平素的饮食起居。

第三，根据脉象所体现出的病机层次关系进行方剂药物配伍的调整，如脉象特征热、数、疾、强明显，而枯、涩、细较轻，表示邪热重而伤阴轻，这时处方中清热药味的剂量要大于养阴药味；反之，则养阴药味的剂量要大于清热药味。

第四，根据脉象要素进行个别药物和穴位的加减，如整体脉象热、数、疾、强，层次脉象上、热、滑，而寸部的麻点样凸象特别明显，则表示咽喉部感染较重和颌下淋巴结肿大，这时应该在所选定方剂的基础上酌情加入牛蒡子、板蓝根等清热利咽之药，或选择双耳尖、少商穴点刺放血。

根据以上四个法则，可以灵活选用方剂和调整方剂的内部结构，与病因、病机和症状形成丝丝入扣的严密对应关系，从而提高中医中药的疗效。

中篇　经方"脉-证-治"篇

经方之一：大青龙汤

【出处】《伤寒论》。

【组成与用法】

一、原方组成、剂量及用法

组成、剂量：麻黄（去节）六两，桂枝（去皮）二两，甘草（炙）二两，杏仁（去皮、尖）四十个，生姜（切）三两，大枣（擘）十枚，石膏（碎）如鸡子大[1]。

用法：上七味，以水九升，先煮麻黄，减二升，去上沫，内诸药，煮取三升，去滓，温服一升，取微似汗。汗出多者，温粉扑之。一服汗者，停后服。若复服，汗多亡阳，遂虚，恶风烦躁，不得眠也[1]。

二、现方组成、剂量及用法

组成、剂量：麻黄（去节）12 g，桂枝（去皮）6 g，甘草（炙）6 g，杏仁（去皮、尖）6 g，生姜（切）9 g，大枣（擘）6 g，石膏（碎）18 g。

注意：现方为依据古今度量衡、方剂用法之差异，并参考当代临床习用剂量而定，其与原方古代剂量并非度量衡制上的绝对等值换算，后同。

用法：水煎温服，取微汗。

【功效】 发汗解表，兼清里热。

【主治】

一、原文论述

《伤寒论》中，大青龙汤主要用于治疗太阳中风证，也在《金匮要略》中用于治疗溢饮。《伤寒论》第三十八条记载："太阳中风，脉浮紧，发热恶寒，身疼痛，不汗出而烦躁者，大青龙汤主之；若脉微弱，汗出恶风者，不可服之，服之则厥逆，筋惕肉𥆧，此为逆也。"《伤寒论》第三十九条记载："伤寒脉浮缓，身不疼，但重，乍有轻时，无少阴证者，大青龙汤发之。"[1]《金匮要略》记载："病溢饮者，当发其汗，大青龙汤主之。"[2]

二、现代主治

（1）外感风寒，内有郁热证，证见恶寒发热，身疼痛，不汗出而烦躁，脉浮紧。

（2）溢饮，证见身体疼重，或四肢浮肿，恶寒身热，无汗，烦躁，脉浮紧。

三、主治综述

大青龙汤多用于治疗外寒内热型的呼吸系统疾病,如小儿哮喘[3]、流感[4]、发热[5]、支气管哮喘急性发作[6],亦有从"溢饮"论治,选用大青龙汤治疗Ⅰ型心肾综合征[7],或联合利奈唑胺治疗新生儿败血症[8]等。

【系统辨证脉象特征】

整体脉象:血管壁寒、刚、敛,血流层热、强;脉动或浮,进多退少,或缓、沉。

局部脉象:寸或浮、粗,或沉、细。

【脉图】

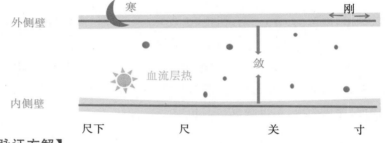

【脉证方解】

大青龙汤所用之证的病机在于风寒束表,里有郁热。患者发病的原因为感受风寒邪气,卫阳被遏,导致肺气宣降不畅,毛窍被遏,肺气郁闭,加之未及时发汗解表;或寒邪较甚,表气闭郁较重,致使阳气内郁而化热;或素体阳热体质,猝感风寒邪气,表气闭郁,故出现本方所治之证。可见,本方所用之证的根本病机在于表气不通,阳气被遏,肺气郁闭,内有郁热,治法当开腠理、清里热。此外,风寒束于表,当汗出而不汗出,加之肺气郁闭,肺之宣降失司,水饮无以下输膀胱,致使饮邪无以外出,从而流于四肢,则易出现溢饮。

外感风寒邪气,为人与自然关系失和谐,故病位位于血管壁,或内或外,或局限于寸脉,或局限于寸、关、尺三部,寒邪为阴邪,易伤阳气,故表现为血管壁寒,若因寒邪闭郁表气较重所导致阳气内郁而化热者,则血管壁寒,甚则浅层、中层、深层血流均寒,只有底层血流呈现热象。寒性凝滞,故血管壁刚;寒性收引,抑制血管壁的周向扩张,周向扩张不及,故出现血管壁敛;阳热郁闭在里,正气不虚,故脉强,血流层热。综上所述,患者外感寒邪,表气闭郁,则可出现受邪部位所对应的血管壁局限性地刚、敛、寒。

寒邪束表,正气不亏,正气奋起抗邪,正邪交争,机体此时处于应激状态,脉搏波的整体稳定性差,故脉动。若寒邪束表甚,卫阳郁遏,气机出少入多,则脉沉;气机运行不利则血行缓慢,则脉缓。若正气奋起抗争,祛邪外出,机体气机趋向于表,则整体脉象以及右寸脉浮,气血激荡则血流层进多退少。所以,大青龙汤所用之证的核心脉象要素集群为:相应血管壁的寒、刚、敛,血流层热、强。

方中麻黄、桂枝合用以发汗散寒,以通阳气,使卫阳得出,汗出得利,二者直接作用于血管壁寒、刚、敛的脉象特征;杏仁降利肺气,与麻黄相合,宣降肺气,以恢复肺之宣降,使三焦水道通利,二者相合,是麻黄、桂枝解除寒、刚、敛脉象的内在"橐籥",肺气宣肃正常,方可调节气机之正常出入。因石膏辛、甘、大寒,故用石膏清里热并透郁热,正合"外寒闭、内热郁"的病机特点。生姜、大枣合用则调脾胃、和营卫,兼助解表、益汗源,防止发汗太过有伤津液。甘草益气和中,既缓辛温峻散之力,又调和诸药,且防石膏寒凉伤中。诸药同用,共奏发汗散寒之中,又兼清解里热之效。

【脉证方解图】

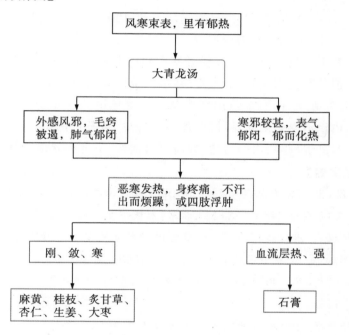

【验案】

患者女性,65岁,2022年11月23日初诊。

主诉:嗜睡伴身体痛重1月余。

现病史:患者于1个月前受凉后出现恶寒,发热,乏力,嗜睡,身体困重疼痛,体温维持在38.5 ℃左右,自服布洛芬缓释胶囊、感冒灵颗粒等药物后,体温下降恢复正常,但嗜睡、乏力、身体疼重未见缓解,未进行其他系统治疗。

现症见:患者神疲乏力,欲寐,身体沉重而疼痛,时有下坠感,肩背、四肢乏

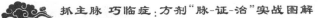

力困重,烦躁不宁。查体及相关检查未见明显异常。纳可,二便调。舌:舌红苔白腻。脉:血管壁寒、刚、敛,血流层热、强、动,进多退少,高太过、深不及。

诊断:感冒(外感风寒,内有郁热)。

治法:发汗解表,兼清里热。

处方:麻黄6 g,桂枝10 g,炒苦杏仁12 g,炙甘草6 g,生石膏20 g,防风12 g,荆芥12 g,桑白皮12 g,黄芩10 g,桔梗12 g,麦冬10 g,生姜6 g,大枣10 g,共七剂,水煎服,每日一剂,早晚分温服。

二诊:患者自述服药后汗出,全身症状减轻,身体痛重、下坠感缓解,精神状况有所好转,睡眠时间减少。肌肉关节酸楚,膝关节活动不利,肌肤麻木,下肢发凉。舌:舌淡苔白腻。脉:血管壁寒、刚、敛大为缓解。上方去桂枝、麻黄,生石膏减至10 g,加薏苡仁20 g,苍术15 g,白芍10 g,知母10 g,川牛膝30 g,共七剂,水煎服,每日一剂,早晚分温服。

按:患者1月余前受凉后出现恶寒发热等外感症状,虽服用药物后体温降至正常,但外寒仍未解除,肌表不通,阳气郁闭日久,内里转而化热,由脉象要素可知为外有寒、内有郁热的病机状态。故选用大青龙汤加减,外以发汗解表祛风,内以清热滋阴润燥,同时加用桑白皮、黄芩等药物,疏散表热之邪。服用方药后,外邪解除,内热得清,同时经络通畅,患者症状逐渐好转。

【参考文献】

[1] (汉)张仲景.伤寒论[M].沈阳:辽宁人民出版社,2018.

[2] (汉)张仲景.金匮要略[M].北京:人民卫生出版社,2000.

[3] 赵桓艺,潘俊辉,陈珠侨.大青龙汤对外寒内热证型小儿哮喘疗效及免疫功能的影响[J].世界中医药,2020,15(17):2608-2612.

[4] 袁武龙,谷志彬.大青龙汤治疗流感62例疗效观察[J].贵州医药,2020,44(5):772-773.

[5] 许丹微.大青龙汤加减治疗感冒发热的疗效观察[J].北方药学,2019,16(5):79-80.

[6] 杨小龙.大青龙汤联合穴位敷贴治疗支气管哮喘急性发作的有效性[J].内蒙古中医药,2021,40(2):18-19.

[7] 于滨洋,史载祥,张久亮.史载祥教授运用大青龙汤治疗Ⅰ型心肾综合征经验[J].中西医结合心脑血管病杂志,2022,20(1):179-181.

[8] 李艳红,温晓敏.大青龙汤加减联合利奈唑胺治疗新生儿败血症[J].中医学报,2019,34(2):413-417.

经方之二：麻黄附子细辛汤

【出处】《伤寒论》。

【组成】

一、原方组成、剂量及用法

组成、剂量：麻黄（去节）二两，细辛二两，附子（炮，去皮）一枚，破八片。

用法：上三味，以水一斗，先煮麻黄，减二升，去上沫，内诸药，煮取三升，去滓，温服一升，日三服[1]。

二、现方组成、剂量及用法

组成、剂量：麻黄（去节）6 g，细辛 3 g，炮附子 9 g。

用法：水煎服。

【功效】 助阳解表。

【主治】

一、原文论述

《伤寒论》中，麻黄附子细辛汤主要用于发表温经。《伤寒论》三百零一条云："少阴病，始得之，反发热，脉沉者，麻黄细辛附子汤主之。"[1]

二、现代主治

少阴表证，症见发热，畏寒，舌淡、苔薄白，脉沉迟。

三、主治综述

寒哮证老年支气管哮喘[2]、肺肾阳虚型咳嗽变异性哮喘[3]、风寒袭肺型支气管肺炎[4]等呼吸系统疾病，急慢性荨麻疹[5,6]、痰阻血瘀型局灶性硬皮病[7]等皮肤科疾病，寒凝型头痛[8]、阳虚型阿尔茨海默病[9]等神经系统疾病，阴阳两虚型心律失常[10]、肥厚型梗阻性心肌病[11]等心血管疾病，阳虚里寒型暗哑[12]、虚寒型过敏性鼻炎[13]等五官科疾病。

【系统辨证脉象特征】

整体脉象特征：血流寒、弱、散、沉、粗、缓，进少退多，怠，高不及深太过，血管壁与周围组织界限清晰。

局部脉象特征：疾病相应的脉位出现血管壁寒而刚、敛。

【脉图】

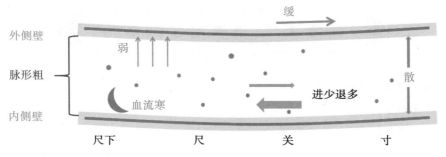

【脉证方解】

《伤寒论》中记载,麻黄附子细辛汤所用之证主要病机为素体阳虚,复感风寒所致。此证为本虚标实之证,阳气亏虚为本。阳气虚者,为气虚之渐,阳气亏虚,收摄不利,故脉当弱、寒、散。阳气亏虚鼓动血运不利,故脉缓,进少退多。阳气亏虚,脉搏鼓动无力,故脉急,高不及深太过。阳气亏虚,脉搏搏动无力,对周围组织的撼动性减弱,故血管壁与周围组织界限清晰。阳气亏虚,若脉沉,则表征阳气虽虚,仍可内守。在阳气亏虚的基础上感受风寒之邪,则脉寒、刚、敛。阳气亏虚,若尚有余力可抗邪外出,则脉可;或亏虚之阳气与外感之寒气能达成平衡,脉仍沉;若阳气亏虚严重,复感寒邪伤及阳气,或阳气亏虚仍可内收,但服用寒药重伤阳气,则容易导致虚阳外越,出现意识模糊、大汗淋漓等脱阳证表现。因此,本证阳气亏虚之人,脉沉为顺证,脉浮、散同时出现则为变证、急证,此时当以急急固摄阳气为要。

方中附子温固阳气,针对阳气亏虚之本虚;麻黄取其辛温散寒之用,发汗解表散寒,附子以温补阳气,助麻黄鼓邪外出。因麻黄发汗之力较峻,阳虚之人用之则恐损耗其阳,且阳虚更无力助其辛散表邪,遂与附子同用则无伤阳之弊,相辅相成,为助阳解表之常用配伍。细辛归肺、肾二经,芳香气浓,性善走窜,通彻表里,既能祛风散寒以助麻黄解表,又可鼓动阳气以协附子助阳散寒。三药并用,使外感风寒之邪得以表散,在里之阳气得以振奋,则阳虚外感可愈。

在《伤寒论》中,本证患者素体阳虚,卫阳不足,复感风寒;寒性凝滞,闭阻肌表,正邪交争,阳气祛邪于外而力不足。临床上大青龙汤、麻黄汤等也有解表之用,可通卫气,麻黄汤所治为表气不通但阳气不虚,大青龙汤所治为表气不通伴内热郁闭,故三者在局部感邪部位的血管壁均有寒、刚、敛等外感寒邪的脉象特征;大青龙汤的所用之证有血流层热、强的脉象特征,麻黄附子细辛汤的所用之证有血流层寒、弱的脉象特征。

临床上本方也可用于阳气郁闭于里,沉潜太过,不能外达肌表所导致的各种疾病,如畏寒、皮肤病、脱发等,故临症符合血管壁寒、刚、敛,伴整体脉象寒、弱、散,或中层以上血流寒、底层血流热而强的脉象特征的疾病,均可审因应用本方,随症加减。

【脉证方解图】

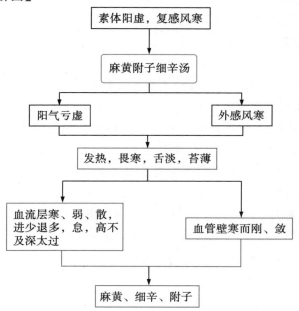

【验案】

患者女性,55岁,2020年10月18日初诊。

主诉:反复鼻痒,打喷嚏3年。

现病史:患者于3年前不慎感受风寒后出现鼻痒,打喷嚏,每于寒冷季节加重,未行系统诊疗。

现症见:反复鼻痒,打喷嚏,流清水样鼻涕,偶伴鼻塞。平素易感,面色苍白,四肢寒凉怕冷,易疲乏。舌:舌淡苔白腻。脉:寒、弱、散、沉、粗、缓、怠,高不及深太过;右寸血管壁刚、敛。

诊断:鼻鼽阳虚证。

治法:补肾健脾,益气祛风。

处方:麻黄5 g,制附子15 g,细辛3 g,黄芪30 g,熟地15 g,防风6 g,白术、苍耳子、地龙、鹿角霜各10 g,乌梅、辛夷各6 g,共七剂,水煎服,每日一剂,早晚分温服。

二诊:鼻痒、打喷嚏稍有好转,四肢怕凉略有减轻,脉寒、弱、散明显缓解,上方去鹿角霜、辛夷,加紫苏叶 12 g,桔梗 10 g,继服七剂,鼻痒、打喷嚏明显好转。

按:由脉象要素寒、弱、散可察知患者体质,平素易感,四肢寒凉怕冷说明患者素体阳虚,在阳虚基础上感受风寒,阳气亏虚,鼓动无力,脉沉、粗、缓,肺气宣降失常,则反复出现鼻痒、打喷嚏。故选用麻黄附子细辛汤加减,补肾阳,益脾气,固护肌表,同时祛风解表,宣散风寒之邪。

【参考文献】

[1] (汉)张仲景.伤寒论[M].沈阳:辽宁人民出版社,2018.

[2] 马永俊.麻黄附子细辛汤对老年支气管哮喘寒哮证患者症状改善及肺功能的影响[J].内蒙古医学杂志,2021,53(11):1342-1343+1346.

[3] 钱丽丽.加味麻黄附子细辛汤治疗老年人支气管哮喘寒哮证疗效分析[J].中医临床研究,2019,11(2):18-19.

[4] 关健.麻黄附子细辛汤对支气管肺炎患儿临床症状及炎性因子的影响[J].光明中医,2020,35(1):15-16.

[5] 周珍,刘朝圣,钟昕,等.麻黄附子细辛汤合五苓散加减治疗寒湿型慢性荨麻疹临床观察[J].湖北中医杂志,2022,44(5):36-39.

[6] 金成,郑琳.麻黄附子细辛汤加减治疗急性荨麻疹验案 1 则[J].中国民间疗法,2020,28(14):107.

[7] 杨燕婷.加味麻黄附子细辛汤治疗痰阻血瘀型局灶性硬皮病的临床疗效观察[D].福州:福建中医药大学,2021.

[8] 托托,郝同,吕阳婷,等.麻黄附子细辛汤在头痛中的临床应用[J].中国民间疗法,2021,29(11):120-122.

[9] 李向前.麻黄附子细辛汤治疗老年痴呆症探讨的有效性研究[J].黑龙江中医药,2021,50(2):102-103.

[10] 魏艾贞.麻黄附子细辛汤加减治疗阴阳两虚型冠心病心律失常的效果观察[J].医学理论与实践,2022,35(5):764-766.

[11] 刘朋燕,张颖,史书阁.麻黄附子细辛汤辅助治疗肥厚型梗阻性心肌病疗效观察[J].广西中医药,2022,45(2):15-18.

[12] 张晓晴,岳仁宋,冯皓月,等.从太阳少阴合病论麻黄附子细辛汤治疗喑哑[J].中医杂志,2019,60(5):438-439.

[13] 李斐,李高彪.理中汤联合麻黄附子细辛汤治疗虚寒性过敏性鼻炎临床研究[J].现代中医药,2022,42(2):104-107.

经方之三：桂枝芍药知母汤

【出处】《金匮要略》。

【组成】

一、原方组成、剂量及用法

组成、剂量：桂枝四两，芍药三两，甘草二两，生姜五两，麻黄二两，白术五两，知母四两，防风四两，附子(炮)二枚[1]。

用法：上九味，以水七升，煮取二升，温服七合，日三服[1]。

二、现方组成、剂量及用法

组成、剂量：桂枝 12 g，芍药 9 g，甘草 6 g，生姜 15 g，麻黄 6 g，白术 15 g，知母 12 g，防风 12 g，附子(炮，久煎)3 g。

用法：水煎服。

【功效】 祛风除湿，通阳止痛。

【主治】

一、原文论述

《金匮要略》中，桂枝芍药知母汤用于治疗风湿痹症、郁而化火证。原文曰："诸肢节疼痛，身体尪羸，脚肿如脱，头眩短气，温温欲吐，桂枝芍药知母汤主之。"[1]

二、现代主治

外感寒湿，素体阴阳两亏所致肢节疼痛。症见畏寒、神疲乏力，头晕，恶心，肢体疼肿，舌淡，苔白滑，脉沉细而弱。

三、主治综述

桂枝芍药知母汤在现代常用于治疗风寒湿痹型膝骨性关节炎[2]、类风湿性关节炎[3]、痛风[4]等骨伤科疾病，以及寒凝型糖尿病肾病水肿[5]、脾肾阳虚型鼓胀[6]等疾病。

【系统辨证脉象特征】

整体脉象特征：沉、稠、滑、弱、缓，进少退多，怠，高不及深太过。

局部脉象特征：相应血管壁与周围组织界限模糊，寒。

【脉图】

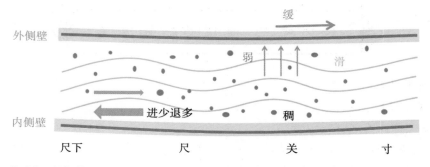

外侧壁

缓

弱　　　　滑

内侧壁

进少退多　　　　稠

尺下　　　　尺　　　　关　　　　寸

【脉证方解】

《金匮要略》中,桂枝芍药知母汤所用之证为风、寒、湿三气相杂,痹阻经络,导致肢体筋脉、关节、气血运行不畅所致。《内经》云:"风、寒、湿三气杂至,合而为痹。"患者感受风寒之邪,痹阻阳气,肌表不通,肺之宣降失司,水液运行不畅,痰饮内生;或患者脾阳不足,痰饮不得运化,痰浊内生,或导致胃气上逆而呕吐,或流于四肢,与风寒相合,痹阻经脉,导致肢体疼痛,重则导致肢体关节变形。湿阻阳气,清阳不升,则头晕短气。

分析本方证的内在,主要有两层,第一层为体内寒湿内停,第二层为寒湿外袭,二者之间的中间联系在于中医学之"同气相求"。体内寒湿内停,损伤阳气,阻碍气血运行,则脉位沉,血运不利则脉缓,进少退多,脉搏不利则脉怠,高不及深太过(表征气机下沉,头晕,短气,欲呕,脚肿如脱);寒湿为阴邪,则脉寒,湿性黏滞则脉稠、滑;故用方中附子、桂枝温里助阳,散寒止痛,振奋体内阳气,生姜、白术健脾燥湿、温中止呕。寒湿内停,引动外邪寒湿侵袭,内外相引,合而为病。湿邪外袭,则黏着体表,导致血管壁与周围组织界限模糊,寒邪外袭,则血管壁寒,血管壁横向扩张不及则脉敛、刚(故诸节疼痛);故予桂枝、麻黄、防风合用,祛寒湿解表,通阳止痛。如此,内可温里、除湿、散寒,外可祛寒、湿并解表;畏辛温之品应用助热耗阴,使用知母养阴清热,甘草调和诸药。

【脉证方解图】

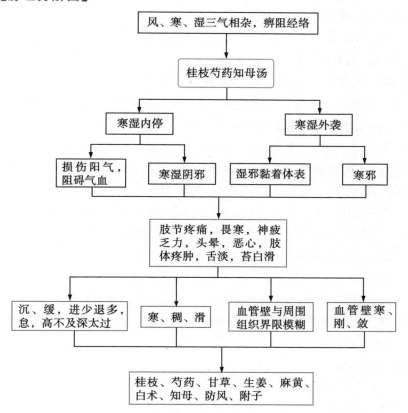

【验案】

患者女性,41 岁,2020 年 2 月 8 日初诊。

主诉:反复四肢多关节肿痛 10 余年。

现病史:患者 10 余年前因长期在冷库工作,逐渐出现双手近端指关节肿痛,呈对称性,晨僵超过 1 h,就诊于当地医院,行类风湿相关检查,诊断为"类风湿性关节炎",未系统治疗,上述症状反复发作。

现症见:双手近端指间关节、掌指关节肿大变形,屈伸不利,双膝关节肿痛,关节功能部分受限,局部皮肤温度较高,伴有畏寒,夜间睡眠差,心烦多梦,纳差,大便不成形,小便可。舌:舌暗红,苔黄腻。脉:血管壁刚而敛、寒,沉、稠、滑、热、怠、缓,血管壁与周围组织界限模糊。

查体:双手第 2～5 近端指间关节、掌指关节压痛(＋),关节肿大变形,双膝关节压痛(＋),浮髌试验(＋)。

诊断:痹症(寒热错杂证)。

治法:祛风散寒,清热利湿。

处方:桂枝、白芍、防风各10 g,知母9 g,麻黄5 g,附片、炒白术各15 g,薏苡仁、忍冬藤、石膏各30 g,炒僵蚕、炒桃仁、红花、制天南星各10 g,黄柏20 g,生地黄15 g,炙甘草9 g,共七剂,水煎服,每日一剂,早晚分温服。

二诊:患者关节疼痛及僵硬较前缓解,但仍有肿胀,局部皮肤温度稍高,畏寒、怕冷减轻,夜间睡眠质量较前好转,仍有心烦多梦,纳可,大便正常,小便偏黄。舌:舌暗红,苔黄。脉:血管壁刚、寒、敛象缓解。处方在祛风散寒的基础上,加大清热、祛风湿活络、利水的力度,在原方基础上去麻黄,加用白茅根30 g,防己10 g,木瓜16 g,豨莶草30 g,再服七剂。

按:本病案中,因工作环境导致寒湿之邪长期侵袭患者的肢体关节,痹阻阳气,肌表不通,日久阳气郁而化热所致。脉象中,血管壁寒、刚、敛表明寒湿外袭,郁闭肌表;沉、缓说明寒湿内停,血行不利;稠、滑,血管壁与周围组织界限模糊,说明湿邪内充,重浊黏滞;寒湿之邪郁闭肌表,阳气痹阻不通,日久转而化热,故脉热。根据脉象特征,给予患者桂枝芍药知母汤加减以温阳散寒、祛风解表、活血通经。服用方药后,患者自觉关节肿痛减轻,脉象中的寒湿之象缓解,给予了患者一定的治疗信心。

【参考文献】

[1](汉)张仲景.金匮要略[M].北京:人民卫生出版社,2000.

[2]张国英,吉福玲,赵小强,等.桂枝芍药知母汤治疗风寒湿痹型膝骨性关节炎发作期急性炎症[J].辽宁中医杂志,2022,49(5):135-138.

[3]刘晓丽.桂枝芍药知母汤加减治疗类风湿性关节炎的效果及对相关抗体水平的影响[J].中国医学创新,2022,19(8):84-87.

[4]吴剑静,胡洛爽,叶天申,等.桂枝芍药知母汤加减结合微针刀治疗急性痛风性关节炎疗效观察[J].实用中医药杂志,2020,36(3):279-280.

[5]杨广宇.桂枝芍药知母汤联合肾气丸治疗糖尿病肾病水肿的疗效[J].当代医学,2022,28(4):30-32.

[6]高亚男,王科先.桂枝芍药知母汤临床新用[J].中西医结合肝病杂志,2021,31(5):460-462.

经方之四:大黄附子汤

【出处】 《金匮要略》。

【组成】

一、原方组成、剂量及用法

组成、剂量:大黄三两,附子(炮)三枚,细辛二两[1]。

用法:上三味,以水五升,煮取二升,分温三服;若强人煮二升半,分温三服。服后如人行四五里,进一服[1]。

二、现方组成、剂量及用法

组成、剂量:大黄9 g,炮附子12 g,细辛3 g。

用法:水煎服。

【功效】 温里散寒,通便止痛。

【主治】

一、原文论述

在原文中,本方主要用于寒实内结的腹满痛证治:"胁下偏痛,发热,其脉紧弦,此寒也,以温药下之。"[1]

二、现代主治

寒积证,症见腹痛便秘,胁下偏痛,发热,畏寒肢冷,舌苔白腻,脉弦紧。

三、主治综述

大黄附子汤现代常用于治疗脓毒症胃肠功能紊乱[2]、急性胰腺炎[3]、阑尾炎[4]、阳明腑实证老年不全性肠梗阻[5]等消化系统疾病,或阴阳两虚、瘀阻肾络型糖尿病肾病[6],脾肾阳虚型慢性肾衰竭[7]等肾脏系统疾病。

【系统辨证脉象特征】

整体脉象特征:沉、寒、敛、缓,高不及深太过。

局部脉象特征:尺脉略强而粗。

【脉图】

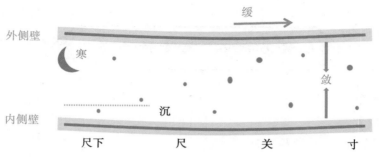

【脉证方解】

《金匮要略》中，大黄附子汤所用之证为里寒积滞内结，阳气不运所致。阴寒凝滞，冷积内结，腑气不通，故腹痛便秘、胁下偏痛；阴寒内盛，格阳于外，故见发热。

本方所治疾病的主要病机在于阴寒内盛，寒凝内结。因寒性凝滞，故脉寒、敛、刚，阴寒闭阻气机的升发，故脉沉，高太过、深不及，缓。阴寒凝滞，冷积内结，腑气不通，大便积滞，故尺脉略粗而强。方中附子温里助阳，散寒止痛，振奋体内阳气。大黄通导大便，荡涤肠道积滞，且与大辛大热之附子相伍，其寒性去而走泄之性存，为"去性存用"之制。佐以细辛，辛温宣通，辛散行气开郁，开表以助阳气升发。三药并用，共奏温里散寒、攻下寒积之效。

【脉证方解图】

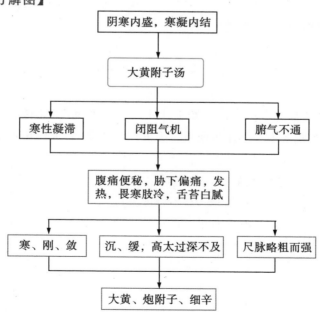

【验案】

患者男性,48 岁,2010 年 3 月 27 日初诊。

主诉:反复多日不大便半月余。

现病史:患者半月余前饮食寒凉后出现便秘,大便干结,3～4 日一行,偶有腹痛,疼痛拒按,畏寒喜暖,手脚冰凉,曾使用开塞露,但只能缓解一时的便秘症状,未行系统诊疗。

现症见:便秘,偶有腹胀,腹痛拒按,畏寒喜暖,神疲乏力,烦躁不宁,纳少,不欲食,眠一般,眠浅易醒,多梦,大便干结,3～4 日一行,小便清冷。舌:舌淡红,苔白腻。脉:沉、寒、敛、粗、怠,关尺部刚、强、粗、下。

诊断:便秘(寒积证)。

治法:温里散寒,通便止痛。

处方:大黄 12 g,炮附子 12 g,细辛 3 g,莱菔子 12 g,紫苏子 12 g,姜半夏 10 g,生地 10 g,玄参 10 g,砂仁 6 g,远志 12 g,茯神 12 g,炙甘草 6 g,共三剂,水煎服,每日一剂,早晚分温服。

二诊:患者自述服药后当天即排出大便两次,大便色黑,硬结如块,伴排出少量稀水,继服则大便干缓解,腹胀、腹痛减轻,烦躁感减轻,易感饥饿,舌红苔白,脉敛、怠、涩,关尺部粗。上方大黄减至 6 g,加鸡内金 10 g,山药 15 g,知母 12 g,共七剂,水煎服,每日一剂,早晚分温服。

按:患者于天气寒凉时饮食寒凉,导致阴寒内结,阳气运化失常,故冷积内结,腑气不通,则脉沉、寒、敛,气机阻滞部位脉象刚、强、粗,故出现便秘、腹痛、腹胀等症状。故中药选用大黄附子汤加减,以通寒积、散结滞、温脾阳、宁心神。服药后,患者阴寒得消,积滞得结,则便秘、腹痛、腹胀缓解,亦不再烦躁不宁。

【参考文献】

[1](汉)张仲景.金匮要略[M].北京:人民卫生出版社,2000.

[2]徐洁如,来志超.大黄附子汤治疗脓毒症伴胃肠功能紊乱临床研究[J].新中医,2021,53(4):29-32.

[3]路晓光.大黄附子汤防治重症急性胰腺炎的理论研究与实践[Z].大连:大连大学附属中山医院,2019.

[4]徐硕.大黄附子汤治疗阑尾炎临床疗效观察[J].医学食疗与健康,2020,18(10):36-37.

[5]郭永祥.大黄附子汤加味对老年不全性肠梗阻患者血清 TNF-α、CRP 水平的影响[J].现代诊断与治疗,2020,31(5):690-691.

［6］马德睿,张莹,黄琛,等.大黄附子汤灌肠治疗糖尿病肾病临床观察[J].亚太传统医药,2021,17(6):69-72.

［7］王艳.探究大黄附子汤对慢性肾功能衰竭患者肾功能的影响[J].世界最新医学信息文摘,2019,19(A2):216+226.

经方之五：白虎汤

【出处】 《伤寒论》。

【组成】

一、原方组成、剂量及用法

组成、剂量：石膏(碎)一斤,知母六两,甘草(炙)二两,粳米六合[1]。

用法：上四味,以水一斗煮,米熟汤成,去滓,温服一升,日三服[1]。

二、现方组成、剂量及用法

组成、剂量：石膏(碎)50 g,知母18 g,炙甘草6 g,粳米9 g。

用法：水煎,米熟汤成,温服。

【功效】 清热生津。

【主治】

一、原文论述

白虎汤乃土中泻火而生津液之上剂也[2]。《伤寒论》第一百七十六条载："伤寒脉浮滑,此表有热,里有寒,白虎汤主之。"[1]《伤寒论》第二百一十九条载："三阳合病,腹满身重,难以转侧,口不仁,面垢,谵语,遗尿。发汗则谵语,下之则额上生汗,手足逆冷。若自汗出者,白虎汤主之。"[1]《伤寒论》第三百五十条载："伤寒脉滑而厥者,里有热也,白虎汤主之。"[1]

二、现代主治

气分热盛证,症见大热、大烦、大渴,脉洪大。

三、主治综述

白虎汤现代多用于治疗各种原因导致的发热性疾病以及炎性疾病,如外感发热[3]、病毒感染性发热[4]、恶性疾病发热[5],加减用于治疗痛风性关节炎[6]等,或治疗气营两燔型小儿川崎病[7]、湿热蒸盛型疱疹性咽峡炎[8]等儿科疾病,或联合其他方药治疗阴虚火旺型2型糖尿病[9]等内分泌科疾病。

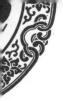

【系统辨证脉象特征】

整体脉象：热、强、动、粗、浮，高太过深不及，疾，进多退少、来驶去怠，滑、稠。

局部脉象：阳热积聚部位所对应脉的位置会出现热，滑更甚，或稠。

【脉图】

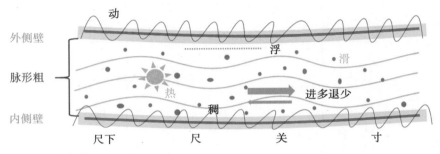

【脉证方解】

白虎汤所用之证多由伤寒化热内传阳明之经，或温邪由卫及气而出现阳明热盛之证。此证病机为肺胃热盛，热炽伤津。根据《素问·至真要大论》中"热者寒之"的治则，唯宜清热生津之法。

患者此时邪热入里，阳明气分热盛，故脉出现热、强；火热为阳邪，主动，鼓动气血，故脉搏波搏动基线不稳，表现为动；阳热炙盛，脉来洪大而滑，脉高太过深不及，来驶去怠；热迫血行则脉疾、滑，进多退少；综上所述，阳明气分热盛证的核心脉象要素为热、强，衍化脉象要素为动，高太过深不及，来驶去怠、疾、滑、进多退少等。阳明热盛，耗伤津液，则脉稠，缺乏荣润滑利之感，也可称为"干稠"脉，若阳热久盛，阴津灼伤太过，血脉不充，则脉可出现枯涩。壮火食气，久之气阴两亏。治疗当重用石膏辛甘大寒，主入肺胃气分，与知母合用，善能清阳明气分大热，清热而不伤阴，并能止渴除烦。粳米、炙甘草益胃生津，补充津液，又可防石膏、知母苦寒重降之性，伤及脾胃。若邪热未及时解除，造成气阴两虚，则加以人参。鉴别点在于患者是否出现大渴，若出现大渴，说明患者津液大伤，脾气不足，气阴两亏，此时胃气不复，津液不生，须用人参健脾胃中焦，以复中焦生化之职。

【脉证方解图】

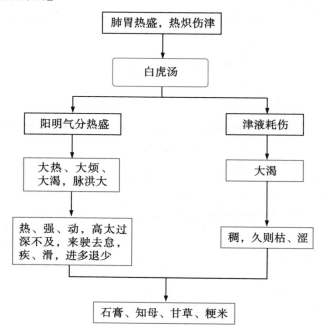

【验案】

患儿女性,13岁,2021年3月12日初诊。

主诉:发热恶寒1个月余。

现病史:患者于1个月前无明显诱因出现发热恶寒,无汗出。家属曾给予服用玉屏风颗粒,效果不佳,未进行其他系统治疗。

现症见:发热恶寒,自觉无流汗,无咳嗽、流涕、咽痛,无口干、口苦;皮肤可扪及微微黏汗,汗液不冷,四肢末端稍温。纳眠可,小便调,大便干。舌:舌红苔白。脉:数、热、强、粗、涩、动,高太过深不及,进多退少。

诊断:恶寒(气分热盛)。

治法:清热生津。

处方:石膏30 g,知母、山药、玄参各10 g,甘草6 g,防风10 g,共三剂,水煎服,每日一剂,早晚分温服。

二诊:发热恶寒消,皮肤汗出稍有减少,纳眠可,小便调,大便干缓解。舌:舌红苔白。脉:热、强、枯涩,高太过,进多退少。上方石膏减至10 g,加麦冬12 g,生地12 g,共三剂,水煎服,每日一剂,早晚分温服。

按:从患者主要的脉象要素热、强可知,患者发热因邪热入里,气分热盛所致;阳明热盛,则脉高太过深不及,进多退少;阳热日久耗伤津液,故脉涩。根据患者的脉象,给予白虎汤加减,清热生津,升阳散邪,疏风解表。服用方药后,患者发热恶寒明显减轻,二诊时热象缓解,津液亏虚明显,故石膏减量,加用滋阴生津的生地等药物。

【参考文献】

[1] (汉)张仲景.伤寒论[M].沈阳:辽宁人民出版社,2018.

[2] 柯韵伯.伤寒来苏集[M].上海:上海科学技术出版社,1978.

[3] 冯永红.白虎汤配合炎琥宁注射液治疗外感高热临床疗效观察[J].内蒙古中医药,2015,4(6):6.

[4] 李勇.白虎汤加减治疗病毒性感冒高热43例临床观察[J].云南中医中药杂志,2014,35(4):45-46.

[5] 杨波.白虎汤治疗癌性发热42例[J].广东医药杂志,2004,25(11):1263.

[6] 杜世拔,李国政,郑靓,等.基于网络药理学的新加白虎汤治疗痛风性关节炎的作用机制及抗炎作用初步验证[J].药物评价研究,2022,45(2):266-273.

[7] 沙帮武,赵鼎铭.黄连解毒汤合白虎汤加减治疗小儿川崎病(气营两燔证)的疗效观察及对患儿外周血NT-proBNP、PCT、CRP水平的影响[J].中国中医急症,2021,30(3):524-526.

[8] 肖琦,钱雄,陆玉廷,等.白虎汤加减治疗儿科疾病验案举隅[J].中国乡村医药,2021,28(22):27-28.

[9] 刘波.知柏地黄汤配合白虎汤治疗阴虚火旺型2型糖尿病研究[J].实用中西医结合临床,2021,21(17):23-24+98.

经方之六：竹叶石膏汤

【出处】《伤寒论》。

【组成及用法】

一、原方组成、剂量及用法

组成、剂量:竹叶二把,石膏一斤,半夏(洗)半升,麦门冬(去心)一升,人参二两,甘草(炙)二两,粳米半斤[1]。

用法:以上七味,以水一斗,煮取六升,去滓,内粳米,煮米熟汤成,去米,温服一升,日三服[1]。

二、现方组成、剂量及用法

组成、剂量：竹叶 6 g，石膏 50 g，半夏(洗)9 g，麦门冬(去心)20 g，人参 6 g，炙甘草 6 g，粳米 10 g。

用法：水煎，米熟汤成，温服。

【功效】 清热生津，益气和胃。

【主治】

一、原文论述

在《伤寒论》中，本方适用于阳明后期，气阴两虚证。热病最易伤阴耗气，随外病已解，却易致气阴两虚证。原文论述："伤寒解后，虚羸少气，气逆欲吐者，竹叶石膏汤主之。"[1]

二、现代主治

伤寒、温病、暑病余热未清，气阴两伤证，症见身热多汗，心胸烦闷，气逆欲呕，口干喜饮，虚羸少气，或虚烦不寐，舌红苔少，脉虚数。

三、主治综述

(1)咽喉疾病，如急性扁桃体炎、急/慢性咽炎、喉炎、牙龈肿痛[2]。

(2)肿瘤相关疾病，如放射性食管炎、癌肿发热[3]。

(3)内分泌系统疾病，如 2 型糖尿病[4]。

(4)神经系统疾病，如失眠不寐[5]。

【系统辨证脉象特征】

整体脉象：弱而散，枯、涩；细、略数，热、怠，进少退多。

局部脉象：右关散或滑。

【脉图】

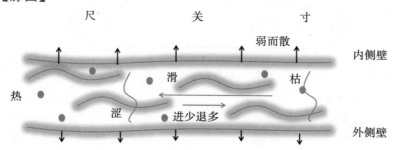

【脉证方解】

竹叶石膏汤常用于治疗气阴两伤，内有郁热，胃气不和所致之病。《伤寒论》中本方用于热病后期，大热虽减，但余热未清，留恋气分。壮火食气，大热必

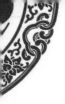

耗伤正气,导致脾气不足,运化不利,痰浊内生;加之热邪逼津外泄,气耗腠理失固,致阴津受损,胃阴不足。又因胃主受纳,主降,胃阴不足,胃受纳失司,胃气不降,转而上逆,故欲吐。此外,本方所对应之证不全在于外感热病所致之阴虚。先天禀赋、情志内伤、衰老等均可导致人体气阴耗伤,虚热内生,治疗上不可仅拘泥于外感之病,凡气阴不足,内有郁热,气机上逆之证均可用。治疗上独清余热,气阴难复;但复气阴,"恐炉烟虽熄,灰中有火也"(《温热论》);唯清补并行乃权宜之计,治当清虚热,健脾胃,养阴津。

壮火食气,大热之下必耗伤正气,患者气虚不足,脉来动力不足,故脉弱而散、怠,进少退多。壮火耗伤胃津,损耗中气,脾气不足,右脉散。脾胃升降失司,运化不利,痰浊内生,此时右关可出现滑脉。精血亏虚,血脉不充,故脉细、枯。余热未清,可见脉热、数。方中石膏清热生津,除烦止渴,即可清阳明之热,又可养护阴液。又用人参益气生津,健脾助运;麦冬养阴生津,又可清热,与人参共用气阴双补;半夏降逆和胃止呕,又因其性温燥,既可除中焦之湿,又可制约麦冬过于滋腻,使其补而不滞;竹叶清热除烦,又可除湿利尿,可清泄阳明虚热,使热从小便而去;粳米、甘草养胃和中,与半夏相合可防石膏寒凉伤胃,与人参相伍可益脾养胃。甘草调和诸药。诸药相伍,共奏清热生津、益气和胃之效。

【脉证方解图】

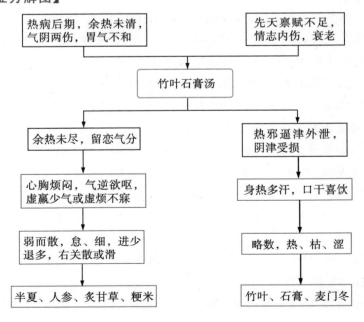

【验案】

患者男性,73 岁,2020 年 12 月 15 日初诊。

主诉:失眠 1 个月余。

现病史:患者于 1 个月前因肺部感染诱发急性左心衰而住院治疗,病情好转后出现入睡困难,夜间睡眠 1～2 小时,甚则彻夜不眠。多次口服中药治疗(具体不详),治疗效果不明显,未进行其他系统治疗。

现症见:入睡困难,眠浅易醒,乏力,口干,咳嗽,少痰。纳一般,二便调。舌:舌暗红,苔黄燥,偏于舌根。脉:细,略数,热、枯、涩、怠,进多退少。

诊断:不寐(气津两伤)。

治法:清热生津。

处方:竹叶 9 g,石膏 20 g,麦冬 15 g,党参 15 g,炙甘草 6 g,姜半夏 9 g,竹茹 12 g,陈皮 6 g,茯苓 15 g,肉桂 3 g,首乌藤 20 g,共七剂,水煎服,每日一剂,早晚分温服。

二诊:患者入睡困难、眠浅易醒等症状减轻,乏力,咳嗽,少痰。舌:舌暗红,苔黄燥,偏于舌根,脉热、细、数改善,脉仍涩。用药:在上方基础上加用生地 9 g,玄参 12 g,共十四剂,水煎服,每日一剂,早晚分温服。

按:《医宗金鉴》云:"是方也,即白虎汤去知母,加人参、麦冬、半夏、竹叶也。以大寒之剂,易为清补之方,此仲景白虎变方也。"该患者不寐起于肺部感染,虽经治好转,但余热尚未清除,气津俱损,从而致阴虚阳盛,阴阳失交,卫气夜不能入于阴,遂生不寐,津伤则口干,气损则乏力。脉见细,略数,热、枯涩、怠,进多退少,此为邪热津伤之象,表明外邪虽退,胃滞依然,故方拟竹叶石膏汤为主方,清热生津,加用肉桂交通心肾,首乌藤、茯苓安神助眠,竹茹清热化痰,陈皮理气健脾。余热清除,气津得复,则诸症自除。

【参考文献】

[1] (汉)张仲景.伤寒论[M].沈阳:辽宁人民出版社,2018.

[2] 袁慧敏,孙燕,张玉鑫,等.竹叶石膏汤方证与临床[J].中医学报,2021,36(2):278-281.

[3] 谷建钟,徐宾悦,占雨,等.郭勇应用竹叶石膏汤治疗恶性肿瘤经验[J].浙江中医杂志,2020,55(12):902-904.

[4] 冯黄珂.竹叶石膏汤治疗 2 型糖尿病合并感冒 60 例临床观察[J].光明中医,2018,33(13):1899-1901.

[5] 蔡青杰.从心胃相关探析阳明热盛、气阴亏虚型不寐证治及加味竹叶石膏汤临床疗效观察[D].济南:山东中医药大学,2020.

经方之七：白头翁汤

【出处】 《伤寒论》。

【组成及用法】

一、原方组成、剂量及用法

组成、剂量：白头翁二两，黄柏三两，黄连三两，秦皮三两[1]。

用法：上药四味，以水七升，煮取二升，去滓，温服一升，不愈，更服一升[1]。

二、现方组成、剂量及用法

组成、剂量：麻黄(去节)12 g，桂枝(去皮)6 g，甘草(炙)6 g，杏仁(去皮、尖)6 g，生姜(切)9 g，大枣(擘)6 g，石膏(碎)18 g。

用法：水煎温服，取微汗。

【功效】 清热解毒，凉血止痢。

【主治】

一、原文论述

在《伤寒论》中，白头翁汤主要用于治疗下痢脓血、里急后重。《伤寒论》第三百七十一条记载："热利下重者，白头翁汤主之。"第三百七十三条记载："下利，欲饮水者，以有热故也，白头翁汤主之。"[1]

二、现代主治

热毒痢疾，症见下痢脓血，赤多白少，腹痛，里急后重，肛门灼热，渴欲饮水，舌红苔黄，脉弦数。

三、主治综述

(1)发挥免疫调节功能，如抗炎、抗肿瘤作用[2]

(2)消化系统疾病，如结肠恶性肿瘤[2]、溃疡性结肠炎[3]、痢疾[4]。

(3)妇科疾病，如阴道炎[5]。

【系统辨证脉象特征】

整体脉象：下、数、热、强、滑，进少退多，高不及深太过。

局部脉象：尺脉稠、滑、热、强尤为明显；尺脉凸、动(热盛肉腐)，以右尺脉为主。

【脉图】

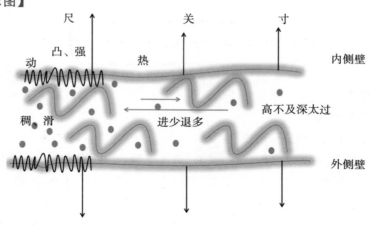

【脉证方解】

《伤寒论》中，白头翁汤所用之证的病机在于热邪内重，内陷入里，下迫大肠，导致下利不止。因热邪较重，热毒熏灼肠胃气血，化为脓血，可见下痢脓血。热盛伤津液，下利不止亦伤津液，则出现口渴等阴伤之象。现代本方常用于治疗各种原因导致的热毒内盛，下迫大肠，进而导致下利不止等证，或下焦湿热之证。治宜清热解毒，凉血止痢。

患者热毒深陷，下迫大肠，故尺脉热、强；热迫血行，则脉滑；若热毒炙盛，导致热盛肉腐，则尺脉凸、动；热伤津液，则脉稠；下焦热盛，气血涌注下焦，故气机陷于下，故脉整体延长，尺脉下延，故脉下，并出现进少退多，高不及深太过的气机下陷的脉势改变。本方所治之病的病位常在下焦，以肠利为主，故尺脉滑热尤为明显，且以右尺脉为主。

本方用苦寒而入"阳明血分"的白头翁以清热解毒，凉血止痢；黄连泻火解毒，燥湿厚肠，合用黄柏共清下焦湿热；又加用"苦寒性涩"的秦皮，清热解毒而兼以收涩止痢。四药合用，共奏清热解毒、燥湿止痢之功。

【脉证方解图】

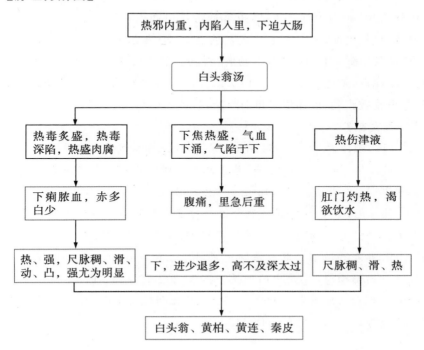

【验案】

患者男性,55 岁,2021 年 7 月 19 日初诊。

主诉:下利脓血 3 天。

现病史:患者 3 天前连吃两顿剩饭,同日又食用生黄瓜,次日开始腹痛、腹胀,干呕,里急后重,并开始腹泻,脓血渐多,小便黄。舌:舌红,苔厚腻微黄。脉:数、热、强、滑、稠,进少退多,尺脉凸、动(热盛肉腐)。

诊断:痢疾(湿热痢)。

治法:清热解毒,凉血止痢。

处方:白头翁 20 g,黄连 15 g,黄柏 12 g,陈皮 12 g,苍术 12 g,白芍 15 g,厚朴 12 g,金银花 15 g,木香 12 g,延胡索 12 g,甘草 6 g,共七剂,水煎服,每日一剂,早晚分温服。

二诊:患者下痢脓血、里急后重消,时有轻微腹痛,稍有食欲。舌:舌淡,苔微厚腻。脉:数、热,进少退多。上方去厚朴,加用生白芍 15 g,淡竹叶 6 g,白术 10 g,川楝子 10 g,共七剂,水煎服,每日一剂,早晚分温服。

按:痢有虚、实和寒、热之分,在痢疾的辨证中,首先要辨清寒热,而寒热痢

之中最常见的是热痢,热痢又有湿热痢和疫毒痢之分。本案患者脉象要素为明显的湿热之象,病因为饮食不洁,疫邪病毒从口而入。夏秋之季,炎热之气盛,湿气不散,热气更郁,人与天地之气互通之时,湿热之气侵入人体,致机体之清气不升,浊气不降,内外湿热蕴于肠府,胃肠腐熟之食遇湿热而不化精微,腐败于内,溃肠耗血,脓血之便滞下。白头翁苦、辛,秦皮苦、涩,苦能清热燥湿,辛能散郁,涩可收敛止利,黄连清湿热而厚肠胃,黄柏泻下焦之热。

【参考文献】

[1] (汉)张仲景.金匮要略[M].北京:人民卫生出版社,2000.

[2] 伍谨林,杨柱,龙奉玺,等.基于网络药理学研究白头翁汤治疗结直肠癌的作用机制[J].中成药,2021,43(11):3206-3215.

[3] 范普雨,王宁.白头翁汤联合透灸对湿热型溃疡性结肠炎患者炎症细胞因子和免疫功能的影响[J].中医学报,2021,36(6):1335-1338.

[4] 张国恩.白头翁汤联合头孢地尼对急性细菌性痢疾患者志贺菌转阴率及炎症指标的影响[J].实用中西医结合临床,2021,21(4):77-78.

[5] 刘娜.白头翁汤联合护理干预在念珠性阴道炎中的效果[J].中国中医药现代远程教育,2019,17(24):115-117.

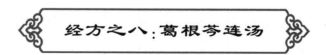

经方之八:葛根芩连汤

【出处】 《伤寒论》。

【组成及用法】

一、原方组成、剂量及用法

组成、剂量:葛根半斤,甘草(炙)二两,黄芩三两,黄连三两[1]。

用法:上四味,以水八升,先煮葛根,减二升,纳诸药,煮取二升,去滓,分温再服[1]。

二、现方组成、剂量及用法

组成、剂量:葛根 15 g,炙甘草 6 g,黄芩 9 g,黄连 9 g。

用法:水煎服。

【功效】 解表清里。

【主治】

一、原文论述

原方主要用于误用下法,引热入里,内陷大肠,湿热相搏,形成肠热下利。《伤寒论》第三十四条记载:"太阳病,桂枝证,医反下之,利遂不止,脉促者,表未解也,喘而汗出者,葛根黄芩黄连汤主之。"[1]

二、现代主治

表证未解,邪热入里证,症见身热,下利臭秽,胸脘烦热,口干作渴,或喘而汗出,舌红苔黄,脉数或促。

三、主治综述

(1)消化系统疾病,如溃疡性结肠炎[2]、病毒性肠炎[3]、肠易激综合征[4]、细菌性痢疾、急性胃肠炎、酒精性肝病[5]。

(2)内分泌系统疾病,如 2 型糖尿病[6]、糖尿病周围神经病变[7]、糖尿病肾病[8]。

(3)心血管系统疾病,如高血压、颈动脉粥样硬化、缺血性中风、病毒性心肌炎[9]。

【系统辨证脉象特征】

整体脉象特征:血管壁寒,进多退少,高太过深不及、强,血流层热,稠、滑。

局部脉象特征:尺脉下,尺脉与寸脉相比更强、热、浮。

【脉图】

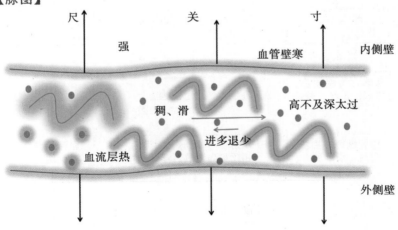

【脉证方解】

葛根芩连汤所用之证的病机在于外感表证,误用攻下,以致表邪内陷阳明而现"协热下利"。此时表邪未解,误用下法,正气受损,邪气内陷,肺与大肠相表里，表气不通，正气不得祛邪于表，邪气郁久化热，转而下迫大肠，出现下利不止。此时表里俱热，治当外解肌表之邪，内清胃肠之热。

患者感受风寒邪气，故脉理应浮，治法当发汗解表以去其邪。但误用下法，致使表邪入里而化热，而表邪未去，因肺与肌表相连，故脉管壁寒；表邪未解，寸脉或浮；但表邪内陷，肺气郁闭，寸脉也可沉。机体正气不亏，但体内热邪中，故脉血流层热、强。机体感受寒邪，表气被郁，反用下法，导致机体气血下溜，表寒内陷郁久化为热邪，随气机陷于下焦，"清气在下，则生飧泄"，为热邪内迫大肠，故为下利不止。清气陷于下，故脉进少退多，高不及深太过，脉下，在浮热强方面尺脉甚于寸脉。

针对以上病机，方中重用葛根，葛根甘辛而凉，主入阳明经，功以解肌清热，升阳举陷，外解肌表之邪，以解肺气不通，恢复肺之宣降，内清胃肠之热，恢复大肠功能。又以黄芩、黄连苦寒清热燥湿止利。甘草甘缓和中，调和诸药，又可甘以养中，补充津液。四药合用，表里双解，病自除。

【脉证方解图】

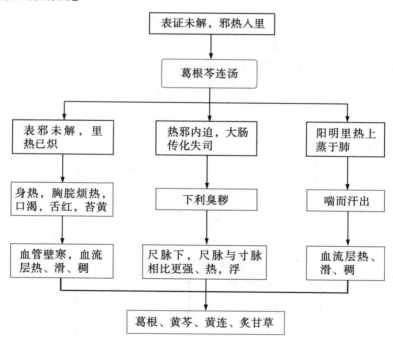

【验案】

患者男性，47岁，2020年10月15日初诊。

主诉：间断腹泻半年余。

现病史：患者于半年前食用生冷不洁食物后出现腹部隐痛，肠鸣辘辘，气味臭秽，每天 10 次左右。自服黄连素腹泻未止，后在当地医院就诊未见异常，输液治疗（具体不详）3 天后，大便次数减少，每天 2～3 次，质偏稀，后未继续治疗。3 天前服用生冷食物后出现大便如黏冻，腹部隐痛，大便气味臭秽，便后肛门灼热，每天 5 次左右，服黄连素及抗生素后未见明显好转。自发病以来，患者形体消瘦，面色少华，口干口苦；纳差，眠一般，小便调。舌：舌红苔黄。脉：血管壁刚、数、热、滑、怠，进多退少，沉取有力。

诊断：泄泻（湿热泄泻）。

治法：清热燥湿，升提气机。

处方：葛根 30 g，秦皮 15 g，白扁豆 15 g，黄芩 12 g，黄柏 12 g，黄连 6 g，甘草 3 g。水煎服，每日一剂，早晚分温服。

二诊：患者服药后大便次数减少，腹痛减轻，肛门灼热感消失，口干口苦症状缓解。纳差，眠一般，小便调。舌：舌红，苔黄。脉：血管壁数，进退相当，沉取脉稀。处方：上方加用山药 30 g，共十四剂，水煎服，每日一剂，早晚分温服。

按：本案患者因服用生冷不洁食物后出现腹泻，脉血管壁刚、数、热、滑、怠，进多退少，沉取有力为佐证。故以葛根芩连汤为主方，方中葛根为主药，从里达于表，从下腾于上；以秦皮清热解毒，黄芩、黄连辅之，坚胃肠而止泻；再以甘草辅之，使得甘、苦结合之妙，可调脉而补中土；而山药可补脾止泻、运气止痛、止痛缓急。

【参考文献】

[1]（汉）张仲景.伤寒论[M].沈阳：辽宁人民出版社，2018.

[2] 于希.加味葛根芩连汤联合常规方法治疗重度湿热型溃疡性结肠炎临床观察[J].中国中医药现代远程教育，2022，20（11）：121-123.

[3] 赖盛秀，严佳菁，谢春娣.葛根芩连汤联合西药治疗小儿轮状病毒性肠炎的临床观察[J].中国民间疗法，2022，30（10）：85-87.

[4] 司徒淳羽.葛根芩连汤治疗脾胃湿热型腹泻型肠易激综合征的临床效果[J].内蒙古中医药，2022，41（2）：65-66.

[5] 戴瑶瑶，郭锦晨.葛根芩连汤在消化系统疾病的应用举隅[J].江西中医药大学学报，2014，26（6）：29-30.

[6] 史秀明，徐国良，黎宇，等.中药治疗糖尿病的研究进展[J].江西中医药，2015，46（5）：64-70.

[7]蔡宝石,李玲,李梅,等.改良葛根芩连汤联合依帕司他治疗老年糖尿病周围神经病变临床研究[J].四川中医,2022,40(4):104-108.

[8]周小琳,李梦华.参藤三黄汤合葛根芩连汤治疗糖尿病肾病39例临床观察[J].国医论坛,2020,35(4):41-43.

[9]黄鑫磊,贾雪雯,丁元庆.葛根芩连汤临床应用进展[J].山东中医药大学学报,2020,44(2):215-220.

经方之九:桂枝甘草龙骨牡蛎汤

【出处】 《伤寒论》。

【组成及用法】

一、原方组成、剂量及用法

组成、剂量:桂枝(去皮)一两,甘草(炙)二两,牡蛎(熬)二两,龙骨二两[1]。

用法:上四味,以水五升,煮取二升半,去滓,温服八合,日三服[1]。

二、现方组成、剂量及用法

组成、剂量:桂枝3 g,炙甘草6 g,牡蛎6 g,龙骨6 g。

用法:水煎服。

【功效】 潜镇安神,温通心阳。

【主治】

一、原文论述

《伤寒论》第一百一十八条载:"火逆下之,因烧针烦躁者,桂枝甘草龙骨牡蛎汤主之。"[1]

二、现代主治

心阳虚损,神志不安证,症见心悸怔忡,失眠多梦,烦躁不安,面色㿠白,舌质淡胖嫩,苔白滑,脉弱。

三、主治综述

(1)循环系统疾病,如心律失常、冠心病[2]。

(2)神经系统疾病,如失眠[3]。

(3)情志疾病,如更年期综合征[4]、情志病[5]。

【系统辨证脉象特征】

整体脉象特征:息、缓、浮、散、弱、迟,进少退多,高不及深太过。

局部脉象特征:左寸寒而散。

【脉图】

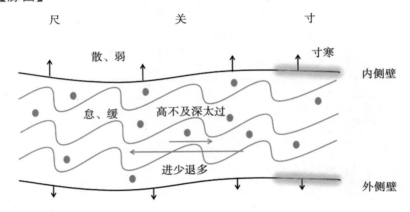

【脉证方解】

《伤寒论》中记载,桂枝甘草龙骨牡蛎汤所用之证的主要病机在于错治导致心阳虚损,神志不安。患者外感风寒邪气,应发汗,此时虽然恶寒,并非寒证。误灸之,则体内阳气充盛,但肌表被寒邪所遏,卫阳不得出,发为火逆。此时若误下,又误用烧针之法迫汗外出,导致心阳耗损,进而发为本证。本方现代常用于各种原因导致的心阳虚损之证。心阳不足,无以潜阴,阳气浮越,可出现烦躁、失眠等证;心阳不足,血脉鼓动乏力,易出现心律失常等症;心阳虚损,无以固护肌表,则易汗出。

患者因心阳虚损,血脉鼓动乏力,则脉来怠、缓、迟、弱、散,进少退多,高不及深太过;阳气虚损过度,无以潜阳,阳浮越于外,故脉浮;心阳虚损,左寸寒而散。方中龙骨、牡蛎固涩潜阳,收敛浮越之心阳,安神止烦。桂枝辛温,甘草甘温,二者法取桂枝甘草汤之意,辛甘养阳,以温复心阳,甘草又可调药和中。四者相合,潜敛温通浮越之阳以安神定志。

【脉证方解图】

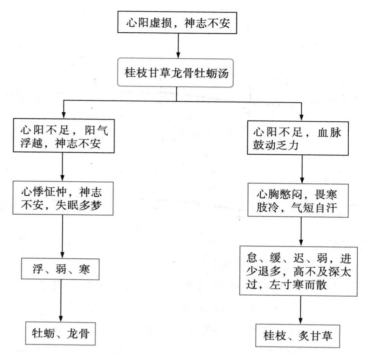

【验案】

患者女性,52 岁。2019 年 11 月 5 日初诊。

主诉:入睡困难 3 月余。

现病史:患者自述 3 个月前因惊吓后出现入睡困难,口服舒乐安定后症状不能缓解,入睡困难,甚则夜不能寐,严重影响患者工作与生活,伴情绪低落。

现症见:入睡困难,甚则夜不能寐;伴倦怠乏力,自汗心悸,胸闷气短,容易担心害怕,饮食尚可,二便尚可。舌:舌紫暗,苔白。脉:息、缓、刚、浮、散、弱、迟、进少退多,高不及深太过,左寸寒而散。

诊断:不寐(阴阳两亏,心神不安证)。

治法:益气养阴,镇静安神。

处方:桂枝 12 g,龙骨 30 g,牡蛎 30 g,党参 30 g,麦冬 9 g,合欢花 15 g,五味子 15 g,夜交藤 15 g,共七剂,水煎服,每日一剂,早晚分服。

二诊:入睡困难缓解,倦怠乏力、胸闷气短、易惊明显缓解,食欲及二便尚可。舌:舌紫暗,苔白。脉:刚消失,脉转柔;息、散、弱,进少退多,高不及深太过明显缓解。处方:上方加百合 15 g,沙参 15 g。水煎服,每日一剂,早晚分服。

按:本病患者平素心阴阳两虚,复因惊吓致心神浮越,故不寐易惊;阳虚肢体失去温煦,故见畏冷;汗为心之液,心阳受损,气虚不摄而见自汗;治以益气温阳,镇惊安神,用桂枝甘草龙骨牡蛎汤加味。桂枝温振心阳,炙甘草益气养心,龙骨、牡蛎镇惊安神,五味子、夜交藤养心安神,药症合拍,故收良效。

【参考文献】

[1]（汉）张仲景.伤寒论[M].沈阳:辽宁人民出版社,2018.

[2]王欢欢.桂枝甘草龙骨牡蛎加味汤联合盐酸胺碘酮片治疗冠心病室性早搏临床观察[J].光明中医,2021,36(12):2037-2040.

[3]王慧敏,杨涛,骆文斌.从阳虚论治失眠探析[J].时珍国医国药,2019,30(5):1166-1167.

[4]张波.桂枝甘草龙骨牡蛎汤治疗更年期综合征的研究[J].实用中西医结合临床,2019,19(10):86-88.

[5]李达,周亚滨.经方桂枝甘草龙骨牡蛎汤的应用研究进展[J].湖北中医杂志,2018,40(10):63-66.

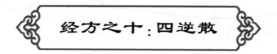

经方之十：四逆散

【出处】《伤寒论》。

【组成及用法】

一、原方组成、剂量及用法

组成、剂量:甘草(炙),枳实(破,水渍,炙干),柴胡,芍药[1]。

用法:上四味,各十分,捣筛,白饮和,服方寸匕,日三服[1]。

二、现方组成、剂量及用法

组成、剂量:甘草(炙)、枳实(破,水渍,炙干)、柴胡、芍药各6 g。

用法:水煎服。

【功效】 透邪解郁,疏肝理脾。

【主治】

一、原文论述

《伤寒论》第三百一十八条载:"少阴病,四逆,其人或咳,或悸,或小便不利,或腹中痛,或泄利下重者,四逆散主之。"[1]

二、现代主治

(1)四逆证,证见手足不温,或腹痛,或泄利下重,脉弦。

(2)肝脾不和证,证见胁肋胀痛,脘腹疼痛,脉弦。

三、主治综述

(1)消化系统疾病,如慢性胃炎、溃疡性结肠炎、菌群失调性肠炎等[2-4]。

(2)肝胆疾病,如急性胆囊炎、胆石症、慢性乙型肝炎等[5-8]。

(3)神经系统疾病,如抑郁症、失眠、头痛等[9-11]。

(4)生殖系统疾病,如多囊卵巢综合征、盆腔炎等[12]。

【系统辨证脉象特征】

整体脉象:郁动,沉、敛、细,来驶去驶,高不及深太过,或曲,或进少退多,或涩,或浊。

局部脉象:双侧关脉与郁闷不舒状态相关谐振波增多,左关尤甚。

【脉图】

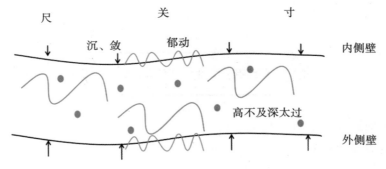

【脉证方解】

《伤寒论》中记载,本方所用之证的病机为外邪传经入里,气机为之郁遏,不得疏泄,导致阳气内郁,不能达于四末,而见手足不温。其根本病机在于气机郁遏在里,阳气不得外出以发挥温煦之用,故出现四肢不温。本方现代常用于肝郁病的治疗。

适用本方的患者平素情志不畅,郁闷不舒故脉郁动;郁闷不舒,肝气郁结,气机郁遏于里,不得出于外,故脉沉、敛、郁动,脉高不及深太过;关为肝胆之脉,故双侧关脉与郁闷不舒状态相关动增多,左关尤甚。气机运行不利,脉道不通,气血运行不畅,脉细,来驶去驶,进少退多,涩、浊,长期过度关注可导致脉曲。方中柴胡入肝胆经,升发阳气,疏肝解郁,透邪外出。白芍敛阴,养血柔肝。因肝体阴而用阳,与柴胡合用,以补养肝血,条达肝气,可使柴胡升散而无耗伤阴血之弊;佐以枳实理气解郁,泄热破结,与柴胡为伍,一升一降,增舒畅气机之功,并奏升清降浊之效。甘草调和诸药,益脾和中。四药配伍,共奏透邪解郁、疏肝理脾之效。

【脉证方解图】

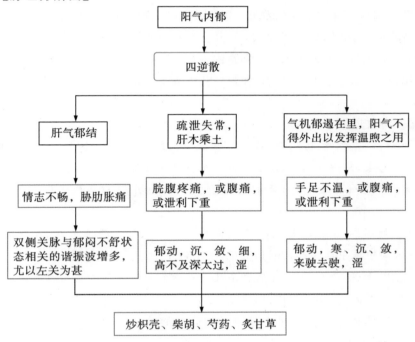

【验案】

患者女性,37 岁,2019 年 10 月 21 日初诊。

主诉:失眠 10 余年,加重 1 周。

现病史:患者 10 余年前因家庭变故导致入睡困难,曾多方寻医治疗,睡眠未见明显改善,每日需服用阿普唑仑片 2 片勉强入睡,每天睡 3～4 小时。1 周前患者与女儿争执后入睡困难加重,辗转难眠,心中懊恼,头昏胀痛,口干苦,小便黄,大便干。舌:舌质红,苔薄黄。脉:郁动;沉、敛、细、来驶去驶,涩、浊。局部脉象:双侧关脉郁动,左关尤甚。

诊断:不寐病(肝火扰心证)。

治法:疏肝解郁,清热安神。

处方:柴胡 15 g,白芍 15 g,炒枳壳 12 g,炙甘草 6 g,川芎 15 g,天麻 9 g,黄芩 12 g,当归 12 g,川牛膝 6 g,共七剂,水煎服,每日一剂,早晚温服。

二诊:患者服上药后睡眠踏实,阿普唑仑片减至 1 片,半小时内可入睡,头胀痛消失,情绪舒畅,大便每天 1 次。脉:郁动,沉、敛、细、涩、浊,局部脉象为双侧关脉郁动减弱。处方:上方加柏子仁 12 g,共七剂,水煎服,每日一剂,早晚温服。

按:失眠属中医"不寐"范畴。患者因家庭变故入睡困难,多年来抑郁,加上情绪波动大,肝郁日久而化火,火扰心神而致不寐。方中柴胡与枳壳、黄芩相配可疏肝理气,泻火解毒;白芍养阴柔肝;川芎理气、活血、解郁;白芍与炙甘草相配可缓急止痛。再加天麻、川牛膝,方证合拍,故多年痼疾也获良效。

【参考文献】

[1] (汉)张仲景.伤寒论[M].沈阳:辽宁人民出版社,2018.

[2] 易文,覃鹏飞,石孟琼,等.左金丸合四逆散治疗肝郁脾虚型溃疡性结肠炎疗效及其对血清促炎因子和抗炎因子水平的影响[J].中药药理与临床,2017,33(2):165-167.

[3] 刘辉华.参苓白术散合四逆散加减治疗菌群失调性肠炎 26 例临床观察[J].云南中医中药杂志,2011,32(6):53-54.

[4] 韩千胜,尚叶芳.四逆散合半夏泻心汤治疗肝胃不和型慢性胃炎临床研究[J].光明中医,2018,33(1):81-83.

[5] 顾学林.金铃四逆散加减方治疗急性胆囊炎 50 例[J].中国中医急症,2011,20(8):1315-1316.

[6] 李杨.加味四逆散治疗肝郁气滞型胆石症的临床研究[D].济南:山东中医药大学,2011.

[7] 宋晓容,潘展霞,周莉娟.中西医结合治疗慢性乙型肝炎 60 例临床疗效观察[J].中国民族民间医药,2013,22(9):33+35.

[8] 余榕键,林丽珠,郑聪敏,等.四逆散合四君子汤化裁方改善肝癌氩氦冷冻术后肝功能损害临床疗效观察[J].辽宁中医药大学学报,2017,19(5):81-84.

[9] 理萍,王凤云,段杰,等."甘麦大枣汤"合"四逆散"治疗肝郁阴虚型抑郁症 62 例[J].中医临床研究,2017,9(18):10-12.

[10] 王洽.四逆散合酸枣仁汤治疗失眠症 90 例疗效观察[J].贵阳中医学院学报,2017,39(5):62-63+77.

[11] 邹乾山,侯相见,邹卓伶.自拟理血四逆散治疗紧张性头痛 63 例[J].中国中医急症,2013,22(8):1412-1413.

[12] 张放放.四逆散临床研究综述[J].世界最新医学信息文摘,2019,19(43):118-119.

经方之十一:理中丸

【出处】 《伤寒论》。

【组成及用法】

一、原方组成、剂量及用法

组成、剂量:人参、干姜、炙甘草、白术各三两[1]。

用法:上四味捣筛,蜜和为丸,如鸡子黄许大。以沸汤数合,和一丸,研碎,温服之,日三四服,夜二服。腹中未热,益至三四丸,然不及汤。汤法:以四物依两数切,用水八升,煮取三升,去滓,温服一升,日三服。服汤后,如食顷,饮热粥一升许,微自温,勿发揭衣被[1]。

二、现方组成、剂量及用法

组成、剂量:人参、干姜、炙甘草、白术各9g。

用法:上药共研细末,炼蜜为丸,重9g,每次一丸,温开水送服,每日2~3次;亦可作汤剂,水煎服,药后饮热粥适量。

【功效】 温中祛寒,补气健脾。

【主治】

一、原文论述

(1)霍乱偏于里寒。《伤寒论》第三百八十六条载:"霍乱,头疼发热,身疼痛,热多欲饮水者,五苓散主之;寒多不用水者,理中丸主之。"[1]"寒多不用水",表明邪在阴分,中焦寒湿。

(2)大病差后中焦虚寒泛吐涎沫。《伤寒论》第三百九十六条载:"大病差后,喜唾,久不了了,胸上有寒,当以丸药温之,宜理中丸。"[1]大病差后,泛吐涎沫,日久不愈,这是因为大病后脾脏虚寒,运化失司,水湿不化,凝为涎唾,聚于胸脘,上泛而吐,涎唾在胸脘,故曰"胸上有寒"。但病本在脾家虚寒,所以用理中丸温中健脾,使运化正常,津液得布,涎沫不生,诸症自愈。

二、现代主治

(1)脾胃虚寒证,证见脘腹疼痛,喜温喜按,呕吐便溏,脘痞食少,畏寒肢冷,口淡不渴,舌质淡、苔白润,脉沉细或沉迟无力。

(2)阳虚失血证,证见便血、吐血、衄血或崩漏等,血色暗淡,质清稀,面色㿠白,气短神疲,脉沉细或虚大无力。

(3)中阳不足,阴寒上乘之胸痹;脾气虚寒,不能摄津之病后多涎唾;中阳虚损,土不荣木之小儿慢惊;食饮不节,损伤脾胃阳气,清浊相干,升降失常之霍乱等。

三、主治综述

(1)消化系统疾病,如慢性胃炎、溃疡性结肠炎、肠炎、手术后胃肠功能紊乱、非梗阻性肠黏连、消化性溃疡、功能性消化不良、肠易激综合征、胃下垂、功能性胃潴留、顽固性呃逆、呕吐、小儿病毒性肠炎。[2]

(2)呼吸系统疾病,如慢性支气管炎。[3]

(3)循环系统疾病,如不稳定型心绞痛。[4]

【系统辨证脉象特征】

整体脉象特征:进少退多,来急去急,缓;沉细或浮粗。

局部脉象特征:右关脉及双尺脉上二分之一寒、弱、散、稀、滑,内侧壁刚。

【脉图】

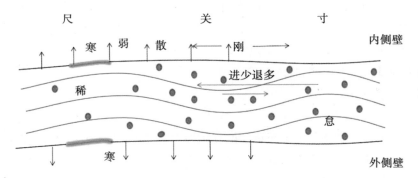

【脉证方解】

理中丸所用之证的病机为脾胃虚寒。中焦虚寒,脾胃运化失常,则导致脘腹冷痛,呕吐便溏,畏寒肢冷等;脾胃虚寒,统摄失权,则导致阳虚失血证;中阳不足,下焦阴寒上乘,则导致胸痹。

患者感受寒邪,或恣食生冷,损伤脾胃,常导致中焦虚寒,脾胃运化失常,气机升降失司。寒为阴邪,易伤阳气,脾胃阳气受损则体内产热减少,血管和血液温度降低,出现右关脉及双尺脉上二分之一寒、弱、散,可出现脘腹疼痛,喜温喜按,呕吐便溏,脘痞食少,畏寒肢冷,口淡不渴等寒象,故用干姜大辛大热,温脾暖胃,助阳祛寒。中阳不足,阳气统摄乏力,脾脏统血功能不足,则见右关脉散、弱。阳气亏虚,推动气血无力,故见整体脉象进少退多,来怠去怠,沉细;若阳气虚衰,无力沉潜,则见整体脉浮、散。故用白术既健脾补虚以助阳,又燥湿运脾以助气血生化;甘草既与参、术配伍以助益气健脾,补虚助阳,又可缓急止痛。劳倦过度或大病久病之后正虚不复,也可引起脾气虚弱,脾阳不足则寒自内生,出现脉寒、缓、来怠去怠,故用人参益气健脾,补虚助阳。

如右关部出现稀、滑,是肾中水气上凌,阴寒上乘,去白术之升散,加桂枝壮心阳;如出现粗,是胃气上逆,不宜用术,加生姜温胃散寒,和胃降逆;若尺部粗、滑、稀,是脾阳不升,水湿下趋,用白术健脾生津以止利。

本方中,干姜温阳,人参补虚,白术燥湿,甘草调和,一温一补一燥一调和,共同起到调理中焦,强健脾胃的作用,故曰"理中"。

【脉证方解图】

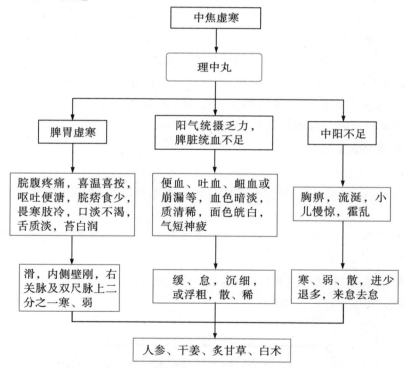

【验案】

患者男性,54 岁,2021 年 11 月 23 日初诊。

主诉:腹痛腹胀半年,加重 1 周。

现病史:患者有多年慢性溃疡性结肠炎病史,近因病证加重前来诊治。主要表现为:腹痛腹胀,大便溏泻,每日4~5次,遇寒加重;夜间小便多,手足不温;腰酸腿软;倦怠乏力,气短懒言,纳眠差。舌:舌质暗淡,苔薄白。脉:整体脉象特征为进少退多,来怠去怠,缓,沉细;局部脉象特征为右关脉及双尺脉上二分之一寒、弱、稀、滑,内侧壁刚。

诊断:腹痛(脾胃虚寒证)。

治法:温中散寒,补益脾胃。

处方:人参12 g,干姜12 g,白术12 g,茯苓12 g,炮附子(先煎)3 g,赤石脂30 g,炙甘草9 g,共七剂,水煎服,每日一剂。

二诊:大便溏泻,每日3次,且较前成形,夜间小便减少,腹痛腹胀减轻,脉象在尺脉的寒、弱、稀、滑明显缓解,进少退多改善,在原方的基础上加桔梗12 g,炒杏仁6 g,共七剂,水煎服,每日一剂,早晚温服。

按:从患者右关脉及双尺脉上二分之一寒、弱、稀、滑,表征患者中焦虚寒,阳气失于温煦;右关脉及双尺脉上二分之一内侧壁刚,表征脘腹冷痛;中焦虚寒,气血生化乏源,推动无力,故脉进少退多、来怠去怠、缓,表征倦怠无力、气短懒言、纳差等。温补中焦治疗之后,二诊脉象明显改善,加用桔梗载药上行,并与炒杏仁配伍宣肃肺气,"提壶揭盖",既能进一步加强治疗腹泻的作用,又能"肺与大肠相表里",达到调理腹胀的作用。

【参考文献】

[1] (汉)张仲景.伤寒论[M].沈阳:辽宁人民出版社,2018.

[2] 张保国,刘庆芳.理中丸(汤)现代药效学研究与临床应用[J].中成药,2010,32(11):1957-1960.

[3] 刘鲲,曲妮妮.益气化痰法治疗慢性支气管炎浅析[J].实用中医内科杂志,2011,25(6):44-45.

[4] 盛涵恩,王红玲.桂附理中丸治疗不稳定型心绞痛心肾阳虚证临床研究[J].中医学报,2016,31(8):1182-1185.

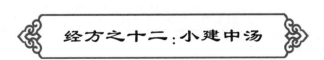

经方之十二:小建中汤

【出处】《伤寒论》。

【组成及用法】

一、原方组成、剂量及用法

组成、剂量:桂枝(去皮)三两,甘草(炙)二两,大枣(擘)十二枚,芍药六两,生姜(切)三两,胶饴一升[1]。

用法:上六味,以水七升,煮取三升,去滓,内饴,更上微火消解。温服一升,日三服[1]。

二、现方组成、剂量及用法

组成、剂量:桂枝9 g,甘草6 g,大枣4枚,芍药18 g,生姜9 g,胶饴30 g。

用法:水煎取汁,兑入胶饴,文火加热溶化,分两次温服。

【功效】 温中补虚,和里缓急。

【主治】

一、原文论述

(1)里虚腹痛。《伤寒论》第一百条载:"伤寒,阳脉涩,阴脉弦,法当腹中急痛,先与小建中汤。不差者,小柴胡汤主之。"[1]阳脉"涩","涩"示不足,说明阳气虚少;阴脉"弦","弦"示有余,说明阴寒较盛。

(2)里虚外感。《伤寒论》第一百零二条载:"伤寒二三日,心中悸而烦者,小建中汤主之。"[1]伤寒二三日,未经误治,即出现心中悸而烦,此乃里虚邪扰。

(3)虚劳阴阳两虚腹痛。《金匮要略·血痹虚劳病脉证治第六》载:"虚劳里急,悸,衄,腹中痛,梦失精,四肢酸疼,手足烦热,咽干口燥,小建中汤主之。"[2]人体阴阳是相互维系的,虚劳病日久,往往阳虚及阴或阴虚及阳,形成阴阳两虚,此时就会出现寒热错杂的证候。

(4)脾胃虚弱萎黄。《金匮要略·黄疸病脉证治第十五》载:"男子黄,小便自利,当予虚劳小建中汤。"[2]小建中汤适宜于脾胃虚弱、气血亏虚、肌肤失养所致的萎黄。

(5)妇人中焦脾虚腹痛。《金匮要略·妇人杂病脉证并治第二十二》载:"妇人腹中痛,小建中汤主之。"[2]本条所论腹痛脉症不全,以方测证,本证病机当属脾虚营弱之证。

二、现代主治

中焦虚寒,肝脾失调,阴阳不和证。脘腹拘急疼痛,时发时止,喜温喜按;或心中悸动,虚烦不宁,面色无华;兼见手足烦热,咽干口燥等,舌淡苔白,脉细弦。

三、主治综述

(1)消化系统疾病,如胃及十二指肠溃疡、溃疡性结肠炎、胃酸过多、胃酸过少、慢性胃炎(慢性萎缩性胃炎和慢性浅表性胃炎)、胃弛缓、胃下垂、蛔虫性腹痛、脐疝痛(尤适用于过敏性或痉挛性素质者)、慢性肝炎、习惯性便秘[3]。

(2)神经系统疾病,如虚证眩晕[4]。

(3)男科疾病,如虚劳遗精[5]。

(4)妇科疾病,如产后体虚、痛经[6]。

【系统辨证脉象特征】

整体脉象特征:弱、稀、缓,进少退多;数,躁动,高不及深太过;急。

局部脉象特征:双侧关脉郁动,右关寒、弱、散,双关脉及尺脉上二分之一内侧血管壁刚。

【脉图】

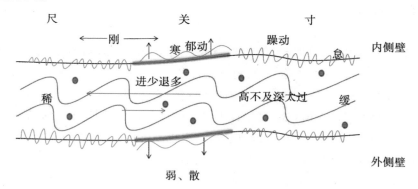

【脉证方解】

小建中汤所用之证的病机为中焦虚寒,肝脾失调,阴阳不和。《素问·痹论篇》云:"痛者寒气多也,有寒故痛也。"中焦虚寒,故脘腹拘急疼痛,喜温喜按。中焦先虚,化源不足,气血双亏,心无所主则悸,神志不宁则烦。此在临床上常见于素体虚寒之人,又感寒邪发病。

患者素体中焦虚寒,阳气失于温煦,土虚木乘,肝脾失和,则见双侧关脉郁动,双关脉及尺脉上二分之一内侧血管壁刚,故出现脘腹拘急疼痛、时轻时重、喜温喜按等症状,故用芍药以养阴柔肝,缓急止痛,配辛温之桂枝,温助脾阳,祛散虚寒。

脾胃阳虚,中焦虚寒,脾胃功能低下,温煦功能减弱,阳气不足,浮越于外,脉管壁不能有节度地内收,则右关脉寒、弱、散。中焦脾胃功能失司,气血化生不足导致气血两亏,气虚推动血运不利,脉搏波搏动无力,则见整体脉象缓,进少退多,急,高不及深太过。上焦供血不足,则出现神疲乏力、面色无华、肌肤失养所致的萎黄;神失所养则出现心中悸动,虚烦不宁。中焦虚寒,化源匮乏,营

阴亏虚,阴不制阳,则见整体脉象数、躁动,出现手足烦热、口燥咽干。故重用饴糖(胶饴)为君,建补中州,调养脾胃,饴糖与桂枝相伍,辛甘化阳,温中益气,使中气强健,不受肝木之侮;倍用芍药滋养营阴,以补营血之亏虚,与桂枝相配,调和营卫、燮理阴阳;大枣、甘草补中益气。

本脉证治宜以温补中焦为主,兼以调和肝脾、滋阴和阳,使中气强壮,肝柔脾健,阴阳调和,方可奏效。诸药合用,共奏温中补虚,调补气血,和里缓急,以复中气。

【脉证方解图】

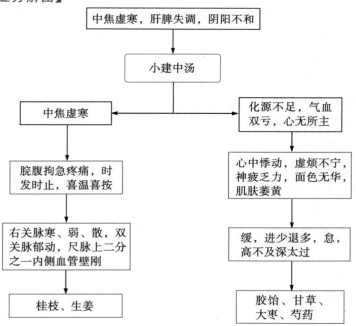

【验案】

患者女性,28 岁,2021 年 9 月 17 日初诊。

主诉:阵发性胃脘疼痛 3 天。

现病史:患者平素脾胃功能偏差,3 天前食冷饮后腹痛,检查排除其他器质性疾病,于当地医院输液 2 天,腹痛无明显缓解,即来我处就诊。现症见:腹痛绵绵,时作时止,饥饿劳累后加重,喜热恶冷,痛时喜按,形寒肢冷,神疲乏力,纳食不佳,大便溏薄。舌:舌质淡,苔薄白。脉:整体脉象特征为弱、稀、缓,进少退多;躁动,高不及深太过;怠。局部脉象特征为双侧关脉郁动,右关寒、弱、散;双关脉及尺脉上二分之一内侧血管壁刚。

诊断:胃脘痛(寒邪客胃证)。

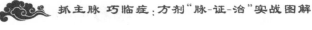

治法:补益中焦,温中散寒止痛。

处方:饴糖30 g,桂枝12 g,白芍18 g,炙甘草6 g,生姜9 g,大枣5枚,水煎服,每日一剂。

二诊:患者情绪舒畅,疼痛大减,诸症缓解,脉弱、缓、寒缓解。上方加白术15 g,山药30 g,水煎服,每日一剂。嘱其忌食生冷,调摄饮食,疾病向愈。

按:患者发病的基础是中焦虚寒,外加饮食生冷是诱因,"双侧关脉郁动;右关寒、弱、散;双关脉及尺脉上二分之一内侧血管壁刚"表征中焦虚寒,寒邪直中,腹内寒凝,腹中阳气不通,气血不畅,络脉被阻,故腹痛;整体脉象"弱,稀,缓,进少退多;数、躁动,高不及深太过;急"表征脾胃阳虚,中焦虚寒,脾胃功能低下,温煦功能减弱,阳气不足。时值夏季,人体阳气外越,中焦虚寒,腹中再加寒凉,故而发病。陈亦人编《伤寒论译释》中解方曰:"以甘药为主,佐桂枝温阳益气之效著,佐芍药则养血益阴之力强。"又有生姜温胃散寒,大枣补脾益气,炙甘草益气和中,诸药共奏温中补虚、缓急止痛之效。方中饴糖补中益气,是方之灵魂,非其他糖类可以替代,更需保质保量。

【参考文献】

[1] (汉)张仲景.伤寒论[M].沈阳:辽宁人民出版社,2018.

[2] (汉)张仲景.金匮要略[M].北京:人民卫生出版社,2000.

[3] 孙大志,魏品康.小建中汤证治规律探讨[J].中医杂志,2003,9(11):862-864.

[4] 熊东明.小建中汤新解[J].新医学,1975(12):592-593.

[5] 郭付祥,白强民,黄子彦,等.张春和妙用小建中汤加味方治疗遗精经验[J].山东中医杂志,2020,39(8):840-844.

[6] 李兰,高潇,左冬冬.王维昌主任医师应用经方治疗妇科疾病经验举隅[J].中医药学报,2015,43(4):89-90.

 经方之十三:黄芪桂枝五物汤

【出处】《金匮要略》。

【组成及用法】

一、原方组成、剂量及用法

组成、剂量:黄芪三两,芍药三两,桂枝三两,生姜六两,大枣十二枚[1]。

用法：上五味，以水六升，煮取二升，温服七合，日三服[1]。

二、现方组成、剂量及用法

组成、剂量：黄芪9g，芍药9g，桂枝9g，生姜18g，大枣4枚。

用法：水煎服。

【功效】 益气温经，和血通痹。

【主治】

一、原文论述

对血痹重证，《金匮要略·血痹虚劳病脉证治第六》载："血痹阴阳俱微，寸口关上微，尺中小紧，外证身体不仁，如风痹状，黄芪桂枝五物汤主之。"[1]阴阳俱微为营卫气血俱不足，寸口关上微为阳气甚虚，尺中小紧为重感风寒。

二、现代主治

血痹，肌肤麻木不仁，微恶风寒，舌淡，脉微涩而紧。

三、主治综述

（1）骨关节病，如腰椎间盘突出症[2]、肩周炎[3]、痛风性关节炎[4]、胸腰椎骨折脊髓损伤[5]。

（2）抗肿瘤相关并发症，如乳腺癌术后上肢淋巴水肿、化疗相关周围神经病变、下肢静脉栓塞症、骨转移相关癌性疼痛[6]。

（3）神经系统疾病，如缺血性脑卒中偏瘫[7]、小儿痉挛型脑瘫[8]。

（4）内分泌系统疾病，如糖尿病周围神经病变[9]。

【系统辨证脉象特征】

整体脉象特征：弱、散、寒、稀，血管壁外侧寒、刚，怠、缓，进少退多。

局部脉象特征：双寸细、弱、散。

【脉图】

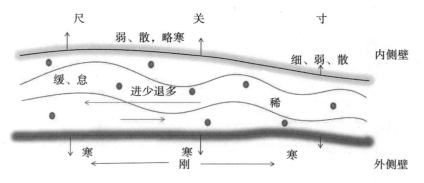

【脉证方解】

黄芪桂枝五物汤所用之证的病机为阴阳营卫气血俱不足,风寒之邪乘虚客于血脉,痹阻肌肤血络,致使血行不畅。血痹主要以肢体局部麻木不仁为特征,风痹以疼痛为主。本证多因禀赋不足、年老久病、劳欲过度导致气血生化乏源,肝肾不足,血络失养,卫外不固,外加风、寒、湿之邪乘虚侵袭人体,留注血络而成血痹。

患者年老体虚,气血不足,气虚统摄乏力,血虚鼓动血管无力,阳气甚微,阴津亏虚,气虚则脉弱、散;阳虚则脉弱、散、寒;血虚则脉稀;正气亏虚,推动血运不利,则血流缓、进少退多,推动脉搏无力,则脉怠;临床表现为正气不足,面无华色,精神疲倦等症状。又因外感风寒,故见血管壁外侧寒、刚,出现畏寒、肌肤麻木不仁等症状。故黄芪补在表之卫气,用桂枝辛温,散风寒而温经通痹,与黄芪配伍,益气温阳,和血通经;生姜辛温,疏散风邪,以助桂枝之力;芍药养血和营,濡养肌肤以通血痹,大枣益气养血,以资黄芪、芍药之功。五味相合,配伍精当,共奏益气温经、和血通痹之效。

《灵枢·邪气脏腑病形》载:"阴阳形气俱不足,勿取以针,而调以甘药。"若单用针引阳气则效力不足,故用黄芪桂枝五物汤温通阳气,祛邪行痹。

【脉证方解图】

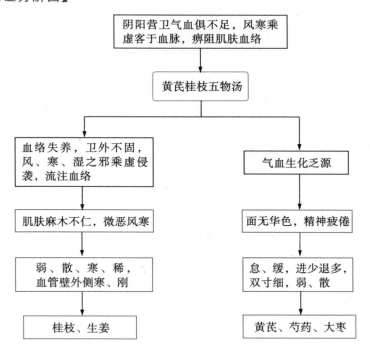

【验案】

患者男性,65岁,2022年1月4日初诊。

主诉:记忆力下降3月余。

现病史:患者3个月前脑梗死复发,双眼侧视视野缺损,记忆力下降,言语欠流利,于当地医院就诊,予抗凝、改善脑代谢等治疗,遗留记忆力下降,近事远事记忆力均减退,双眼侧视视野缺损,言语欠流利,无肢体活动不利,纳眠可,二便调。舌:舌红少苔,有齿痕。脉:整体脉象特征为弱、散,枯涩,刚、怠、缓,进少退多;局部脉象特征为双寸细、弱、散。

诊断:中风病(中经络,气虚血瘀证)。

治法:补气,活血,通络。

处方:黄芪60 g,人参20 g,白芍30 g,桂枝20 g,当归15 g,柴胡12 g,葛根30 g,川芎30 g,炒白术30 g,紫苏梗20 g,甘草6 g,细辛3 g,生姜15 g,大枣3枚,共十四剂,水煎服,每日一剂,早晚温服。

二诊:患者服药后记忆力较前清晰,言语欠流利较前好转,视野缺损未见明显改善。舌:舌红少苔,有齿痕。脉:弱、散、怠,进少退多,双寸细、散等脉象明显改善,脉刚消失,脉略热。在上方基础上加知母15 g,牛蒡子9 g。

按:根据脉象特征分析,患者年老久病,阴阳营卫气血俱不足,气虚统摄乏力,血虚鼓动血管无力,气血难以上荣头目,故见记忆力下降、视野缺损等临床表现。二诊大气得补,故脉弱、散、怠、进少退多明显改善;虚阳得收,故刚改善;因甘温之品大量进补,脉略有热,恐热邪一过,上灼肺与咽喉,故加知母、牛蒡子。

【参考文献】

[1](汉)张仲景.金匮要略[M].北京:人民卫生出版社,2000.

[2]陈祁青,马东,赵继荣,等.基于网络药理学-分子对接探讨黄芪桂枝五物汤治疗腰椎间盘突出症的作用机制[J].世界科学技术-中医药现代化,2022,24(3):1184-1197.

[3]伯羽,王苗苗,杨文明.黄芪桂枝五物汤联合针刺对肩周炎患者肩部疼痛及关节活动的影响[J].湖北中医药大学学报,2022,24(2):85-87.

[4]赵赫然,周毅,陈雷雷,等.基于网络药理学和体内实验研究黄芪桂枝五物汤治疗痛风性关节炎的分子机制[J].中药药理与临床,2022,38(4):1-7.

[5]任付宇,于其华.黄芪桂枝五物汤治疗胸腰椎骨折脊髓损伤研究[J].长春中医药大学学报,2022,38(5):530-533.

[6]霍晓克,贾彦焘.黄芪桂枝五物汤在肿瘤治疗的临床应用概况[J].中医

肿瘤学杂志,2022,4(3):71-75.

[7]苏志勇,王志峰,万文州.黄芪桂枝五物汤联合电针穴位刺激辅助治疗缺血性脑卒中偏瘫患者的效果观察[J].华夏医学,2022,35(2):105-109.

[8]董学曼,南静,张晓刚,等.康复训练联合黄芪桂枝五物汤治疗小儿痉挛型脑瘫临床观察[J].实用中医药杂志,2022,38(3):364-366.

[9]刘晓梦,刘曼曼,高俊凤,等.黄芪桂枝五物汤联合中药定向透药治疗糖尿病周围神经病变气虚血瘀证临床研究[J].中国中医药现代远程教育,2022,20(6):83-85.

经方之十四:炙甘草汤

【出处】 《伤寒论》。

【组成及用法】

一、原方组成、剂量及用法

组成、剂量:甘草(炙)四两,生姜(切)三两,人参二两,生地黄一斤,桂枝(去皮)三两,阿胶二两,麦门冬(去心)半升,麻仁半升,大枣(擘)三十枚[1]。

用法:以清酒七升,水八升,先煮八味,取三升,去滓,内胶烊消尽,温服一升,日三服[1]。

二、现方组成、剂量及用法

组成、剂量:甘草 12 g,生姜 9 g,人参 6 g,生地黄 50 g,桂枝 9 g,阿胶(烊化)6 g,麦门冬 10 g,麻仁 10 g,大枣 10 枚。

用法:水、酒各半煎服,阿胶烊化。

【功效】 滋阴养血,益气温阳,复脉定悸。

【主治】

一、原文论述

(1)太阳病心阴阳两虚。《伤寒论》第一百七十七条载:"伤寒脉结代,心动悸,炙甘草汤主之。"[1]脉结代,心动悸为气虚血少、真气不续之征,治当益气养血,通阳复脉。

(2)《千金翼》炙甘草汤。治虚劳不足,汗出而闷,脉结悸,行动如常,不出百日,危急者,十一日死[1]。虚劳不足指阴阳气血不足。

二、现代主治

（1）阴血不足、阳气虚弱证，证见脉结代，心动悸，虚羸少气，舌光少苔，或质干而瘦小。

（2）虚劳肺痿，患者咳嗽，涎唾多，形瘦短气，虚烦不眠，自汗盗汗，咽干舌燥，大便干结，脉虚数。

三、主治综述

（1）心血管系统疾病，如心律失常[2]、慢性心力衰竭、病毒性心肌炎[3]。

（2）神经系统疾病，如失眠[4]。

（3）呼吸系统疾病，如慢性阻塞性肺疾病[5]。

【系统辨证脉学脉象特征】

整体脉象特征：枯涩；弱、散，血流层寒；血管壁刚，有浮热；结代脉；来急去急，短、缓、浮、粗。

局部脉象特征：双寸脉沉、细。

【脉图】

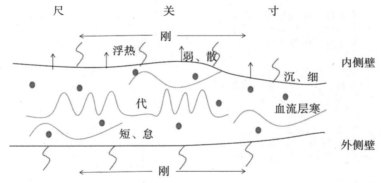

【脉证方解】

炙甘草汤所用之证的病机为心阴阳两虚。患者阴血不足，心失所养，脉道不充，脉行滞涩；阳气不足，鼓动无力，心振振而动，故见心动悸，脉结代。虚劳肺痿属阴阳气血俱虚，脉结代者亦可应用本方。

劳累过度，熬夜不寐常导致心阴阳两虚，其病证表现具有阳气之推动、温煦功能低下和阴气之滋润、濡养功能不足的双重特点。心阳不足，温煦功能低下，则脉寒、弱、散；心阳气的推动不足，则脉缓、怠，进少退多，高不及深太过；心阴不足，荣润不足，则脉枯涩。心阴心阳不足，心脏搏动功能损伤，则出现心动悸，畏寒肢凉，虚羸少气，脉结代，舌光少苔，或质干而瘦小等症状。

针对上述症状，用炙甘草大补中州，以资化源，配以人参、大枣补心气；麦冬、生地、麻仁、阿胶滋阴养血,桂枝、生姜温补心阳,清酒温通脉道。《医学衷中参西录》中曰"脉之跳动在心,脉之所以跳动有力者,实赖肾气上升与心气相济",故用生地,煮之以清酒,温补肾脏,使水火相济。

【脉证方解图】

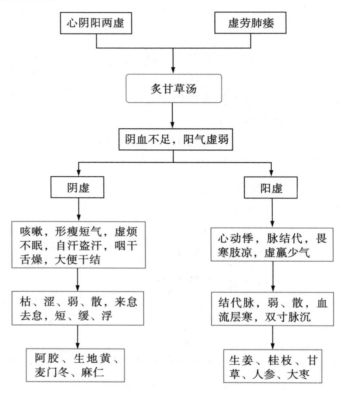

【验案】

患者男性,53 岁,2021 年 10 月 12 日初诊。

主诉:阵发性心悸,伴心前区隐痛 1 月余。

现病史:患者 1 个月前无明显诱因出现阵发性心悸,伴心前区隐痛,未行系统诊疗。

现症见:心悸,心前区隐痛,胸闷;头昏沉,气短乏力,腿膝酸软,睡眠不佳,大便干结,2～3 日一行。舌:舌红,苔厚腻。脉:整体脉象特征为枯涩,弱、散,血流层寒;血管壁刚,有浮热;来急去急。局部脉象特征为双寸脉沉,细,悸动。

诊断:心悸(气阴两亏证)。

治法:益气养阴,定悸安神。

处方:炙甘草12g,党参20g,熟地12g,麦冬9g,麻子仁9g,桂枝12g,高良姜12g,生龙骨30g,生牡蛎30g,朱砂0.5g(冲服),五味子9g,茯神15g,夜交藤15g,山药20g,防风15g,炒白术9g,桔梗12g,龙眼肉18g,当归15g,知母20g,牛蒡子9g,共十四剂,水煎服,每日一剂。

二诊:患者服药后症状明显减轻,心悸心慌未再发作,睡眠改善,大便干结减轻,胃脘部稍有不舒。脉悸动、整体脉枯涩消,双寸脉转浮、粗、略强;散明显缓解,弱改善。上方去朱砂,加用陈皮9g,共十四剂,水煎服,每日一剂。

按:从整体脉象"枯涩;弱、散,血流层寒;血管壁刚,有浮热;结代脉;来急去急"分析,患者为劳累过度的脉象,且心理张力高;心阳不足则气短乏力,濡养功能不足则腰膝酸软,虚烦不眠;双寸脉沉、细是阳气之推动、温煦功能低下和阴气之滋润、濡养功能不足的表征。

【参考文献】

[1]（汉）张仲景.金匮要略[M].北京:人民卫生出版社,2000.

[2]叶嘉豪,胡志希,钟森杰,等.基于网络药理学探讨炙甘草汤治疗心律失常的作用机制[J].世界中医药,2022,17(6):760-766.

[3]赵起.炙甘草汤加减联合常规西药治疗病毒性心肌炎患者的效果[J].中国民康医学,2022,34(5):98-100.

[4]包晓丹,黄琪琳,庞学燕,等.炙甘草汤加减联合耳穴压豆治疗气阴两虚型失眠的临床分析[J].系统医学,2022,7(2):33-36.

[5]张阳阳,孙琮,杨兴嬵,等.炙甘草汤加减联合依那普利治疗慢性阻塞性肺疾病合并心力衰竭疗效研究[J].陕西中医,2021,42(9):1219-1222.

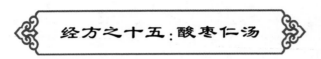

经方之十五:酸枣仁汤

【出处】《金匮要略》。

【组成及用法】

一、原方组成、剂量及用法

组成、剂量:酸枣仁二升,甘草一两,知母二两,茯苓二两,川芎二两[1]。

用法:上五味,以水八升,煮酸枣仁,得六升,内诸药,煮取三升,分温三服[1]。

二、现方组成、剂量及用法

组成、剂量:酸枣仁15g,甘草3g,知母6g,茯苓6g,川芎6g。

用法：水煎服。

【功效】 养血安神，清热除烦。

【主治】

一、原文论述

本方多用于治疗虚劳阴血亏虚失眠。《金匮要略·血痹虚劳病脉证治第六》载："虚劳虚烦不得眠，酸枣汤主之。"[1]

二、现代主治

肝血不足、虚热内扰之虚烦不眠证，证见虚烦失眠，心悸不安，头目眩晕，咽干口燥，舌红，脉弦细。

三、主治综述

(1)精神类疾病，如失眠、焦虑症、抑郁症、神经衰弱、精神性头疼[2]。

(2)内分泌系统疾病，如2型糖尿病[3]。

(3)心血管系统疾病，如冠心病[4]、高血压病[5]。

【系统辨证脉象特征】

脉象特征：左关稀、滑或枯、涩，左尺脉枯、涩，左关、尺部血管壁刚，脉浮、粗。

【脉图】

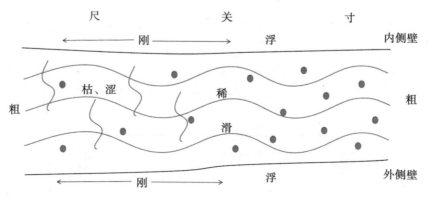

【脉证方解】

酸枣仁汤所用之证的病机为肝血不足，虚热内扰。肝藏血，血舍魂。若肝血不足，心失所养，魂不守舍，加之虚热内扰，则虚烦不寐、惊悸不安；头目眩晕，咽干口燥，舌红，脉弦细等，皆血虚肝旺之征。

患者久病体虚、劳神过度等均导致营阴暗耗，肝血不足，脉道充盈不利，肝体失于滋润、荣养，则见左关脉血流层稀、滑，若病情进一步发展，肝血迟迟得不到补充，"肝藏血"功能下降，因"精血同源"，耗及肾精，则左关及左尺枯涩。肝

血亏虚,不能涵养肝气,肝气虚亢,则血管壁刚,脉位浮,脉形粗。肝气虚亢是虚性亢逆,血流疾,脉搏有上冲的倾向,但是病性为虚,终究无力上逆,所以脉象并不具备高太过深不及、进多退少的特征。肝血亏虚,甚至肾精受损,"血为气之母",气随之不足,气血难以上达头目,故出现头目眩晕、咽干口燥等症状,故重用酸枣仁养血补肝,甘草与酸枣仁合用,酸甘化阴,以增养阴之力;川芎调肝血,疏肝气,川芎与酸枣仁相伍,寓散于收,补中有行,共奏养血调肝之功;知母养阴润燥,合酸枣仁共奏养阴补血之功;茯苓宁心安神,知母清热除烦,酸枣仁收敛肝魂。诸药合而成方,共奏养血安神、清热除烦之功。

【脉证方解图】

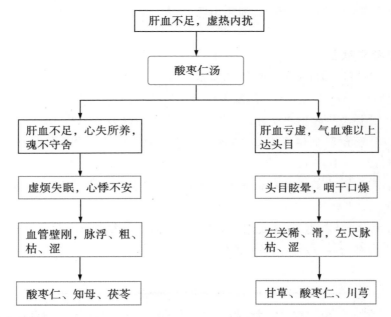

【验案】

患者女性,67 岁,2021 年 12 月 10 日初诊。

主诉:失眠多梦 2 个月。

现病史:患者自述无明显诱因导致入睡困难,多梦,头昏沉,需服安定,夜间才能入睡 2～4 小时。自发病以来,心烦急躁,心悸健忘,头晕目眩,面红目赤,疲倦乏力,手足心热,大便干结。舌:舌红,苔黄。脉:整体脉象特征为细、稀、刚、弱、沉,进多退少;局部脉象特征为左寸脉浮、细,左关脉枯、细,尺脉沉,寸热迟寒。

诊断:不寐(肝肾阴虚,肝阳虚亢证)。

治法:养血安神。

处方:酸枣仁 20 g,茯神 15 g,川芎 12 g,知母 12 g,生龙骨(先煎)、生牡蛎(先煎)各 15 g,生甘草 3 g,共七剂,水煎服,每日一剂。

二诊:患者失眠多梦改善,夜间能入睡 6 小时左右,心悸健忘好转,血压控制可,脉刚、进多退少缓解,弱、细。原方加用生山药 30 g,酒黄精 20 g,龙眼肉 12 g,共七剂,水煎服,每日一剂。

按:患者整体脉象"细、稀、刚、弱、沉,进多退少"表征机体肝血耗伤,营阴暗耗,导致肝血不足,虚阳亢盛。肝阴不足,阴血亏虚,脉道充盈不利,肝脏失于滋润、荣养,则见左关脉枯、细。二诊脉刚、进多退少缓解,表征补充阴液后,阳气得以涵养,虚亢之势得以缓解,加用山药、黄精、龙眼肉加强健脾,补益精血,安养神志。

【参考文献】

[1] (汉)张仲景.金匮要略[M].北京:人民卫生出版社,2000.

[2] 王玉,杨雪,夏鹏飞,等.酸枣仁汤化学成分、药理作用、临床应用的研究进展及质量标志物的预测分析[J].中国中药杂志,2020,45(12):2765-2771.

[3] 闫丽荣.酸枣仁汤治疗 2 型糖尿病患者的疗效及对心理状况的影响[J].心理月刊,2021,16(3):52-53.

[4] 宋美华.中药生脉散合酸枣仁汤联合西药对女性冠心病心绞痛患者的治疗效果[J].当代医学,2020,26(32):94-96.

[5] 刘纯,谢志灵,薛丽霞,等.酸枣仁汤加减联合智能血压仪治疗高血压病合并焦虑抑郁的临床观察[J].中国民间疗法,2019,27(23):47-50.

经方之十六:瓜蒌薤白半夏汤

【出处】《金匮要略》。

【组成及用法】

一、原方组成、剂量及用法

组成、剂量:瓜蒌实(捣)一枚,薤白三两,半夏半升,白酒一斗[1]。

用法:上四味,同煮,取四升,温服一升,日三服[1]。

二、现方组成、剂量及用法

组成、剂量:瓜蒌 18 g,薤白 9 g,半夏 9 g,白酒(适量)。

用法:水煎服。

【功效】 通阳散结,祛痰宽胸。

【主治】

一、原文论述

痰饮壅盛胸痹。《金匮要略·胸痹心痛短气病脉证治第九》载:"胸痹不得卧,心痛彻背者,瓜蒌薤白半夏汤主之。"[1]心之俞在背,心阳被阻,不能布达,故牵引背部而痛。

二、现代主治

胸痹而痰浊较甚,胸部闷痛,咳唾喘息,短气,舌苔白腻,脉沉弦或紧。

三、主治综述

(1)心血管系统疾病,如冠心病[2]、心肌梗死[3]、心绞痛[4]、动脉粥样硬化[5]、慢性肺心病[6]。

(2)呼吸系统疾病,如慢性阻塞性肺疾病[7]。

【系统辨证脉方相应方解】

局部脉象特征:双寸脉涩、沉、粗、稠、热、强;双关脉、尺脉相对寸脉细、弱,稍凉。

【脉图】

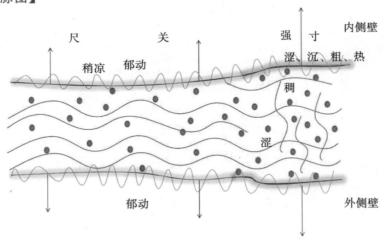

【脉证方解】

瓜蒌薤白半夏汤所用之证的病机为气机郁结,不得疏泄,水液运行不畅,凝聚为痰;气为血之帅,气滞则血瘀,时间既久,则气滞、痰浊、血瘀三者胶着,停聚于上焦胸阳之所,痹阻胸阳,导致胸闷或胸背痛,短气,喘息,咳唾痰涎,甚至不能平卧等一系列症状。

　　患者因情志所伤，或因外感，导致上焦心肺气机郁结，津液失布，聚湿成痰，则脉稠；血液运行涩滞不畅，则脉涩；气郁化火，则脉热；气机郁结，则脉沉；正气不虚，则脉强。患病部位主要在心胸部，脉位在双寸，故双寸脉主要表现为沉、粗、强、热、稠、涩。上焦气滞，则寸脉相对于关尺脉脉形粗，脉势强、热。

　　针对上述症状，方用瓜蒌、薤白、半夏，辛开苦降，利气散结，燥湿化痰，温通胸阳，开通胸膈痹塞。临症中，如出现脉象要素"热"明显，则加用黄芩、栀子、牡丹皮等清热凉血之品；若"稠"象明显，则加用化痰药物，如白芥子、苏子等；若"涩"象明显，则加用丹参、川芎活血化瘀、行气活血。若因情志所伤，则加用苏梗、防风、檀香、丹参等药物，调理上焦气机，理气止痛；加用甘草调和药性。诸药合用，共奏理气开郁、化痰逐瘀、通泄胸阳之功效。

　　【脉证方解图】

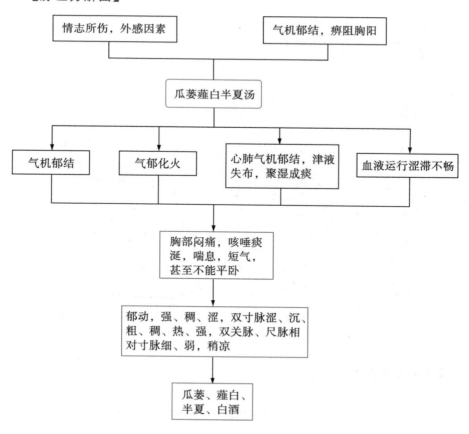

【验案】

患者女性,24 岁,2021 年 9 月 17 日初诊。

主诉:胃脘部堵塞感半年余。

现病史:患者自述半年前因情志不舒出现胃脘部堵塞感,饥饿及饱食后明显,恶心欲吐,打嗝后缓解;5 天前自觉咽痛,干咳,自服蓝芩口服液无改善,后口服抗生素治疗,未见明显缓解。

现症见:胃脘部堵塞感,饥饿及饱食后明显,恶心欲吐,打嗝后缓解;咽痛,干咳;纳可,略嗜睡,大便偏干,不爽,小便可;月经规律,量偏少。舌:舌淡红,苔稍厚腻。脉:郁动、强、稠、涩;双寸脉涩,沉;关脉及尺脉浮、滑。

诊断:痞满(肺气郁痹证)。

治疗:疏肝解郁,化痰理气,宣肃肺气。

处方:姜半夏 9 g,薤白 9 g,瓜蒌 12 g,盐杜仲 12 g,独活 15 g,陈皮 9 g,醋鸡内金 9 g,知母 20 g,砂仁 6 g,丹参 12 g,檀香 12 g,牛蒡子 12 g,共七剂,水煎服,每日一剂。

二诊:患者服药后胃脘部堵塞感明显减轻,恶心欲吐改善,咽痛缓解,仍干咳,纳可,略嗜睡,大便偏干,不爽,小便可。脉:郁动、稠、涩,双寸脉特征缓解,现脉热、强明显。上方加川牛膝 15 g,黄芩 15 g,生石膏 20 g,共七剂,水煎服,每日一剂。

按:从整体脉象"郁动、强、稠、涩"表征患者为情志不舒,气机郁结,影响血液运行则血瘀,影响津液运行则痰凝;双寸脉涩、沉、细表征上焦气机郁闭,痰气瘀交阻。经过治疗后,诸症改善,热邪明显,继在上方基础上加用生石膏、黄芩清透郁热,川牛膝通利三焦、引火下行。

【参考文献】

[1](汉)张仲景.金匮要略[M].北京:人民卫生出版社,2000.

[2] 谭雨晴,李军,陈恒文.基于网络药理学研究瓜蒌薤白半夏汤治疗冠心病的作用机制[J].世界科学技术-中医药现代化,2020,22(11):3861-3871.

[3] 刘彩红,李洪雷,张倩,等.瓜蒌薤白半夏汤对心肌梗死后大鼠 Gal-3 蛋白表达的影响[J].中国实验方剂学杂志,2020,26(16):50-55.

[4] 中华中医药学会心血管病分会.冠心病稳定型心绞痛中医诊疗指南[J].中医杂志,2019,60(21):1880-1890.

[5] 郭建恩,高飞,胡亚涛,等.瓜蒌薤白半夏汤对动脉粥样硬化小鼠炎症因子、ICAM-1、VCAM-1 表达的影响[J].暨南大学学报(自然科学与医学版),2017,38(3):234-239.

[6] 杨文斌,李勇,张波.瓜蒌薤白半夏汤联合痰热清注射液治疗慢性肺心病急性发作期 55 例[J].中国实验方剂学杂志,2015,21(15):180-183.

[7] 谈晓莹,李丹,刘培,等.基于网络药理学及斑马鱼模型的瓜蒌薤白半夏汤干预慢性阻塞性肺疾病的作用机制研究[J].中草药,2021,52(17):5233-5243.

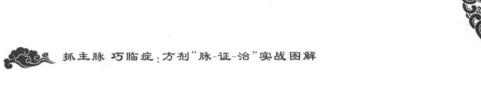

经方之十七:温经汤

【出处】《金匮要略》。

【组成】

一、原方组成、剂量及用法

组成、剂量:吴茱萸三两,当归二两,芍药二两,芎劳二两,人参二两,桂枝二两,阿胶二两,牡丹皮(去心)二两,生姜二两,甘草二两,半夏半升,麦冬(去心)一升[1]。

用法:上十二味,以水一斗,煮取三升,分温三服[1]。

二、现方组成、剂量及用法

组成、剂量:吴茱萸9 g,当归6 g,芍药6 g,川芎6 g,人参6 g,桂枝6 g,阿胶6 g,牡丹皮6 g,生姜6 g,甘草6 g,半夏6 g,麦冬9 g。

用法:水煎服,阿胶烊冲。

【功效】 温经散寒,养血祛瘀。

【主治】

一、原文论述

温经汤在《金匮要略》中用于治疗妇科疾病,如原文云:"主妇人少腹寒,久不受胎,兼取崩中去血,或月水来过多,及至期不来。问曰:妇人年五十所,病下利数十日不止;暮即发热,少腹里急,腹满,手掌烦热,唇口干燥,何也?师曰:此病属带下。何以故?曾经半产,瘀血在少腹不去,何以知之?其证唇口干燥,故知之;当以温经汤主之。"[1]

二、现代主治

冲任虚寒,瘀血阻滞证。漏下不止,经血淋漓不畅,血色暗而有块,月经超前或延后,或逾期不止,或一月再行,或经停不至,而见少腹里急,腹满,傍晚发热,手心烦热,唇口干燥,舌暗红,脉细而涩。亦治妇人宫冷,久不受孕。

三、主治综述

（1）妇科疾病，如原发性痛经寒凝血瘀证[2]、排卵障碍性不孕[3]、寒凝血阻型月经不调[4]等寒为病因所导致的疾病。

（2）皮肤科疾病，如阳郁寒凝型痤疮[5]、带状疱疹后神经痛[6]、寒热错杂型皮肤病[7]等以寒为病因所导致的疾病。

【系统辨证脉象特征】

整体脉象特征：弱，散，进少退多，高不及深太过。

局部脉象特征：双尺脉上三分之一血管壁寒、刚、敛；左侧关脉及尺脉枯、涩，血流层热。

【脉图】

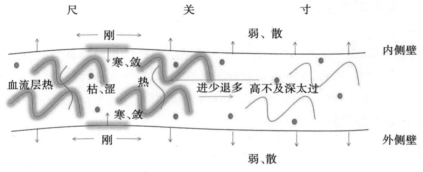

【脉方相应方解】

温经汤所用之证的病机为冲任虚寒、瘀血阻滞。冲为血海，任主胞胎，二脉皆起于胞宫，与经、产相关。冲任虚寒，阴血不足，寒凝血滞，经脉不利，则见月经后期经来不畅，或血色紫暗，或夹有瘀块，或量少，甚或经停不至，或久不成孕；如因失血过多，耗伤阴血，或因瘀血不去，新血不生，导致阴血亏虚，内生虚热，则见傍晚发热、手心烦热、唇口干燥。本证属虚、寒、瘀、热兼夹，即阴血亏虚、寒凝、血瘀、虚热，寒热错杂，虚实兼夹，但以寒凝、血瘀为主。

冲任虚寒、温煦机体功能不足，瘀血阻滞胞宫，阳气虚衰，出现整体脉象的弱，散，鼓动气血无力，气血外出不利，气机升降失常，则出现整体脉象的进少退多，高不及深太过；方中吴茱萸辛热，入肝肾而走冲任，散寒、行气、止痛；桂枝辛、甘，温入血分，温通经脉，二者温经散寒，行血通脉，共为君药，治疗弱、散，进少退多，高不及深太过所对应的病机层面；冲任虚寒，阳气虚衰，温煦机体功能不足，出现双尺脉上三分之一的血管壁寒的脉象，吴茱萸、桂枝温经散寒，行血通脉，治疗双尺脉上三分之一的血管壁寒所对应的病机层面；寒凝血滞，气血运

行不利,产生瘀血有形之物,使血液中有形之物摩擦力加大,血行不畅,郁而化热,出现左侧关脉及尺脉枯涩,血流层热,方中当归、川芎、芍药活血祛瘀,养血调经,能补血之虚,祛血之瘀;丹皮之辛、苦、微寒,能活血祛瘀,并能清退虚热;阿胶甘、平,能养血止血,滋阴润燥;麦冬甘寒清润,能滋阴润燥,合阿胶以滋阴养血,配丹皮以清虚热,并制桂、萸之温燥,阳生阴长,气旺血充;半夏辛温行散,入胃经通降胃气,以助通冲任,散瘀结;生姜既温胃气以助生化,又助吴茱萸、桂枝以温经散寒,几药合用,共同治疗双尺脉上三分之一血管壁的寒、刚、敛;左侧关脉及尺脉的枯、涩为血流层热所对应的病机层面;若小腹冷痛甚者,去丹皮、麦冬,加艾叶、小茴香,或桂枝易为肉桂,以增强散寒止痛之力;寒凝而气滞者,加香附、乌药以理气止痛;漏下不止而血色暗淡者,去丹皮,加炮姜、艾叶以温经止血;气虚甚者,加黄芪、白术以益气健脾;傍晚发热甚者,加银柴胡、地骨皮以清虚热。

诸药合用,温经散寒,活血养血,使瘀血去、新血生,血脉和畅,经血自调;方名温经,且重用吴茱萸,使本方功效重在温散寒邪,温中寓补,温中寓清,可谓主次分明,全面兼顾,故温经汤被称为"妇科调经之祖方"。

【脉证方解图】

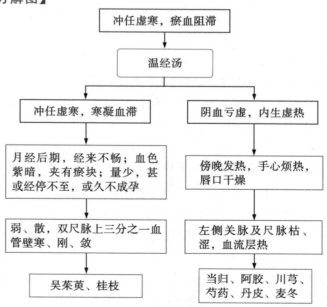

【验案】

患者女性,21 岁,2021 年 9 月 11 日初诊。

主诉:恶寒、白带清稀1月余。

现病史:患者于1个月前无明显诱因出现恶寒,白带量多,质清稀,未进行系统治疗,现为求进一步治疗,特来就诊。

现症见:恶寒恶风,手脚冰凉;白带清稀,少腹冷痛,余症均正常。舌:舌紫暗,有瘀斑瘀点,苔薄白。脉:弱,散,进少退多,双尺脉上三分之一血管壁刚、敛、寒。

诊断:带下过多(冲任虚寒)。

治法:温经散寒,养血祛瘀。

处方:吴茱萸9g,当归6g,芍药6g,川芎6g,人参6g,桂枝6g,阿胶(烊化)6g,牡丹皮6g,生姜6g,甘草6g,半夏6g,麦冬9g黄芩12g,共七剂,水煎服,每日一剂,早晚分温服。

二诊:患者少腹冷痛减轻,手脚冰凉、白带量多、质清稀等症状改善,仍有畏寒恶风、怕冷等症状,脉寒、弱缓解,嘱患者继续服用上方七剂。

三诊:患者诸症均好转,已愈,未继续服药。

按:脉弱、散说明阳气虚弱,失去统摄能力,桡动脉搏动弱且脉搏扩张有余而回敛不足;患者下焦虚寒,气血运行不畅,瘀血聚集于下焦出现腹痛,故出现双尺脉上三分之一血管壁刚、敛、寒。

【参考文献】

[1] (汉)张仲景.金匮要略[M].北京:人民卫生出版社,2000.

[2] 刘伟平,滕秀香.温经汤加减改善原发性痛经寒凝血瘀证疼痛症状的临床研究[J].中国临床医生杂志,2021,49(7):872-875.

[3] 胡灵飞,王志良.温经汤治疗排卵障碍性不孕临床观察[J].中国中医药现代远程教育,2021,19(2):111-112.

[4] 凌翠.针刺配合温经汤治疗寒凝血阻型月经不调的疗效观察[J].内蒙古中医药,2021,40(7):114-116.

[5] 朱建德,宋吉美,崔云竹.温经汤加减治疗阳郁寒凝型痤疮[J].中医临床研究,2021,13(10):58-60.

[6] 侯志庄.温经汤治疗带状疱疹后神经痛的体会[J].内蒙古中医药,2021,40(3):96-98.

[7] 刘阳,武彩霞,王娟.温经汤治疗寒热错杂型皮肤病的临床体会[J].中国当代医药,2021,28(5):199-202.

下篇　时方"脉-证-治"篇

 时方之一：九味羌活汤

【出处】 张元素方,录自《此事难知》。

【组成及用法】

一、原方组成、剂量及用法

组成、剂量:羌活,防风,细辛,苍术,白芷,川芎,黄芩,生地,甘草(原著中本方无用量)[1]。

用法:㕮咀,水煎服。若急汗则热服,以羹粥投之;若缓汗则温服,而不用汤投之。脉浮而不解者,先急而后缓;脉沉而不解者,先缓而后急。[1]

二、现方组成、剂量及用法

组成、剂量:羌活9g,防风9g,苍术9g,细辛3g,川芎6g,白芷6g,生地黄6g,黄芩6g,甘草6g。

用法:水煎服。

【功效】 发汗祛湿,兼清里热。

【主治】

一、原文论述

九味羌活汤在《此事难知》中主要用于治疗伤寒太阳证,同时亦提出用于治疗杂病疗效明显。如原文云:"解利神方:九味羌活汤。羌活(治太阳肢节痛,君主之药也,然非无为主也,乃拨乱反正之主。故大无不通,小无不入,关节痛非此不可治也)、防风(治一身尽痛,乃军卒中卑下之职,一听军令,而行所是,引之而至)、苍术(别有雄壮上行之气,能除湿,下安太阴,使邪气不纳,传之于足太阴脾)、细辛(治足少阴肾苦头痛)、川芎(治厥阴头痛在脑)、香白芷(治阳明头痛在额)、生地黄(治少阴心热在内)、黄芩(治太阴肺热在胸)、甘草(能缓里急,调和在内),以上九味,虽为一方,然亦不可执。执中无权,犹执一也。当时视其经络前、后、左、右之不同,从其多、少、大、小、轻、重之不一,增损用之,其效如神(即此时口传心授)。脉浮而不解者,先急而后缓。脉沉而不解者,先缓而后急。九味羌活汤不独解利伤寒,治杂病有神。"[1]

二、现代主治

外感风寒湿邪、内有蕴热证,证见恶寒发热,无汗,头痛项强,肢体酸楚疼痛，口苦微渴，舌苔白或微黄，脉浮或浮紧。

三、主治综述

(1)外感疾病，如鼻炎、感冒[2]、头痛[3]、面瘫[4]等。

(2)皮肤科疾病，如白癜风、荨麻疹、带状疱疹[5]等。

(3)骨关节病，如颈椎病[6]、肩周炎、腰椎病[7]、风湿性关节炎等。

【系统辨证脉象特征】

整体脉象特征：双手寸、关、尺三部脉外侧血管壁寒、刚、敛，血管壁与周围组织之间界限稍模糊，血流层热、稠、强。

【脉图】

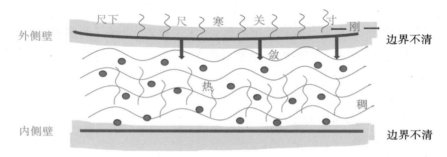

【脉证方解】

九味羌活汤所用之证的病机为外感风寒湿邪，内有蕴热。风寒湿邪侵犯肌表，郁遏卫阳，闭塞腠理，阻滞经络，气血运行不畅，故患者恶寒发热、无汗、头痛项强、肢体酸楚疼痛；蕴热于里，故口苦微渴；苔白或微黄、脉浮，是表证兼里热之佐证。

风寒湿邪侵袭人体，肌表首当其冲，血管壁外侧为人体肌表的特征性反应区，寒为阴邪，易伤阳气，其性收引，收敛气机，使血管壁外侧顺应性减弱，外侧血管壁收缩，则见"寒""刚""敛"特征性脉象，湿邪壅遏肌表，影响血管壁与周围组织之间的共振，则见血管壁与周围组织之间界限稍模糊，出现恶寒发热、无汗、头痛项强、肢体酸楚疼痛等外感风寒湿邪之象，故用辛温发散之羌活、防风、苍术、细辛、川芎、白芷散表寒，祛风湿，行气血，止痹痛。风寒湿之邪日久不去，入里化热抑或素体内有蕴热，热邪郁闭，充斥体内，以致心率加快，心搏出量增加，导致血流速度加快，桡动脉内部压力加大，则见整体脉象"强"；内热郁闭，火热充斥，代谢加快，产热过多，内热煎灼津液，则见血流层"热""稠"之脉象，出现口苦微渴、苔黄等内热征象，故用寒凉之黄芩、生地清里热，并防止诸药燥热伤

及津液。甘草调和诸药。

全方九味药,辛温与寒凉并用,既能统治风寒湿邪,又能兼顾协调表里,共成发汗祛湿兼清里热之剂。同时,羌、防、苍、细、芎、芷六味药又各有所主,可根据各经症状的轻重,分证用之。

【脉证方解图】

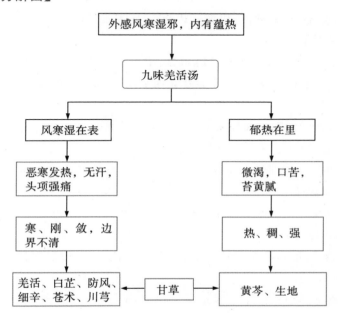

【验案】

患者女性,42岁,2021年5月18日初诊。

主诉:头晕半月余。

现病史:患者自述半月前外出受凉出现轻微头晕、头痛,全身乏力,未见鼻塞流涕、胸闷咳嗽,自服感冒类药物(具体用药不详)略有缓解。

现症见:头晕、头昏沉,乏力困倦,无视物旋转,无恶心呕吐,口苦,纳可,眠一般,小便黄,大便可。舌:舌红,苔黄腻,中有裂纹。脉:左手外侧血管壁刚、敛;双侧血流层强、热。

诊断:头晕(外感风寒,内有郁热证)。

治法:疏散风寒,清解里热。

处方:羌活15 g,独活12 g,川芎9 g,蔓荆子9 g,藁本9 g,防风18 g,荆芥12 g,柴胡12 g,生白芍18 g,黄芩15 g,知母20 g,檀香12 g,共七剂,水煎服,每日一剂,早晚分温服。

二诊:患者服药后自述头晕消,舌淡红,苔白;左手外侧血管壁略寒。在上方基础上加生麻黄6g,细辛3g,共七剂,水煎服,每日一剂,早晚分温服。

按:本案患者头晕是由于风寒邪气郁闭体表,太阳经经气不利,体内阳气不能外透,郁闭于内所致,由脉象要素亦可知其外有表寒、内有蕴热的状态,故根据脉象特征,予九味羌活汤加减亦疏散其表寒,清解其里热,表里并用。服用方药后,外寒、里热均得到解决,患者症状好转,脉象也较前平和。

【参考文献】

[1] (元)王好古.此事难知[M].北京:中国中医药出版社,2018.

[2] 杨准,吴笛.九味羌活汤治疗鼻渊验案举隅[J].亚太传统医药,2021,17(3):107-109.

[3] 赵先阳,方朝晖.浅析九味羌活汤治疗头痛理论渊源及验案举隅[J].中医药临床杂志,2021,33(1):77-79.

[4] 刘海丽.九味羌活汤治疗风寒袭络型面瘫的临床疗效[J].中国医药指南,2019,17(5):167-168.

[5] 赵平安,靳萱.九味羌活汤皮科临床应用经验[J].世界最新医学信息文摘,2018,18(84):150.

[6] 谢德孟.九味羌活汤加味治疗颈椎病100例疗效观察[J].大家健康(学术版),2016,10(11):94.

[7] 张怀礼.九味羌活汤临床运用研究[J].亚太传统医药,2015,11(1):119-120.

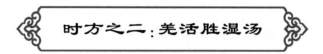

时方之二:羌活胜湿汤

【出处】《脾胃论》。

【组成及用法】

一、原方组成、剂量及用法

组成、剂量:羌活、独活各一钱,藁本、防风、炙甘草各五分,蔓荆子三分,川芎二分[1]。

用法:上㕮咀,都作一服,水二盏,煎至一盏,去滓,食后温[1]。

二、现方组成、剂量及用法

组成、剂量:羌活6g,独活6g,藁本3g,防风3g,炙甘草3g,蔓荆子3g,

川芎 3 g。

用法:水煎服。

【功效】 祛风,胜湿,止痛。

【主治】

一、原文论述

羌活胜湿汤在《脾胃论》中主要用于治疗外邪侵袭、经络不通所致的疼痛诸证,如原文云:"《脉经》云:风寒汗出,肩背痛,中风,小便数而欠者,风热乘其肺,使肺气郁甚也。如脊痛项强,腰似折,项似拔,上冲头痛者,乃足太阳经之不行也,以羌活胜湿汤主之。"[1]

二、现代主治

风湿犯表之痹证,证见肩背痛不可回顾,头痛身重,或腰脊疼痛,难以转侧,苔白,脉浮。

三、主治综述

(1)外感疾病,如感冒[2]、头痛[3]等。

(2)骨关节病,如肩周炎[4]、腰痛[5]、颈椎病[6]等。

(3)消化系统疾病,如溃疡性结肠炎[7]等。

【系统辨证脉象特征】

整体脉象特征:双手寸、关、尺三部脉外侧血管壁寒、刚、敛;血管壁与周围组织之间界限模糊。与九味羌活汤相比,羌活胜湿汤所用之证的寒象相对轻,模糊相对重,无明显血流层特征。

局部脉象特征:寸、关或尺某部脉外侧血管壁刚,周围组织张力高。

【脉图】

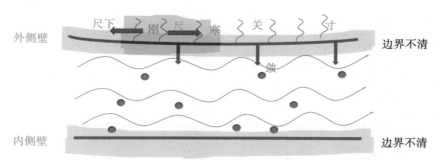

【脉证方解】

羌活胜湿汤所用之证的病机为汗出当风,或久居湿地,风湿之邪侵袭肌表。

风湿相搏,郁于肌腠,阻于经络,则头痛身重,肩背或腰脊疼痛,难以转侧;苔白、脉浮为风湿郁于肌表之象。

风寒湿邪侵袭人体,肌腠被郁,血管壁外侧为人体肌表的特征性反应区,寒为阴邪,易伤阳气,其性收引,收敛气机,使血管壁外侧顺应性减弱,外侧血管壁收缩,则见"寒""刚""敛"特征性脉象,湿邪壅遏肌表,影响血管壁与周围组织之间的共振,则见血管壁与周围组织之间界限稍模糊,出现恶寒发热、无汗、头痛项强、肢体酸楚疼痛等风寒袭表的症状。寒湿之邪阻滞经络,经络不通,阻于头颈部则寸部外侧血管壁刚,阻于胸背则关部外侧血管壁刚,阻于腰及下肢则尺部外侧血管壁刚,出现肩背痛不可回顾,头痛身重,或腰脊疼痛难以转侧等寒湿闭阻经络的症状。故用温燥之羌活、独活祛风除湿,通利关节,蔓荆子、藁本疏风清利头目,川芎活血行气通络。甘草调和诸药,又可缓诸药辛散之性。

本方诸药用量小,发汗之力弱,又加甘草缓和诸药辛散之性,故发散之力绵长,缓去湿邪,正如《张氏医通》所云:"其妙用尤在缓取微似之汗,故剂中加用甘草,以缓诸药辛散之性,则湿著之邪,亦得从之缓去,无藉大开汗孔,急驱风邪之法,使肌腠馁弱无力,湿邪因之内缩,但风去而湿不去也。"

【脉证方解图】

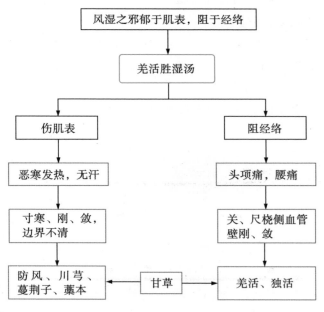

【验案】

患者女性,65岁,2021年8月18日初诊。

主诉:头晕伴右侧肢体麻木约 20 天。

现病史:患者于 1 个月前因"脑梗死"于某院住院治疗。

现症见:患者活动和头晕明显,右侧肢体活动不利,行走时右偏,无饮水呛咳,纳眠可,二便调。舌:舌淡,苔白厚,中有裂纹,边有齿痕。脉:左手外侧血管壁刚、敛;思动,进少退多。

诊断:中风病(中经络,外感风寒证)。

治法:疏散风寒,养血通络。

处方:羌活 15 g,独活 12 g,川芎 9 g,蔓荆子 9 g,藁本 9 g,防风 18 g,荆芥 12 g,柴胡 12 g,生白芍 18 g,黄芩 15 g,知母 20 g,檀香 12 g,共七剂,水煎服,每日一剂,早晚分温服。

二诊:患者服药后自述头晕明显减轻,右侧肢体末端麻木,走路较前平稳。舌:舌暗,苔薄白。脉:脉思动,进少退多。因患者存在思动谐振波及进少退多的脉势特点,考虑患者本身存在多思多虑导致的气机结滞及气血运行不畅,故针对基本病机,组方以解思定虑、调畅气机为主,方用半夏厚朴汤加减。

按:唐代以前,中风病的致病因素着眼于"外风"理论;唐代以后,对于中风病的认识开始着眼于"内风",认为中风病的发病主要由于肝风、火、痰、瘀等痹阻脑窍,然而,外风依然是不可忽视的致病因素。本案中,患者脉象要素中有明显的寒象,从系统辨证脉象的角度认识,主要由于风寒侵袭人体,寒性收引,血管痉挛,供血不畅,进而引发中风病,通过疏散风寒、养血通络,患者的中风症状确有明显缓解。

【参考文献】

[1] (金)李东垣.脾胃论[M].北京:中国中医药出版社,2007.

[2] 付春玲,王慧玲.羌活胜湿汤治疗感冒 45 例疗效观察[J].按摩与康复医学,2015,6(18):84-85.

[3] 伍志勇,陈宝田,聂玲辉,等.求证紧张型头痛与风湿头痛全等的研究[J].热带医学杂志,2011,11(4):404-407.

[4] 谢明玉.羌活胜湿汤联合玻璃酸钠关节腔内注射治疗肩周炎的疗效分析[J].江西医药,2015,50(10):1035-1036.

[5] 杨磊.羌活胜湿汤加减治疗腰痛的临床效果[J].中外医学研究,2021,19(17):46-48.

[6] 杨益,陈天晓.羌活胜湿汤配合针刺治疗颈型颈椎病临床观察[J].光明中医,2020,35(12):1837-1839.

[7]武忠.用羌活胜湿汤治疗溃疡性结肠炎 19 例[J].内蒙古中医药,
1994(S1):44.

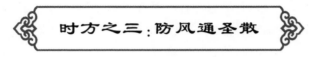

时方之三:防风通圣散

【出处】《黄帝素问宣明论方》。

【组成及用法】

一、原方组成、剂量及用法

组成、剂量:防风半两,川芎半两,当归半两,芍药半两,大黄半两,薄荷叶半两,麻黄半两,连翘半两,芒硝半两,石膏一两,黄芩一两,桔梗一两,滑石三两,甘草二两,荆芥一分,白术一分,栀子一分[1]。

用法:上为末,每服二钱,水一大盏,生姜三片,煎至六分,温服。涎嗽加半夏(半两姜制)。[1]

二、现方组成、剂量及用法

组成、剂量:防风 6 g,川芎 6 g,当归 6 g,芍药 6 g,大黄 6 g,薄荷叶 6 g,麻黄 6 g,连翘 6 g,芒硝 6 g,石膏 12 g,黄芩 12 g,桔梗 12 g,滑石 20 g,甘草 10 g,荆芥 3 g,白术 3 g,栀子 3 g。

用法:作水丸,每服 6 g,加生姜 3 片,煎汤送服,每日两次;亦可作汤剂,水煎服。

【功效】 疏风解表,泻热通便。

【主治】

一、原文论述

防风通圣散在《黄帝素问宣明论方》中主要用于治疗因风所致诸证,尤以表里同病为宜,如原文云:"夫风热怫郁,风大,生于热,以热为本而风为标。言风者,即风热病也。风气壅滞,筋脉拘卷,肢体焦痿,头目昏眩,腰脊强痛,耳鸣鼻塞,口苦舌干,咽嗌不利,胸膈痞闷,咳呕喘满,涕唾稠粘,肠胃燥热结便,溺淋闭,或夜卧寝汗,切牙睡语,筋惕惊悸,或肠胃怫郁结,水液不能浸润于周身,而但为小便多出者。或湿热内郁,而时有汗泄者……或因而热结,大小便涩滞不通,或腰腹急痛,腹满喘闷者。"[1]

二、现代主治

风热壅盛、表里俱实证,证见憎寒壮热,头目昏眩,目赤睛痛,口苦而干,咽喉不利,胸膈痞闷,咳呕喘满,涕唾稠黏,大便秘结,小便赤涩,舌苔黄腻,脉数有

力;并治疮疡肿毒,肠风痔漏,鼻赤,瘾疹等。

三、主治综述

(1)呼吸系统疾病,如哮喘[2]等。

(2)皮肤科疾病,如痤疮[3]、小儿荨麻疹[4]等。

(3)眼目疾病,如急性结膜炎[5]等。

(4)代谢性疾病,如肥胖症[6]、多囊卵巢综合征[7]等。

(5)血液系统疾病,如过敏性紫癜[8]等。

【系统辨证脉象特征】

整体脉象特征:血流层热、滑、稠、强、涩(热盛伤津),进多退少。

局部脉象特征:寸浮、粗,血管壁散、柔。

【脉图】

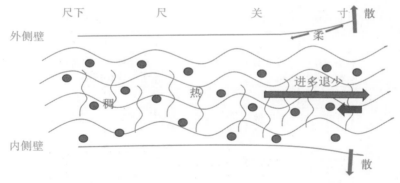

【脉证方解】

防风通圣散所用之证的病机为外感风热,内有蕴热,表里俱实。外感风热,实热侵袭肺卫,出现咽喉不利,胸膈痞闷,咳呕喘满,因肺在人体的上部,寸脉表征人体的上部,且又因寸为肺的特征性反应区,故风热袭肺表现在寸脉。因为风热之邪侵袭人体,风为阳邪,其气升散,气血约束不及,故见寸脉浮、粗;血管壁因风热侵袭,顺应性增强,故血管壁柔;气机外散,故血管壁散;因风热之邪为实邪,虽有入里化热,但未伤正,故见脉强。因而用麻黄、防风、荆芥、薄荷发汗散邪,疏风解表,使表邪从汗而解。

当入里化热、表里俱实时,热邪积聚体内,代谢加快,故血流层热;热邪煎灼津液,故血流稠;热盛伤津,故涩;热邪鼓动气血运行,故见血流层滑,进多退少,出现涕唾稠黏、口苦口干、便秘溲赤等症状。

针对上述症状,用黄芩、石膏清泄肺胃;连翘、桔梗清宣上焦,解毒利咽;栀

子、滑石清热利湿,引热自小便出;芒硝、大黄泻热通腑,使结热从大便出。火热之邪易灼血耗气,汗下并用,亦易伤正,故用当归、芍药、川芎养血和血,白术、甘草健脾和中,并兼制苦寒之品以免伤胃,煎加生姜和胃助运。诸药配伍,使发汗不伤表,清下不伤里,共奏疏风解表、泻热通便之功。正如《王旭高医书六种·退思集类方歌注》所云:"此为表里、气血、三焦通治之剂","汗不伤表,下不伤里,名曰通圣,极言其用之效耳。"

【脉证方解图】

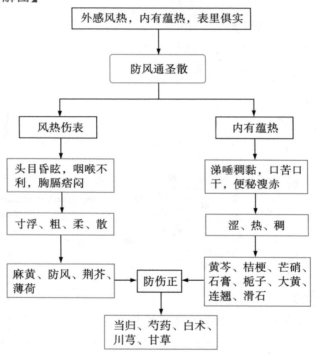

【验案】

患者男性,35 岁,2021 年 9 月 25 日初诊。

主诉:身热烦躁 2 年余。

现病史:患者自述 2 年前无明显诱因出现身热、烦躁,于多家医院就诊,效一般。

现症见:患者身热烦躁,无汗,不欲着衣,乏力,纳谷不香,口干,饮水多,小便黄,大便可。舌:舌红,苔黄厚。脉:热、滑、稠、进多退少。

诊断:内伤发热(内热壅盛证)。

治法:疏风宣肺,通腑泄热。

处方：黄芩 12 g，桔梗 15 g，石膏 30 g，杏仁 9 g，大黄 6 g，防风 12 g，当归 20 g，川芎 12 g，甘草 6 g，柴胡 12 g，白芍 20 g，共七剂，水煎服，每日一剂，早晚分温服。

二诊：患者服药后自述身热较前减轻，仍有烦躁、无汗，舌红，苔黄。脉进多退少、热。上方加淡竹叶 12 g，桑白皮 12 g，通草 6，枳壳 12 g，共七剂，水煎服，每日一剂，早晚分温服。

按：肺与大肠相表里，本案患者体表腠理闭塞，体内烦躁，纳谷不香，大便秘结，属表里俱实，热不得出，因而出现身热烦躁等一派热象，故以疏表通腑，表里双解，使热自表里分走而解，故以防风通圣散加减组方。

【参考文献】

[1]（金）刘完素.黄帝素问宣明论方[M].北京：中国中医药出版社，2007.

[2]张晓萌，刘寨华.防风通圣散临床新用[J].中国中医基础医学杂志，2009,15(9):701-705.

[3]杨世雷，杨扬.防风通圣散临床新应用[J].中国民间疗法，2019,27(5):97-98.

[4]刘欢，李玉兰.防风通圣散治疗小儿慢性荨麻疹的疗效观察[J].临床医药文献电子杂志，2017,4(54):10624-10625.

[5]刘冬娥.防风通圣散临证举隅[J].时珍国医国药，2000(7):658-659.

[6]曹翠英.防风通圣散临床新用[J].中医药研究，2000(3):31-32.

[7]贾美君，黄丽华，贾梅.防风通圣散治疗多囊卵巢综合征验案二则[J].浙江中西医结合杂志，2017,27(5):418-420.

[8]刘利平.防风通圣散加减治疗小儿过敏性紫癜临床有效率分析[J].世界最新医学信息文摘，2018,18(35):153-154.

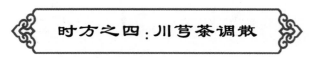

时方之四：川芎茶调散

【出处】《太平惠民和剂局方》。

【组成及用法】

一、原方组成、剂量及用法

组成、剂量：白芷甘草（爁），羌活各二两，荆芥（去梗）四两，川芎四两，细辛（去芦）一两，防风一两半，薄荷（叶，不见火）八两[1]。

用法：上为细末，每服二钱，食后，茶清调下[1]。

二、现方组成、剂量及用法

组成、剂量：薄荷叶12 g，川芎12 g，荆芥12 g，细辛3 g，防风6 g，白芷6 g，羌活6 g，甘草6 g。

用法：共为细末，每服6 g，每日2次，饭后清茶调服；亦可作汤剂，水煎服。

【功效】 疏风止痛。

【主治】

一、原文论述

川芎茶调散在《太平惠民和剂局方》中主要用于治疗风邪侵袭所致头痛，如原文云："治丈夫、妇人诸风上攻，头目昏重，偏正头疼，鼻塞声重，伤风壮热，肢体烦疼，肌肉蠕动，膈热痰盛，妇人血风攻注，太阳穴疼，但是感风气，悉皆治之。"[1]

二、现代主治

外感风邪头痛。患者偏正头痛或巅顶头痛，恶寒发热，目眩鼻塞，舌苔薄白，脉浮。

三、主治综述

（1）耳鼻喉科疾病，如变应性鼻炎、变应性喉炎[2]等。

（2）外感疾病，如外感头痛[3]、周围性面神经麻痹[4]等。

（3）脑血管病，如缺血性中风[5]等。

（4）骨关节病，如颈椎病[6]等。

（5）眼科疾病，如过敏性结膜炎[7]等。

【系统辨证脉象特征】

脉象整体特征：散、柔。

脉象局部特征：双寸脉浮、粗，双寸脉上三分之一血管壁刚。

【脉图】

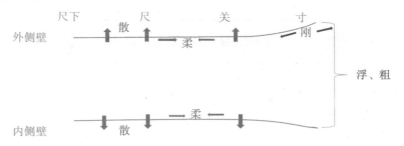

【脉证方解】

川芎茶调散所用之证的病机为风邪外袭，循经上犯。风性升散，具有清扬、

升发的特点,风邪侵袭人体易使气机外泄,鼓动气血外运,则见双寸脉浮、粗,血管壁顺应性增强,收缩力减弱,故血管壁柔、散。风为阳邪,易袭阳位,头为诸阳之会,外感风邪,循经上犯头目,可出现头痛、目眩、恶寒发热、鼻塞等风邪外袭症状,因经气不利而致头痛,寸口脉寸部上三分之一候人体头面部,故可在寸部上三分之一见因血管壁顺应性降低而致的特征性脉象要素"刚",故用川芎祛风、活血、止头痛;薄荷、荆芥疏风止痛,并能清利头目;根据头痛部位的不同,又加白芷、羌活、细辛,羌活长于治太阳经头痛(后脑牵连项痛),白芷长于治阳明经头痛(前额及眉心痛),细辛长于治少阴经头痛;防风驱散一身之风邪;炙甘草调和诸药。本方服用方法为用清茶调服,取茶叶苦凉之性,既可上清头目,又能制约风药的过于温燥与升散,寓降于升,利于散邪。本方用药辛散,疏风于上,诸经兼顾;佐入苦凉之品,寓降于升。

系统辨证脉学医家在应用川芎茶调散时发现,川芎茶调散所用之证患者血管壁上存在因郁闷不舒而导致的谐振波,表现为特征脉象要素郁动,考虑为患者平素郁怒不得发泄、气机不得宣畅而致气机郁结,因气机郁结,腠理开泄失司,卫气防御外邪的能力降低,当风邪侵袭阳位,卫外失司,经气不利,发为头痛,故而郁闷不舒为本病,头部经气不利为标病。

【脉证方解图】

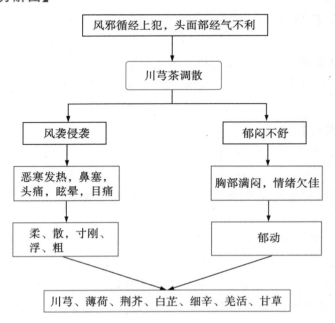

【验案】

患者男性,50岁,2021年10月14日初诊。

主诉:右侧顶枕部跳痛2天。

现病史:患者自述2天前无明显诱因出现左侧顶部、枕部疼痛,痛势不甚,呈发作性跳痛,未行特殊治疗,上述症状未见缓解,现为求中西医结合治疗,特来就诊。

现症见:顶枕部发作性跳痛,2分钟左右疼痛发作一次,发作时疼痛较甚,无恶寒发热,无鼻塞流涕,无头晕,无恶心呕吐,纳眠可,二便调。舌:舌淡,苔薄白。脉:细、敛、涩,双寸脉上三分之一血管壁刚,右寸外侧血管壁寒。

诊断:头痛(外感风寒证)。

治法:疏风散寒,通络止痛。

处方:麻黄6g,细辛3g,荆芥15g,防风15g,白芷12g,藁本20g,川芎12g,羌活12g,当归15g,甘草6g,共七剂,水煎服,每日一剂,早晚分温服。

二诊:服药后自述头痛已明显好转。诊患者寸口脉,见风寒之象已退,脉象中见敛、郁动、来急去驶等郁闷不舒的脉象要素,当知"正气存内,邪不可干",与患者交谈亦证实最近其工作不顺利而心有所郁,故以调整患者的心理为主。上方减麻黄、细辛、白芷、藁本、羌活,加生地黄20g,桃仁9g,枳壳12g,柴胡12g,赤芍15g,桔梗15g,木香12g,香附15g,共七剂,水煎服,每日一剂,早晚分温服。

按:据脉象要素分析,本案患者所表现的头痛主要由于风寒邪气侵袭人体,体表经气不通,不通则痛所致,故组方时以川芎茶调散之义疏风散寒,通络止痛。

【参考文献】

[1](宋)太平惠民合剂局.太平惠民合剂局方[M].北京:人民卫生出版社,2019.

[2]牟珊,刘志庆,张勤修.川芎茶调散治疗耳鼻喉科疾病举隅[J].中医眼耳鼻喉杂志,2021,11(2):110-111.

[3]张军领,李鹏英,汪逸岚,等.尉中民教授川芎茶调散治疗头痛经验[J].中国中医药现代远程教育,2020,18(24):40-42.

[4]张嫄媛,张欢,李永峰.针灸联合川芎茶调散治疗周围性面神经麻痹(风寒证)[J].世界中医药,2020,15(10):1475-1479.

[5]王丽,袁全才,邱明容.川芎茶调散加味治疗缺血性中风患者头晕临床

疗效观察[J].世界最新医学信息文摘,2019,19(66):191.

[6] 伍琪瑶.川芎茶调散治疗颈型颈椎病(风寒痹阻证)的临床疗效观察[D].长沙:湖南中医药大学,2019.

[7] 钱丽君,朱苏宁,张玉婷.川芎茶调散治疗过敏性结膜炎临床疗效[J].新中医,2017,49(11):87-90.

时方之五：消风散

【出处】 《外科正宗》。

【组成及用法】

一、原方组成、剂量及用法

组成、剂量：当归一钱,生地一钱,防风一钱,蝉蜕一钱,知母一钱,苦参一钱,胡麻一钱,荆芥一钱,苍术一钱,牛蒡子一钱,石膏一钱,甘草五分,木通五分[1]。

用法：水二盅,煎至八分,食远服[1]。

二、现方组成、剂量及用法

组成、剂量：当归 6 g,生地 6 g,防风 6 g,蝉蜕 6 g,知母 6 g,苦参 6 g,胡麻 6 g,荆芥 6 g,苍术 6 g,牛蒡子 6 g,石膏 6 g,甘草 3 g,木通 3 g。

用法：水煎服。

【功效】 疏风养血,清热除湿。

【主治】

一、原文论述

消风散在《外科正宗》中主要用于治疗疥疮、瘾疹等皮肤科疾病,如原文云："治风湿浸淫血脉,致生疥疮,搔痒不绝,及大人小儿风热瘾疹,遍身云片斑点,乍有乍无并效。"[1]

二、现代主治

风疹、湿疹。患者皮肤疹出色红,或遍身云片斑点,瘙痒,抓破后渗出津水,苔白或黄,脉浮数。

三、主治综述

(1)皮肤科疾病,如荨麻疹[2]、过敏性紫癜[3]、湿疹、银屑病[4]、特应性皮炎[5]、儿童手足口病[6]、神经性皮炎[7]、痤疮[8]等。

（2）泌尿系统疾病，如泌尿系感染[9]等

（3）消化系统疾病，如腹泻型肠易激综合征[10]等。

（4）呼吸系统疾病，如支气管哮喘[11]、慢性鼻咽炎[12]等。

【系统辨证脉象特征】

整体脉象特征：血流层稠浊、热；进少退多，高不及深太过；血管壁与周围组织界限模糊。

局部脉象特征：尺脉粗、浮、强，寸脉与尺脉相比稍沉、弱。

【脉图】

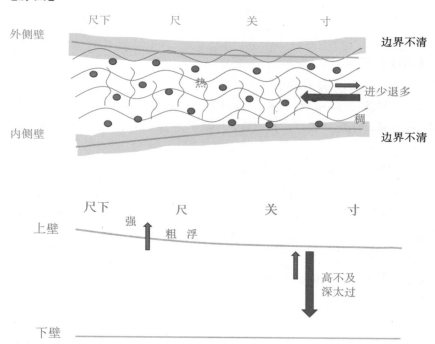

【脉方相应方解】

消风散证病机为风湿或风热之邪侵袭人体，浸淫血脉，风湿、风热之邪内不得疏泄，外不得透达，郁于肌肤腠理之间。风湿、风热之邪侵袭人体，湿性黏滞、重浊，导致血液黏稠度增加，则见血流层稠、浊；湿郁于体内不得外泄，壅遏肌表，影响血管壁与周围组织之间的共振，则见血管壁与周围组织之间界限稍模糊；湿邪阻遏阳气，使气机不能外达，脉管搏动受限且血液黏稠，流动变慢，则见进少退多，高不及深太过；热为阳邪，体内代谢加快，产热增加，则见血流层热，出现皮肤瘙痒、疹出色红，或抓破后渗溢津水。故用荆芥、防风、蝉蜕、牛蒡子辛

散以达邪,疏风以止痒;苍术祛风除湿,苦参清热燥湿,木通渗利湿热;石膏、知母清热泻火。风热或风湿浸淫血脉则伤阴血,苦寒渗利之品亦可伤及阴血,故用当归、生地、胡麻仁以养血活血,滋阴润燥;甘草调和诸药。

【脉证方解图】

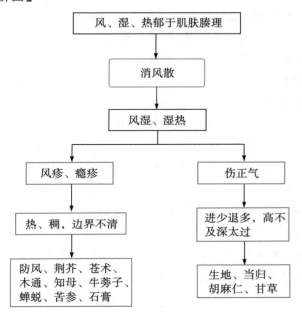

【验案】

患者女性,61 岁,2022 年 6 月 2 日初诊。

主诉:身体后部疼痛不适 2 月余。

现病史:患者自述 2 个月前无明显诱因出现腰部疼痛,未经处理,后疼痛范围逐渐扩大,疼痛性质不定,可为刺痛、酸痛,痛处位置不定,行腰椎 MR、胸椎 X 线等检查,未见明显异常。

现症见:身体后部游走性疼痛,同时伴有情绪烦躁,心悸,纳可,眠一般,二便调。舌:舌淡,苔薄白。脉:血流层稠浊、热、微枯,进少退多,郁动;尺脉粗、浮、强。

诊断:痹证(湿热痹阻证)。

治法:疏风清热,养血止痛。

处方:当归 15 g,生地 30 g,防风 15 g,荆芥 12 g,石膏 30 g,桃仁 12 g,枳壳 15 g,白芍 30 g,羌活 12 g,独活 12 g,共七剂,水煎服,每日一剂,早晚分温服。

二诊:患者服药后自述疼痛范围减小,发作次数降低,仍有心情急躁,眠差。

诊患者血流层稠、热减轻,仍有郁动谐振波,故在上方基础上调整处方。上方减石膏为 15 g,加用郁金 12 g,木香 15 g,茯神 30 g,远志 12 g。水煎服,每日一剂,早晚分温服。

　　按:系统辨证脉象医家在临床实践中发现,消风散其组方主要功用为疏风与养血,故不能拘泥于皮肤科疾病。本案患者患游走性疼痛,据脉象要素可知,主要由于素体阴血亏虚,外风侵袭,使血行受阻,不能濡养肢体经络所致,故用消风散加减,在疏散风邪的同时养血柔肝。

【参考文献】

[1] (明)陈实功.外科正宗[M].北京:中国中医药出版社,2018.

[2] 柯敏,李麟颖,王成锑,等.消风散联合针灸治疗慢性荨麻疹效果的 Meta 分析[J].临床医学研究与实践,2021,6(3):8-11+27.

[3] 张伟,葛美群,王海平.消风散加减治疗过敏性紫癜的临床疗效[J].临床合理用药杂志,2020,13(24):141-142.

[4] 黄晓婵,朱明芳.朱明芳教授运用消风散治疗皮肤病验案举隅[J].云南中医中药杂志,2020,41(5):1-3.

[5] 高珊珊,郭林涛,鲍身涛,等.消风散加减治疗特应性皮炎风湿蕴肤证的临床研究[J].北京中医药,2019,38(11):1139-1141.

[6] 邵林.消风散在儿童手足口病预防控制中的疗效观察[J].名医,2019(7):264.

[7] 潘爱华.消风散加减联合地塞米松乳膏治疗神经性皮炎的临床效果[J].内蒙古中医药,2019,38(5):42-43.

[8] 牛彩琴,张蜀,任继刚,等.消风散加减治疗青春期痤疮 120 例[J].河南中医,2017,37(12):2178-2180.

[9] 何磊,李可,段倩倩,等.王国斌运用消风散治疗泌尿系感染临床经验[J].中国中医基础医学杂志,2019,25(1):108-109.

[10] 王培,袁晓琳.消风散治疗腹泻型肠易激综合征的探析[J].环球中医药,2018,11(11):1779-1782.

[11] 贾琳,武蕾,李博林,等.加味消风散治疗支气管哮喘风哮证的疗效观察及对炎症因子的影响[J].中国实验方剂学杂志,2019,25(4):70-74.

[12] 黄春荣,陈平,许武.消风散治疗慢性鼻咽炎的临床效果观察[J].海峡药学,2018,30(3):133-134.

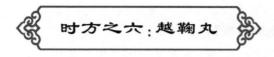

时方之六:越鞠丸

【出处】《丹溪心法》。

【组成及用法】

一、原方组成、剂量及用法

组成、剂量:香附,苍术,川芎,栀子,神曲,各等分[1](原著中本方无用量)。

用法:上为末,水泛为丸,如绿豆大[1]。

二、现方组成、剂量及用法

组成、剂量:香附,苍术,川芎,栀子,神曲,各 6～10 g。

用法:水丸,每服 6～9 g,温开水送下;亦可作汤剂,水煎服。

【功效】 行气解郁。

【主治】

一、原文论述

越鞠丸在《丹溪心法》中主要用于治疗气、血、痰、火、湿、食六郁,如原文云:"气血冲和,万病不生,一有怫郁,诸病生焉。故人身诸病,多生于郁。苍术、抚芎,总解诸郁,随证加入诸药。凡郁皆在中焦,以苍术、抚芎开提其气以升之。假如食在气上,提其气则食自降矣。余皆仿此。戴云:郁者,结聚而不得发越也。当升者不得升,当降者不得降,当变化者不得变化也,此为传化失常,六郁之病见矣。气郁者,胸胁痛,脉沉涩;湿郁者,周身走痛,或关节痛,遇阴寒则发,脉沉细;痰郁者,动则喘,寸口脉沉滑;热郁者,瞀闷,小便赤,脉沉数;血郁者,四肢无力,能食,便红,脉沉;食郁者,嗳酸,腹饱不能食,人迎脉平和,气口脉紧盛者是也。"[1]

二、现代主治

六郁证,证见胸膈痞闷,脘腹胀痛,嗳腐吞酸,恶心呕吐,饮食不消。

三、主治综述

(1)心血管疾病,如冠心病心绞痛[2]等。

(2)情志类疾病,如抑郁症[3]等。

(3)消化系统疾病,如功能性消化不良[4]、乳腺癌术后化疗致胃肠道反应[5]、慢性便秘[6]等。

（4）肝胆疾病，如乙肝[7]、脂肪肝[8]等。

（5）代谢类疾病，如肥胖[9]等。

（6）脑血管病，如急性脑梗死[10]等。

【系统辨证脉象特征】

整体脉象特征：郁动、涩，血管壁与周围组织界限不清，稠、热、疾，进多退少，来驶去怠。

局部脉象特征：右关脉沉、滑、稠。

【脉图】

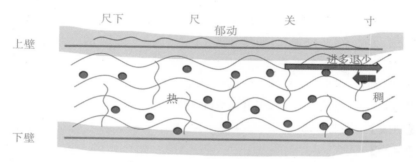

【脉证方解】

越鞠丸所用之证的病机为六郁证。本方所治之六郁证以气郁为主，气郁则诸郁随之而起。气郁则肝失条达，而见胸膈痞闷；气郁又使血行不畅而成血郁，故见胸胁胀痛；火郁则见嗳腐吞酸；湿郁、痰郁、食郁皆病在脾胃，故恶心呕吐、饮食不消。血郁、痰郁、火郁、湿郁、食郁五郁不解，又可加重气郁。本证以肝郁脾滞为要，治之重在行气解郁，使气行则血行，气行则痰、火、湿、食诸郁自解。

患者平素由于愿望受阻、行为受挫等，导致情志不遂，气机不畅，肝气郁结，则见整体脉象的郁动，方中香附为君，行气解郁以治气郁，气行则血行，气滞则血瘀，气郁导致血行不畅，则见整体脉象的"涩"。川芎为血中之气药，功善行气活血，以解血郁，故选用川芎行气化瘀；气郁日久，郁而化火，形成火郁，则见整体脉象中的热、疾、进多退少、来驶去怠，方中栀子清热泻火，以解火郁；气机阻滞，脾胃运化水湿不利，形成湿邪，则见血管壁与周围组织界限不清，选用苍术燥湿运脾，以解湿郁；饮食积滞，加之脾胃运化功能减弱，形成食积，则见局部脉象右关的沉、滑、稠；痰邪或因气滞湿聚而生，或因饮食积滞而致，或因火邪炼液而成，整体脉象表现为稠。今五郁得解，则痰郁自消。

【脉证方解图】

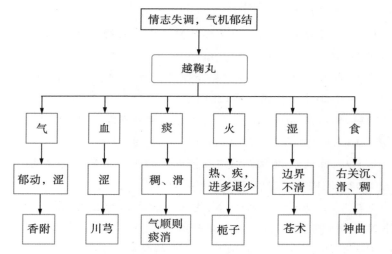

【验案】

患者女性,47岁,2022年3月5日初诊。

主诉:烦躁伴全身乏力半年余。

现病史:患者自述半年前无明显诱因出现烦躁,入睡困难,口服阿普唑仑眠差可缓解,停药后症状反复,现为求进一步专科诊疗,特来门诊就诊。

现症见:焦虑,烦躁,心慌胸闷,纳差,眠差,入睡困难,二便调。舌:舌淡,苔薄白。脉:郁动,敛,热,进多退少,高太过深不及。

诊断:郁证(肝气郁结证)。

治法:行气解郁,养血安神。

处方:香附12 g,栀子12 g,郁金15 g,柴胡9 g,枳壳12 g,当归15 g,生地20 g,茯神30 g,远志12 g,共七剂,水煎服,每日一剂,早晚分温服。

二诊:患者服药后自述心情烦躁减轻,睡眠改善,仍有胸闷。诊患者血流层热较前减轻,进多退少亦改善。因患者胸闷明显,故在上方基础上调整处方。上方加用檀香12 g,丹参15 g,薤白15 g,茯神30 g,远志12 g。水煎服,每日一剂,早晚分温服。

按:患者所出现的入睡困难、胸闷、食欲欠佳,皆因气机郁结、不能调达所致,脉象要素亦印证了此特点,故以理气解郁为主,配以养血安神为其治法,方选越鞠丸加减。

【参考文献】

[1] (元)朱震亨.丹溪心法[M].王英,整理.北京:人民卫生出版社,2017.

[2] 邹晓明.越鞠丸加味从"郁"论治冠心病心绞痛临床研究[J].光明中医,2021,36(3):375-379.

[3] 赵心华,安娜.越鞠丸治疗抑郁症的临床疗效及安全性观察[J].浙江中医杂志,2020,55(12):874-875.

[4] 陈昊.加味越鞠丸配合耳穴贴压治疗气郁湿阻型功能性消化不良的临床研究[D].济南:山东中医药大学,2016.

[5] 蒲艳,邹庆伟.越鞠丸改良配方治疗乳腺癌术后化疗致胃肠道反应的临床疗效[J].临床合理用药杂志,2017,10(15):18-19+21.

[6] 张艺瑶,陈朝元.越鞠丸在消化系统疾病治疗中的应用进展[J].实用中医药杂志,2020,36(11):1515-1517.

[7] 王桂芬,孙善动,刘少杰,等.越鞠丸加减治疗乙肝 36 例临床效果观察[J].中国医药导刊,2017,19(4):388+390.

[8] 刘晓彤,闫清海.越鞠丸加减治疗酒精性脂肪肝(气郁痰湿型)60 例临床研究[J].中国医药指南,2013,11(10):670-671.

[9] 王丽君,彭超宝,王耀光.黄文政教授运用越鞠丸治疗肥胖经验浅析[J].天津中医药大学学报,2019,38(2):119-121.

[10] 孙素芹,虞建华,史美瑞.越鞠丸对急性脑梗死伴抑郁患者的临床疗效及颈动脉斑块的影响[J].上海中医药大学学报,2018,32(5):11-14.

时方之七:血府逐瘀汤

【出处】 《医林改错》。

【组成及用法】

一、原方组成、剂量及用法

组成、剂量:桃仁四钱,红花三钱,当归三钱,生地三钱,川芎一钱半,赤芍二钱,牛膝三钱,桔梗一钱半,柴胡一钱,枳壳二钱,甘草二钱[1]。

用法:水煎服。

二、现方组成、剂量及用法

组成、剂量:桃仁 12 g,红花 9 g,当归 9 g,生地 9 g,川芎 4 g,赤芍 6 g,川牛膝 9 g,桔梗 4 g,柴胡 3 g,枳壳 6 g,甘草 6 g。

用法:水煎服。

【功效】 活血化瘀,行气止痛。

【主治】

一、原文论述

《医林改错》中,血府逐瘀汤所治之症目如下:

(1)头疼。头疼有外感,必有发热恶寒之表症,发散可愈;有积热,必舌干口渴,用承气可愈;有气虚,必似痛不痛,用参芪可愈。查患头疼者,无表症,无里症,无气虚、痰饮等症,忽犯忽好,百方不效,用此方一剂而愈。

(2)胸疼。胸疼在前面,用木金散可愈;后通背亦疼,用瓜蒌可愈;在伤寒,用瓜蒌、陷胸汤、柴胡等,皆可愈。有忽然胸疼,前方皆不应,用此方一付,疼立止。

(3)胸不任物。江西巡抚阿霖公,年七十四,夜卧露胸可睡,盖一层布压则不能睡,已经七年,诊之,此方五付痊愈。

(4)胸任重物。一女二十二岁,夜卧令仆妇坐于胸方胚,已经二年,亦用此方,三付而愈。设一齐问病源,何以答之。

(5)天亮出汗。醒后出汗,名曰自汗;因出汗醒,名曰盗汗。盗汗散人之气血,此是千古不易之定论。竟有用补气、固表、滋阴、降火,服之不效,而反加重者,不知血瘀亦令人自汗、盗汗,用血府逐瘀汤,一两付而汗止。

(6)食自胸右下,食自胃管而下,宜从正中。食入咽,有从胸右边咽下者,胃管在肺管之后,仍由肺叶之下转入肺前,由肺下至肺前出膈膜入腹,肺管正中,血府有瘀血,将胃管挤靠于右。轻则易治,无碍饮食也;重则难治,挤靠胃管,弯而细,有碍饮食也。此方可效,痊愈难。

(7)心里热。心里热名曰灯笼病,身外凉,心里热,故名"灯笼病",内有血瘀。认为虚热,愈补愈瘀;认为实火,愈凉愈凝。用血府逐瘀汤,三两付血活热退。

(8)瞀闷。瞀闷即小事不能开展,即是血瘀,用血府逐瘀汤,三付可好。

(9)急躁。平素和平,有病急躁,是血瘀,用血府逐瘀汤,一两付必好。

(10)夜睡梦多。夜睡梦多,是血瘀,此方一两付痊愈,外无良方。

(11)呃逆。呃逆俗名打咯忒,因血府血瘀,将通左气门、右气门归并心上一根气管,从外挤严,吸气不能下行,随上出,故呃气。若血瘀甚,气管闭塞,出入之气不通,闷绝而死。古人不知病源,以橘皮竹茹汤、承气汤、都气汤、丁香柿蒂汤、附子理中汤、生姜泻心汤、代赭旋覆汤、大小陷胸汤等治之,无一有效者。相传咯试伤寒,咯试瘟病,必死。医家因古无良法,见此症则弃而不治。无论伤寒、瘟疫、杂症，一见呃逆，速用此方，无论轻重，一付即效。

（12）饮水即呛。饮水即呛，乃会厌有血滞，用此方极效。

（13）不眠。夜不能睡，用安神养血药治之不效者，此方若神。

（14）小儿夜啼。何得白日不啼，夜啼者，血瘀也。此方一两付痊愈。

（15）心跳心忙。心跳心忙，用归脾安神等方不效，用此百发百中。

（16）夜不安。夜不安者，将卧则起，坐未稳又欲睡，一夜无宁刻，重者满床乱滚，此血府血瘀。此方服十余付可除根。

（17）俗言肝气病。无故爱生气，是血府血瘀，不可以气治。此方应手效。

（18）干呕。无他症，惟干呕，为血瘀之症。用此方化血，而呕立止。

（19）晚发一阵热。每晚内热，兼皮肤热一时，此方一付可愈，重者两付。[1]

二、现代主治

胸中血瘀证，证见胸痛，头痛，日久不愈，痛如针刺而有定处，或呃逆日久不止，或饮水即呛，干呕，或内热瞀闷，或心悸怔忡，失眠多梦，急躁易怒，入暮潮热，唇暗或两目暗黑，舌质暗红或有瘀斑、瘀点，脉涩或弦紧。

三、主治综述

（1）心脏疾病，如冠心病心绞痛[2]。

（2）脑血管疾病，如血管性认知功能障碍[3]。

（3）眼部疾病，如血府逐瘀汤能改善糖尿病视网膜病变患者的视神经形态结构，促进血糖降低，改善患者的血液流变学状况，从而提高治疗效果[4]。

（4）消化道疾病，如酒精性肝硬化（ALC）患者接受血府逐瘀汤辅助治疗可显著减轻内毒素血症，调节肠屏障功能，促进肝功能改善，提高治疗效果[5]。

（5）四肢疾病，如采用血府逐瘀汤配合针刺夹脊穴的方式对脑卒中患者实施治疗，可显著提高其肢体运动能力，提升生命质量[6]。

（6）妇科疾病，如中医妇科痛经疾病患者应用血府逐瘀汤治疗，并且进行有针对性的加减药方，能使病症得到有效缓解，有助于提高治疗效果，可以在临床上推广[7]。

【系统辨证脉象特征】

整体脉象特征：涩，郁动，热、强、缓，进少退多。

局部脉象特征：左尺枯，寸沉。

【脉图】

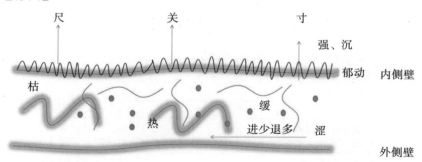

【脉方相应方解】

血府逐瘀汤所用之证的病机为胸中血瘀证,证见血瘀胸中,气机阻滞,则胸痛,痛如针刺,且有定处;血瘀上焦,郁遏清阳,清空失养,故头痛;胸中血瘀影响及胃,胃气上逆,故呃逆干呕,甚则水入即呛;瘀久化热,则内热瞀闷,入暮潮热;瘀热扰心,则心悸怔忡、失眠多梦;瘀滞日久,肝失条达之性,故急躁易怒;至于唇、目、舌、脉所见,皆为瘀血征象。治宜活血化瘀,行气止痛。

胸中为气之宗、血之聚、肝经循行之分野,胸中瘀血阻滞,正气不亏,故脉强、涩,方中桃仁、红花活血化瘀,配以赤芍、川芎增强活血祛瘀之功效。胸中瘀血阻滞,瘀血进一步影响胸中气机运行,导致胸中大气郁结,出现整体脉象郁动、寸脉沉;胸中大气郁结,推动机体血行不利,故脉缓、进少退多;选用柴胡以疏肝理气,枳壳疏畅胸中气滞,桔梗宣肺利气,与枳壳配伍,一升一降,开胸行气,使气行血行。牛膝入血分,性善下行,能祛瘀血,通血脉,并引瘀血下行,使血不郁于胸中,瘀热不上扰。故枳壳、牛膝引浊阴,柴胡、桔梗升达清阳,一升一降,以奏调理气机之功效。瘀血不去、新血不生,机体阴血亏虚,突出表现在左尺脉枯涩;阴虚亏虚,虚热内盛,加之气郁郁而化热,故血流层热,药选当归、生地养血活血,以祛瘀生新,祛瘀不伤正。诸药合用,共奏行气、活血、养血、扶正之功效。

【脉证方解图】

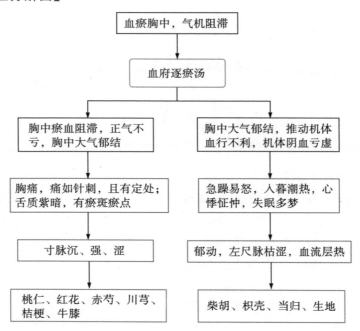

```
                    血瘀胸中，气机阻滞
                            │
                     ┌──────┴──────┐
                     │  血府逐瘀汤  │
                     └──────┬──────┘
              ┌─────────────┴─────────────┐
   胸中瘀血阻滞，正气不          胸中大气郁结，推动机体
   亏，胸中大气郁结              血行不利，机体阴血亏虚
        │                            │
   胸痛，痛如针刺，且有定处；      急躁易怒，入暮潮热，心
   舌质紫暗，有瘀斑瘀点          悸怔忡，失眠多梦
        │                            │
   寸脉沉、强、涩              郁动，左尺脉枯涩，血流层热
        │                            │
   桃仁、红花、赤芍、川芎、      柴胡、枳壳、当归、生地
   桔梗、牛膝
```

【验案】

患者男性,64 岁,2021 年 6 月 22 日初诊。

主诉:双侧面部麻木 1 月余。

现病史:患者 1 个月前不明原因出现双侧面部麻木,未予治疗。

现症见:患者自觉面部麻木,左侧肢体活动不利,双肩部持续性疼痛,全身乏力,胸闷,口干,无口苦,纳可,眠差,入睡困难,二便调。舌:舌红,苔白腻。神经科专科查体未见异常。脉:整体脉象为涩、郁动、热、强,进少退多,高不及深太过;局部脉象为左尺枯,寸沉。

诊断:麻木(肝气郁滞,气滞血郁证)。

治法:疏肝解郁,行气活血。

处方:当归 15 g,熟地 20 g,桃仁 12 g,红花 9 g,枳壳 12 g,甘草 6 g,白芍 20 g,柴胡 12 g,川芎 15 g,桔梗 12 g,川牛膝 15 g,徐长卿 20 g,秦艽 15 g,防风 20 g,荆芥 12 g,浙贝 15 g,香附 15 g,共十四剂,水煎服,每日一剂,早晚分温服。

二诊:患者自述面部麻木减轻,胸闷缓解,全身乏力消失,脉进退、高深之势平衡。继服上方七剂。

按:患者瘀血阻滞于胸中,故脉涩、郁动、热、强,进少退多,高不及深太过、

寸沉。患者脉郁动,即脉搏搏动时血管壁及周围组织谐振波的增加给人一种麻涩感,说明患者平素情绪容易波动;气机郁结日久,化火、化热,导致脉热;正气不虚,故脉强。方中桃仁、红花活血化瘀,配以赤芍、川芎增强活血祛瘀之功效,柴胡以疏肝理气,枳壳疏畅胸中气滞,桔梗宣肺利气。

【参考文献】

[1](清)王清任.医林改错[M].北京:人民卫生出版社,2005.

[2]黄丽君,朱林平,王雪,等.血府逐瘀汤在冠心病心绞痛中的应用进展[J].云南中医中药杂志,2021,42(5):91-94.

[3]李和教,黄毅岚,黄易.基于网络药理学研究血府逐瘀汤治疗血管性认知功能障碍的作用机制[J].海南医学,2021,32(9):1092-1098.

[4]张唯,刘欢,郝婷婷,等.血府逐瘀汤对糖尿病视网膜病变患者视神经形态结构的影响[J].现代生物医学进展,2021,21(9):1710-1713+1791.

[5]王春.血府逐瘀汤在酒精性肝硬化患者辅助治疗中的效果观察[J].哈尔滨医药,2021,41(1):127-128.

[6]套均,张素华,赵玉杰,等.血府逐瘀汤配合针刺夹脊穴治疗脑卒中偏瘫患者的效果分析[J].中国疗养医学,2021,30(3):295-297.

[7]杨英.探讨血府逐瘀汤在中医妇科中的临床应用[J].中国现代药物应用,2020,14(13):216-217.

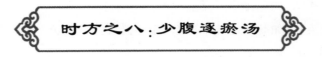

时方之八:少腹逐瘀汤

【出处】 《医林改错》。

【组成及用法】

一、原方组成、剂量及用法

组成、剂量:小茴香(炒)七粒,干姜(炒)二分,元胡一钱,没药(研)二钱,当归三钱,川芎二钱,官桂一钱,赤芍二钱,蒲黄(生)三钱,灵脂(炒)二钱[1]。

用法:水煎服。

二、现方组成、剂量及用法

组成、剂量:炒小茴香2g,干姜3g,元胡3g,没药6g,当归9g,川芎6g,官桂3g,赤芍6g,蒲黄9g,炒五灵脂6g。

用法:水煎服。

【功效】 活血祛瘀，温经止痛。

【主治】

一、原文论述

少腹逐瘀汤在《医林改错》中用于治疗小腹疼痛，如原文云："此方治少腹积块疼痛，或有积块不疼痛，或疼痛而无积块，或少腹胀满，或经血见时，先腰酸少腹胀，或经血一月见三五次，接连不断，断而又来，其色或紫，或黑，或块，或崩漏，兼少腹疼痛，或粉红兼白带，皆能治之，效不可尽述。更出奇者，此方种子如神，每经初见之日吃起，一连吃五付，不过四月必成胎。"[1]

二、现代主治

少腹寒凝血瘀证，症见少腹瘀血积块疼痛或不痛，或痛而无积块，或少腹胀满，或经期腰酸，少腹作胀，或月经一月见三五次，接连不断，断而又来，其色或紫或黑，或有瘀块，或崩漏兼少腹疼痛，或瘀血阻滞，久不受孕，舌暗苔白，脉沉弦而涩。

三、主治综述

（1）妇科疾病，如寒凝血瘀型原发性痛经[2]、人工流产术后出血不净[3]、卵巢囊肿[4]、寒凝血瘀型慢性盆腔炎[5]、子宫肌瘤[6]、子宫腺肌症[7]、子宫内膜过度增生[8]、输卵管阻塞性不孕症[9]等。

（2）儿科疾病，如小儿久泻[10]等。

（3）产后疾病，如产褥热[11]等。

（4）肠道疾病，如肠粘连[12]、寒凝血瘀型溃疡性结肠炎[13]、腹泻型肠易激综合征[14]、慢性精囊炎[15]等。

【系统辨证脉象特征】

脉象特征：双侧尺脉郁动，寒、涩、沉、缓，尺脉血管内侧壁刚、敛。

【脉图】

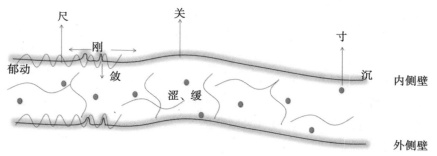

【脉证方解】

少腹逐瘀汤所用之证的病机为少腹寒凝血瘀证。瘀血结于下焦少腹,下焦包括肝、肾在内,由于肝、肾等脏功能失调,寒凝气滞,疏泄不畅,血瘀不适,结于少腹,故症见少腹积块作痛,或月经不调等杂病。治宜以逐瘀活血、温阳理气为法。

情志不遂或感受寒湿之邪,素体阳虚体寒之质或受凉、饮食寒凉等各方面原因均可导致寒凝气滞血瘀。患者平素情志不畅,气机运行不利,日久可见双侧尺脉郁动,故用川芎、元胡活血行气。因寒为阴邪,容易侵袭下焦,易留滞胞宫,则见脉象中的双侧尺脉寒、沉、缓;寒性收引凝滞,则见尺脉血管内侧壁刚、敛,故用小茴香、干姜、官桂温经散寒,通达下焦。血液的运行需阳气之推动,因寒为阴邪,易伤阳气,经血遇寒则收引停滞,运行不畅,瘀积于胞宫,则见双侧尺脉的涩、缓,不通则痛,故发为痛经。方中灵脂、蒲黄活血祛瘀,散结止痛;元胡、没药利气散瘀,消肿定痛;川芎、当归乃阴中之阳药、血中之气药,配合赤芍补血行气活血,散滞调经。

【脉证方解图】

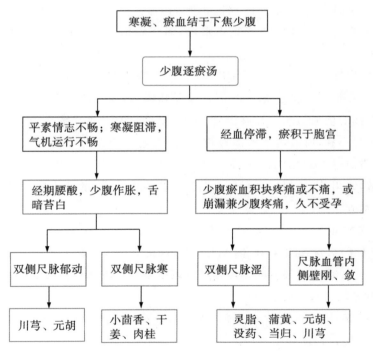

【验案】

患者女性,35 岁,2019 年 10 月 18 日初诊。

主诉:月经不调伴腰骶部疼痛 8 个月。

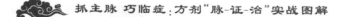

现病史:患者于8个月前出血,月经先后无定期,月经量及月经颜色正常,夹有血块,伴有反复的腰骶部疼痛。于当地医院行妇科B超、妇科检查,检查结果示卵巢巧克力囊肿。

现症见:月经先后无定期,月经量正常,夹有血块,伴有反复腰骶部疼痛。纳可,眠差,二便调。舌:舌暗红,有瘀斑瘀点,苔腻。脉:双侧尺脉郁动,寒、涩、沉、缓。

诊断:月经先后无定期(瘀滞胞宫)。

治法:活血祛瘀,温经止痛。

处方:菟丝子30 g,灵芝、杜仲、白术各20 g,延胡索、小茴香、合欢皮各15 g,香附12 g,炮姜、川芎、当归、沉香、五灵脂、甘草各10 g,干姜6 g,官桂3 g,共十四剂,水煎服,每日一剂,早晚分温服。

二诊:患者腹痛症状减轻,月经量少,血块量少,色变淡。纳可,眠一般,二便调。舌:舌暗红,苔腻。脉:寒、涩、沉、缓,高不及深太过。上方加益母草30 g,共十四剂,水煎服,每日一剂,早晚分温服。

三诊:患者的月经周期恢复正常,疼痛症状消失,B超示巧克力囊肿体积缩小。

按:瘀血结于下焦少腹,导致寒凝气滞,疏泄不畅,血瘀不适,结于少腹。患者脉象为双侧尺脉郁动,寒、涩、沉。患者脉郁动,即脉搏搏动时血管壁及周围组织谐振波的增加给人一种麻涩感,说明患者平素情绪容易波动;寒凝气滞导致气机运行不利,血液运行滞涩导致脉涩;气血鼓动无力,故脉沉;桡动脉扩张有限,回敛迅速,故脉敛;风寒湿邪痹阻,出现血管壁寒。方中小茴香、干姜、官桂温经散寒;川芎、元胡活血行气;灵脂、蒲黄活血祛瘀,散结止痛;元胡、没药利气散瘀,消肿定痛。

【参考文献】

[1] (清)王清任.医林改错[M].北京:人民卫生出版社,2005.

[2] 刘小纯.少腹逐瘀汤加减治疗原发性痛经寒凝血瘀型疗效观察[J].实用中医药杂志,2020,36(9):1117-1118.

[3] 张凤岭,张丽蓉.少腹逐瘀汤加味治疗人工流产术后出血不净109例[J].天津中医,1997(1):24-25.

[4] 沈秋莉,劳建和.少腹逐瘀汤妇科临床新用[J].世界最新医学信息文摘,2015,15(76):88-89.

[5] 兰玉冰,张丽丽,刘红,等.少腹逐瘀汤治疗寒凝血瘀型慢性盆腔炎患者

的效果[J].中国民康医学,2021,33(3):92-94.

[6] 刘运霞.少腹逐瘀汤加减治疗子宫肌瘤的疗效观察[J].中国当代医药,2012,19(25):131-132.

[7] 张励.少腹逐瘀汤直肠灌注治疗子宫腺肌症疗效观察[J].山西中医,2018,34(4):44+53.

[8] 陈锐.少腹逐瘀汤临床新用[J].中国社区医师,2012,28(44):10.

[9] 毛文阁,陈知絮,陈建设.中医药治疗输卵管阻塞性不孕症[J].光明中医,2018,33(8):1079-1081.

[10] 杨德明.少腹逐瘀汤治疗小儿久泻78例疗效观察[J].浙江中医杂志,1998(11):519.

[11] 沈津湛,龚云.少腹逐瘀汤临床新用[J].吉林中医药,1999(5):50.

[12] 宋建中.少腹逐瘀汤加味治疗肠粘连38例[J].新中医,2004(1):61-62.

[13] 毛堂友,胡立明,孙中美,等.溃疡性结肠炎中医药治疗进展[J].辽宁中医药大学学报,2018,20(11):59-62.

[14] 常盼盼.少腹逐瘀汤加味治疗腹泻型肠易激综合征(瘀阻肠络证)的临床观察[D].长春:长春中医药大学,2017.

[15] 孙焕明,梁更银,段玉环.少腹逐瘀汤临床新用[J].中西医结合实用临床急救,1995(4):180.

 时方之九：身痛逐瘀汤

【出处】《医林改错》。

【组成及用法】

一、原方组成、剂量及用法

组成、剂量:秦艽一钱,川芎二钱,桃仁三钱,红花三钱,甘草二钱,羌活一钱,没药二钱,当归三钱,灵脂(炒)二钱,香附一钱,牛膝三钱,地龙(去土)二钱[1]。

用法:水煎服。

二、现方组成、剂量及用法

组成、剂量:秦艽3g,川芎6g,桃仁9g,红花9g,甘草6g,羌活3g,没药6g,当归9g,五灵脂6g,香附3g,川牛膝9g,地龙6g。

用法:水煎服。

【功效】 活血行气,祛瘀通络,通痹止痛。

【主治】

一、原文论述

身痛逐瘀汤在《医林改错》中用于治疗四肢疼痛,如原文云:"凡肩痛、臂痛、腰疼、腿疼,或周身疼痛,总名曰痹证。明知受风寒,用温热发散药不愈;明知有湿热,用利湿降火药无功,久而肌肉消瘦,议论阴亏,随用滋阴药,又不效。至此便云:病在皮脉,易于为功;病在筋骨,实难见效。因不思风寒湿热入皮肤,何处作痛。入于气管,痛必流走;入于血管,痛不移处。如论虚弱,是因病而致虚,非因虚而致病。总滋阴,外受之邪,归于何处?总逐风寒,去湿热,已凝之血,更不能活。如水遇风寒,凝结成冰,冰成风寒已散。明此义,治痹症何难。古方颇多,如古方治之不效,用身痛逐瘀汤。"[1]

二、现代主治

瘀血痹阻经络证,证见肩痛、臂痛、腰痛、腿痛,或周身疼痛,痛如针刺,经久不愈。

三、主治综述

(1)血管疾病,如血栓性静脉炎[2]、神经炎[3]等。

(2)皮肤疾病,如雷诺氏病、皮下结节、硬皮病[4]等。

(3)心脏疾病,如病毒性心肌炎[4]等。

(4)脊柱疾病,如腰椎间盘突出症[5]、椎管狭窄[6]、神经根型颈椎病[7]等。

(5)关节疾病,如类风湿性关节炎[8]、膝关节骨性关节炎[9]、软组织损伤[10]、恶性肿瘤骨转移疼痛[11]、脑梗死后半身麻木[12]等。

(6)内分泌疾病,如糖尿病并发症[13]等。

【系统辨证脉象特征】

脉象特征:涩,血管壁寒、刚、敛,郁动,进少退多,缓、短、沉;或血流层浮层寒。

【脉图】

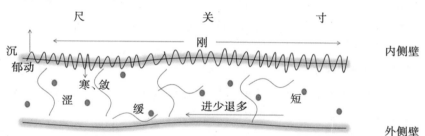

【脉证方解】

身痛逐瘀汤所用之证的病机为外感风寒湿邪,瘀血痹阻经络,致气血运行不畅,不通则痛,故患者出现剧烈疼痛,痛有定处,舌紫暗,有瘀点或瘀斑等明显瘀血表现。

风、寒、湿等邪气在人体卫气虚弱时容易侵入人体,痹阻经络,导致身体出现疼痛,可见脉象出现血管壁寒、刚、敛,或血流层浮层寒。方中秦艽、羌活祛风除湿,痹久入络,故用牛膝、地龙疏通经络以利关节,没药、五灵脂化瘀止痛。瘀血阻滞经络,故脉涩,方中桃仁、红花、当归、川芎活血祛瘀,以达行气活血之功效。瘀血痹阻经络,气机运行不畅,推动机体血行不利,无法推动脉搏波的正常搏动,故脉短、缓、进少退多;瘀血影响身体气机运行,气机内郁,故脉沉、郁动。方中用秦艽、羌活等风药以疏肝解郁,香附疏肝理气、调经止痛,共同调节气机运行,甘草调和诸药。全方共奏,则能起到良好的活血化瘀、行气止痛之功效,能够疏通患者的经络,改善患者周身气滞不通的状况。

【脉证方解图】

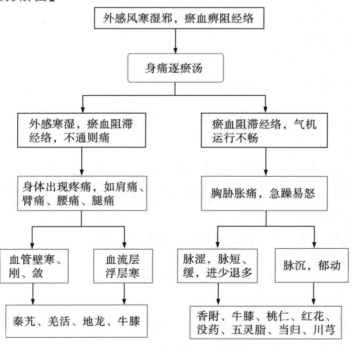

【验案】

患者女性,42 岁,2018 年 5 月 27 日初诊。

主诉：右肩疼痛半年余。

现病史：患者右肩关节疼痛，活动后尤甚，疼痛部位相对固定，曾自行使用止痛膏药，效果欠佳。

现症见：右肩部疼痛，无明显肿胀，压痛明显，活动受限。纳可，眠一般，二便调。舌：舌质暗红，苔薄白。脉：郁动，涩，血管壁寒、刚、敛，进少退多。

诊断：痹证（气滞血瘀证）。

治法：活血行气，祛瘀通络，通痹止痛。

处方：桃仁、醋香附各 12 g，红花、羌活、五灵脂各 10 g，秦艽、川芎、当归、醋延胡索各 15 g，没药、酒地龙、甘草各 6 g，共七剂，水煎服，每日一剂，早晚温服。嘱患者配合适当的康复锻炼，以增强患肢肌力，增加关节活动度。

二诊：患者诉肩部疼痛较前好转。舌：舌质暗红，舌苔较前薄。脉：郁动，血管壁寒、刚、敛，进少退多、涩均缓解。效不更方，上方加砂仁 6 g，共七剂，水煎服，每日一剂，早晚温服。

按：根据脉象特征，患者当属肝气郁结，复外感风寒，导致肢体疼痛，异病同治，方选身痛逐瘀汤。

【参考文献】

[1]（清）王清任.医林改错[M].北京：人民卫生出版社，2005.

[2]段保国，杨玉孝.身痛逐瘀汤治疗下肢血栓性静脉炎28例[J].实用中医药杂志，1998（2）：6.

[3]吴秀程.身痛逐瘀汤治疗麻痹性臂丛神经炎72例[J].世界中医药，2008（1）：50.

[4]金明义.身痛逐淤汤临床新用[J].中医药信息，1986（3）：10-11.

[5]罗正良.身痛逐瘀汤加减治疗腰椎间盘突出症[J].中医临床研究，2021，13（11）：85-88.

[6]徐力.身痛逐瘀汤配合温针法治疗腰椎管狭窄症临床疗效评价[J].光明中医，2021，36（5）：696-699.

[7]杜龙学.身痛逐瘀汤治疗神经根型颈椎病气滞血瘀证的临床观察[D].长沙：湖南中医药大学，2019.

[8]周丽平，牟新.身痛逐瘀汤对糖尿病痛性神经病变患者生存质量的影响[J].浙江中医杂志，2010，45（5）：318-319.

[9]向益.身痛逐瘀汤加减联合玻璃酸钠治疗膝关节骨性关节炎（瘀血闭阻型）的临床观察[D].晋中：山西中医药大学，2019.

[10] 李爱萍,毛银芳.温针加锋钩针合身痛逐瘀汤加减治疗背肌筋膜炎50例疗效观察[J].山西中医学院学报,2007(3):39-40.

[11] 徐娅.加味身痛逐瘀汤联合博宁治疗恶性肿瘤骨转移痛疗效分析[J].中国中医急症,2007(4):406-407.

[12] 李德俭,李冰.采用中药身痛逐瘀汤治疗脑梗死后半身麻木患者的疗效观察[J].世界最新医学信息文摘,2019,19(82):164+167.

[13] 周丽平,牟新.身痛逐瘀汤对糖尿病痛性神经病变患者生存质量的影响[J].浙江中医杂志,2010,45(5):318-319.

时方之十：补阳还五汤

【出处】 《医林改错》。

【组成】

一、原方组成、剂量及用法

组成、剂量：黄芪(生)四两,归尾二钱,赤芍钱半,地龙(去土)一钱,川芎一钱,红花一钱,桃仁一钱[1]。

用法：水煎服。

二、现方组成、剂量及用法

组成、剂量：生黄芪120 g,归尾6 g,赤芍4.5 g,地龙3 g,川芎3 g,红花3 g,桃仁3 g。

用法：水煎服。

【功效】 补气,活血,通络。

【主治】

一、原文论述

补阳还五汤在《医林改错》中主要用于治疗因气虚血瘀所致的偏瘫、痿痹,如原文云："此方治半身不遂,口眼歪斜,语言涩,口角流涎,大便干燥,小便频数,遗尿不禁。初得半身不遂,依本方加防风一钱,服四五剂后去之。如患者先有入耳之言,畏惧黄芪,只得迁就人情,用一二两,以后渐加至四两。至微效时,日服两剂,岂不是八两。两剂服五六日,每日仍服一剂。如已病三两个月,前医遵古方用寒凉药过多,加附子四五钱。如用散风药过多,加党参四五钱。若未服,则不必加。此法虽良善之方,然病久气太亏,肩膀脱落二三指缝,胳膊曲而

125

搬不直,脚孤拐骨向外倒,哑不能言一字,皆不能愈之症,虽不能愈,常服可保病不加重。若服此方愈后,药不可断,或隔三五日吃一付,或七八日吃一付,不吃恐将来得气厥之症。方内黄芪,不论何处所产,药力总是一样,皆可用。"[1]

二、现代主治

气虚血瘀之中风。患者半身不遂,口眼㖞斜,语言謇涩,口角流涎,小便频数或遗尿不禁,舌暗淡,苔白,脉缓无力。

三、主治综述

（1）脑血管病,如气虚血瘀型中风后遗症[2]、抗脑缺血及脑缺血再灌注损伤[3]等。

（2）代谢性疾病,如高脂血症[4]等。

（3）心血管疾病,如冠心病心绞痛[5]、慢性心力衰竭[6]、心律失常[7]、抗动脉粥样硬化[8]等。

（4）血液系统疾病,如血小板增多症[9]等。

（5）骨关节病,如腰椎间盘突出症合并马尾神经损伤[10]等。

（6）泌尿系统疾病,如慢性肾衰竭[11]等。

【系统辨证脉象特征】

脉象特征:沉、弱、散,进少退多,来怠去驶,缓、涩。

【脉图】

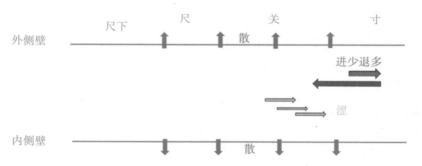

【脉证方解】

补阳还五汤所用之证的病机为气虚血瘀之中风。本证之中风由正气亏虚、气虚血滞、脉络瘀阻所致。正气亏虚,不能行血,以致脉络瘀阻,筋脉肌肉失养,故见半身不遂、口眼㖞斜。正如《灵枢·刺节真邪》所言:"虚邪偏客于身半,其入深,内居荣卫,荣卫稍衰则真气去,邪气独留,发为偏枯。"气虚血瘀,舌本失养,故语言謇涩;气虚失于固摄,则口角流涎、小便频数、遗尿失禁;舌暗淡、苔白、脉缓无力,为气虚血瘀之征。

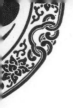

先天禀赋不足或过度劳累、久病不愈,常易导致正气亏虚,气虚无力充盈机体,则见脉象中的弱、散、沉;气虚无力推动血液的运行,则见脉象中的来急去驶、缓,故重用生黄芪,甘温大补元气,使气旺以促血行。气虚血滞,络脉瘀阻,则脉象中见涩、进少退多,故用当归活血通络而不伤血;赤芍、川芎、桃仁、红花助当归尾活血祛瘀;地龙通经活络,力专善走,并引诸药之力直达络中。合而用之,则气旺、瘀消、络通,诸症可愈。

【脉证方解图】

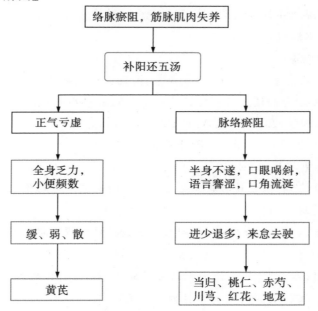

【验案】

患者女性,56 岁,2021 年 10 月 21 日初诊。

主诉:左侧肢体活动不利 6 个月。

现病史:患者自述 6 个月前因急性脑梗死于当地某医院就诊,经对症治疗后,仍遗留左侧肢体活动不利,现为求中西医结合诊疗,特来门诊就诊。

现症见:左侧肢体活动不利,伴言语不清,全身乏力,困倦,纳少,小便失禁,大便干。舌:舌红,苔少。脉:细、弱、散,进少退多,涩,思动。

诊断:中风病(气虚血瘀证)。

治法:益气养血,化瘀通络。

处方:炙黄芪 60 g,党参 20 g,当归 15 g,生地 20 g,桃仁 12 g,红花 9 g,地龙 6 g,共七剂,水煎服,每日一剂,早晚分温服。

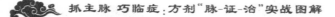

二诊:患者服药后自述全身乏力、困倦感明显改善,诊脉发现其进多退少确有改善,因左寸仍有思虑所致的谐振波,故二诊于前方基础上,针对疾病产生的病因论治,结合半夏厚朴汤解思定虑。处方:炙黄芪30 g,党参20 g,当归15 g,生地20 g,桃仁12 g,红花9 g,地龙6 g,清半夏12 g,厚朴15 g,紫苏叶12 g,茯神15 g,远志20 g,共七剂,水煎服,每日一剂,早晚分温服。

按:患者急性脑梗死后遗留左侧肢体活动不利,脑梗死后气血运行不畅,加之思虑过度,耗伤气血,筋脉肌肉失养,故而加重其肢体活动不利,且见全身乏力、困倦等气虚之症,故首诊以补阳还五汤纠正其气虚血瘀状态,待其气血调畅,再针对基本病机,解思定虑。

【参考文献】

[1] (清)王清任.医林改错[M].北京:人民卫生出版社,2005.

[2] 袁胜杰.补阳还五汤配合针灸治疗气虚血瘀型中风后遗症患者的临床研究[J].当代医学,2019,25(20):97-99.

[3] 于潇,王贵阳,侯宇东,等.中药抗脑缺血再灌注损伤的作用及其机制的研究进展[J].中草药,2021,52(5):1471-1484.

[4] 赵乐恒.补阳还五汤联合益生菌对高脂血症患者的临床疗效观察及免疫学分析[D].通辽:内蒙古民族大学,2020.

[5] 汪强,谷惠敏,朱建中,等.补阳还五汤治疗气虚血瘀型冠心病心绞痛的临床回顾性研究[J].南京中医药大学学报,2017,33(6):579-582.

[6] 张玥,谷玉红,王居新.补阳还五汤联合西药治疗慢性心力衰竭(气虚血瘀)随机平行对照研究[J].实用中医内科杂志,2019,33(2):25-28.

[7] 张红丽,姜红岩.补阳还五汤治疗气虚血瘀型心律失常疗效的系统性评价[J].临床医药文献电子杂志,2020,7(12):61-64.

[8] 黄兴,李艳芬,寇冠军,等.补阳还五汤抗动脉粥样硬化作用机制研究进展[J].中华中医药杂志,2017,32(3):1187-1190.

[9] 王芳.补阳还五汤配合羟基脲治疗原发性血小板增多症的效果评估[J].家庭医药(就医选药),2018(9):78.

[10] 武大为,卫军,刘晋平.补阳还五汤治疗腰椎间盘突出并马尾神经损伤临床观察[J].光明中医,2020,35(2):219-221.

[11] 麻志恒,倪建俐,高志生,等.补阳还五汤加减联合基础治疗对早中期慢性肾功能衰竭患者的临床疗效[J].中成药,2018,40(9):1939-1942.

 时方之十一：复元活血汤

【出处】《医学发明》。

【组成及用法】

一、原方组成、剂量及用法

组成、剂量：柴胡半两，栝楼根三钱，当归三钱，红花二钱，甘草二钱，穿山甲（炮）二钱，大黄（酒浸）一两，桃仁（酒浸，去皮尖，研如泥）五十个[1]。

用法：除桃仁外，锉如麻豆大，每服一两，水一盏半，酒半盏，同煎至七分，去滓，大温服之，食前，以利为度，得利痛减，不尽服[1]。

二、现方组成、剂量及用法

组成、剂量：柴胡 15 g，天花粉 9 g，当归 9 g，红花 6 g，甘草 6 g，穿山甲 6 g，酒大黄 18 g，桃仁 15 g。

用法：共为粗末，每服 30 g，加黄酒 30 mL，水煎服。

【功效】 活血祛瘀，疏肝通络。

【主治】

一、原文论述

复元活血汤在《医学发明》中主要用于治疗胸腹痛，如原文云："治从高坠下，疼痛不可忍，及腹中疼痛。《黄帝针经》云：有所堕坠，恶血留内，若有所大怒，气上而不行，下于胁，则伤肝，肝胆之经俱行于胁下，经属厥阴少阳，宜以柴胡为引，用为君，以当归和血脉，又急者，痛也。甘草缓其急，亦能生新血，甘生血，阳生阴长，故也为臣，穿山甲，瓜蒌根，桃仁，红花，破血润血为之佐，大黄酒制，以荡涤败血为之使，气味和合，气血各有所归，痛自去矣。"[1]

二、现代主治

跌打损伤、瘀血阻滞证，证见胁肋瘀肿，痛不可忍。

三、主治综述

(1)四肢疾病，如创伤性肋骨骨折术早期治疗[2]、中风偏瘫伴肢体疼痛[3]、急性踝关节扭伤[4]等。

(2)皮肤黏膜疾病，如丝状角膜炎[3]、痔疮术后复发[3]、带状疱疹后遗神经痛[5]等。

（3）胸部疾病，如结核性胸膜炎后陈旧性胸膜黏连[3]等。

【系统辨证脉象特征】

整体脉象特征：短、强。

局部脉象特征：寸、关部涩、沉，相应的血管壁刚。

【脉图】

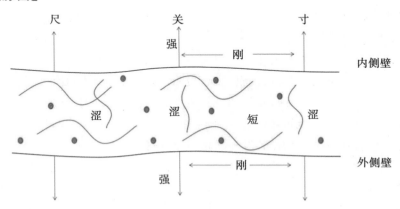

【脉方相应方解】

复元活血汤所用之证的病机为跌打损伤，为瘀血滞留于胁下，气机阻滞所致。胁下为肝经循行之处，跌打损伤，瘀着胁下，气机受阻，故胁下疼痛，甚至痛不可忍；瘀血滞留于胁下，胸腹部气血运行不畅，故出现胸腹部刺痛、疼痛拒按、固定性痛，舌瘀紫脉涩。

跌打损伤，瘀血阻滞于机体胁肋部，正气不亏，故脉强，寸、关部涩；瘀血阻滞，出现疼痛，肌肉及筋膜张力增加，血管壁顺应性减弱，故出现"局部血管壁刚"。方中重用酒制大黄，荡涤凝瘀败血，导瘀血下行，推陈致新；红花、桃仁活血祛瘀，消肿止痛；穿山甲破瘀通络，消肿散结；当归补血活血；栝楼根续绝伤，消仆损瘀血，既能入血分助诸药而消瘀散结，又可清热消肿。瘀血阻滞导致气机内郁，进一步影响气机运行，气机运行不畅，不能推动血行，无法推动脉搏波的搏动，故脉短，寸、关部沉。方中柴胡疏肝行气，调节气机运行，并可引诸药入肝经，与大黄合用，一升一降，攻散胁下之瘀滞。其中大黄、桃仁酒制及原方加酒煎服以增强活血通络之意。诸药配伍，使瘀祛新生，气行络通，胁痛自平。如见气滞症状明显，可加川芎、香附、郁金、青皮；疼痛甚剧，可加蒲黄、三棱、五灵脂、莪术、乳香、没药，或加蜈蚣、地鳖虫、全蝎等。虚证患者慎用，孕妇禁用。

《成方便读》所言"去者去，生者生，痛自舒而元自复矣"，故名"复元活血汤"。

【脉证方解图】

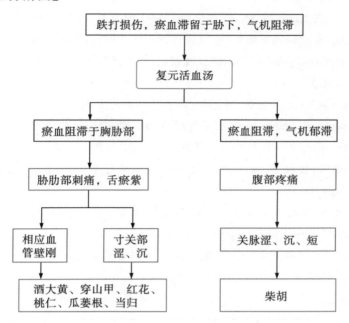

【验案】

患者男性,43岁,2020年9月10日初诊。

主诉:双下肢无力2年余。

现病史:患者于2年前无明显诱因出现双下肢无力,来院就诊。

现症见:患者双下肢乏力,疲劳后双眼内有异物感,偶有口苦,偶有一过性听力下降,常于坐起时发生。纳可,眠一般,多梦,二便调。舌:舌红,舌体胖大,边有齿痕,苔白腻。脉:急,短,高不及深太过,寸、关部涩、沉,相应血管壁刚。

诊断:痿证(瘀血阻滞)。

治法:活血祛瘀,疏肝通络。

处方:柴胡15 g,当归9 g,天花粉9 g,红花12 g,甘草6 g,桃仁15 g,柏子仁15 g,白芍30 g,丹参21 g,川芎15 g,紫苏梗15 g,防风21 g,共三剂,水煎服,每日一剂,早晚分温服。

二诊:双下肢乏力较前改善。舌:舌红,舌体胖大,边有齿痕,苔白腻。脉:急改善,仍高不及深太过,弱、散。上方加人参20 g,黄芪30 g,共七剂,水煎服,每日一剂,早晚分温服。

三诊:双下肢乏力消,脉高、深均匀,弱、散明显缓解,上方去苏梗、防风,加桔梗 9 g,五味子 6 g,共七剂,水煎服,每日一剂,早晚分温服,善后。

按:患者脉寸、关部涩、沉,表示瘀血停留于胁下部,导致局部气血运行不畅;相应血管壁刚,提示局部瘀血阻滞,气血运行不畅。脉怠,高不及深太过,表示脉搏搏动起始段怠缓,脉搏波起伏运动的程度较低,提示患者气机运行不畅,鼓动乏力。

【参考文献】

[1](金)李杲.医学全书[M].北京:中国中医药出版社,2017.

[2]丁泽钦.复元活血汤加减联合常规西医治疗在创伤性肋骨骨折早期治疗中的应用效果及安全性分析[J].中国民间疗法,2021,29(7):81-83.

[3]宋炜熙,任桂芳,赵玉霞.复元活血汤临床验案举隅[J].湖南中医杂志,2019,35(1):82-84.

[4]杨天龙.复元活血汤治疗急性踝关节扭伤临床观察[J].中国中医药现代远程教育,2021,19(1):123-125.

[5]刘丹凤,虞满明,乐信法.复元活血汤联合西药治疗带状疱疹后遗神经痛临床研究[J].新中医,2019,51(9):84-86.

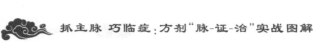

时方之十二:当归六黄汤

【出处】 《兰室秘藏》。

【组成及用法】

一、原方组成、剂量及用法

组成、剂量:当归,生地黄,黄芩,黄柏,黄连,熟地黄,以上各等分;黄芪加一倍[1],原文未提及用量。

用法:上药为粗末,每服五钱,水二盏,煎至一盏,食前服,小儿减半服之[1]。

二、现方组成、剂量及用法

组成、剂量:当归 6 g,生地黄 6 g,黄芩 6 g,黄柏 6 g,黄连 6 g,熟地黄 6 g,黄芪 12 g。

用法:水煎服。

【功效】 滋阴泻火,固表止汗。

【主治】

一、原文论述

主治阴虚盗汗证。《兰室秘藏》中载:"当归六黄汤,治盗汗之圣药也。"[1]

二、现代主治

阴虚火旺盗汗。患者发热盗汗,面赤心烦,口干唇燥,大便干结,小便黄赤,舌红苔黄,脉数。

三、主治综述

(1)各种汗证、失眠[2]。

(2)循环系统疾病,如心房颤动[3]。

(3)呼吸系统疾病,如小儿反复性呼吸道感染、支气管肺炎、肺结核、放射性肺炎等[4]。

(4)内分泌系统疾病,如甲亢[5]、围绝经期综合征[6]。

【系统辨证脉象特征】

整体脉象特征:热,枯,弱,散;细,沉,刚,进多退少,高太过深不及。

局部脉象特征:左尺脉枯涩。

【脉图】

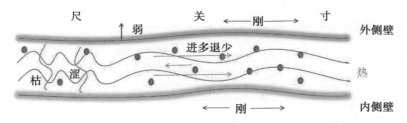

【脉证方解】

当归六黄汤所用之证的病机为阴虚火旺。肾阴亏虚不能上济心火,则心火独亢,致虚火伏藏于阴分,寐则卫气行阴,助长阴分伏火,两阳相加,迫使阴液失守而盗汗;虚火上炎,故见面赤心烦;火耗阴津,乃见口干唇燥;舌红苔黄,脉数,皆内热之象。

熬夜过多,过食辛辣,房事不节,体虚久病或更年期女性常见肝肾阴虚之候,阴虚则脉枯,以左关脉、尺脉尤其明显;阴虚则脉道不充,故脉细、沉;阴虚则内热,故脉弱、热;阴虚则不能收敛阳气,阳气亢逆,虚火上扰,故见血管壁刚;临床表现为汗出、潮热、烦渴、咽干、目赤等虚热之象,以及阴虚心神失养出现心神不宁、心烦、失眠,甚至狂躁不安等症状。故用当归养血,生地黄、熟地黄滋阴,三味养血补阴,又凉血清热,从本而治;用黄芩清上焦火,黄连清中焦火,黄柏泻下焦火,使虚火得降,阴血安宁,既不伤阳又清虚热,起事半功倍之效。火可伤津耗气,故见整体脉象的"弱""散",且阴虚内热,迫津外出,气虚不能固摄体表,故而多汗,黄芪益气实卫,固已虚之表,安未定之阴。

全方六味,以补阴为主,佐以泻火之药,阴血安定,盗汗自止,故《兰室秘藏》称本方为"盗汗之圣药"。

【脉证方解图】

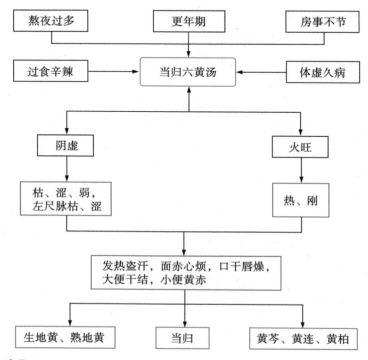

【验案】

患者女性,50 岁,2021 年 10 月 16 日初诊。

主诉:自汗 1 年余。

现病史:患者于 2020 年夏季出现自汗,动则加重,曾间断服中药治疗,初时症情可缓解,近 3 个月效果不明显,近 1 个月加重。

现症见:自汗,动则加重,汗出如水;心情烦躁,面红口干,失眠多梦,偶有乏力,大便干结,小便黄赤。舌:舌红,苔薄、黄。脉:整体脉象特征为热、枯、弱、细、沉、刚,进多退少,高太过深不及;左尺脉枯涩。

诊断:汗证(阴虚火旺证)。

治法:滋阴清热。

处方:当归 15 g,生地 12 g,熟地 15 g,黄芩 12 g,黄连 12 g,黄柏 12 g,生黄芪 30 g,炙黄芪 30 g,柴胡 12 g,陈皮 12 g,浮小麦 15 g,共七付,水煎服,每日一剂。

二诊：患者自汗明显改善，心情烦躁好转，面红口干减轻，睡眠质量改善。脉枯、弱、刚有改善，上方加用知母 15 g，生山药 30 g，共七付，水煎服，每日一剂。

按：患者整体脉象"热、枯、弱、细、沉、刚，进多退少，高太过深不及"表征肝肾阴虚之候，肾阴亏虚不能上济心火，虚火上炎，故见面红口干；火耗阴津，乃见口干唇燥；热入营血，伤及心神，可见"高太过深不及"脉象，出现心情烦躁、失眠多梦；左尺脉枯涩为阴分不足、津血亏虚之候。

【参考文献】

[1]（金）李东垣.兰室秘藏[M].北京：人民卫生出版社，2005.

[2] 杨玲，彭江丽，李娟，等.当归六黄汤的药理作用和临床应用研究进展[J].中国实验方剂学杂志，2021，27(2)：233-241.

[3] 张永健，陈纪烨，杨金龙，等.丁书文运用当归六黄汤从阴虚火旺论治心房颤动的经验[J].中华中医药杂志，2021，36(5)：2750-2752.

[4] 崔渺，魏岩，姜立娟，等.当归六黄汤异病同治临床应用现状及实验研究进展[J].长春中医药大学学报，2022，38(4)：467-472.

[5] 孙扶，阮志华.当归六黄汤治疗阴虚火旺型甲亢的疗效分析[J].实用中医内科杂志，2019，33(10)：27-29.

[6] 汤春花，梁凤友，高永坚，等.基于网络药理学和分子对接的当归六黄汤治疗围绝经期综合征作用机制研究[J].中国现代中药，2022，24(10)：1916-1925.

时方之十三：龙胆泻肝汤

【出处】 《医方集解》。

【组成及用法】

一、原方组成、剂量及用法

组成、剂量：龙胆草（酒炒），黄芩（炒），栀子（酒炒），泽泻，木通，车前子，当归（酒洗），生地黄（酒炒），柴胡，生甘草[1]。原书中无剂量。

用法：原书中无用法。

二、现方组成、剂量及用法

组成、剂量：龙胆 6 g，黄芩 9 g，焦栀子 9 g，泽泻 12 g，木通 6 g，车前子 9 g，酒当归 3 g，地黄 9 g，柴胡 6 g，甘草 6 g。

用法：水煎服；亦可制成丸剂，每服 6～9 g，每日两次，温开水送下。

【功效】 清泻肝胆实火,清利肝胆湿热。

【主治】

一、原文论述

龙胆泻肝汤在《医方集解》中主要用于治疗肝胆实火湿热诸证,如原文中有云:"治肝胆实火湿热,胁痛耳聋,胆溢口苦,筋痿阴汗,阴肿阴痛,白浊溲血。"[1]

二、现代主治

(1)肝胆实火上炎证,证见头痛目赤,胁痛,口苦,耳聋,耳肿,舌红,苔黄,脉弦数有力。

(2)肝经湿热下注证,证见阴肿,阴痒,筋痿,阴汗,小便混浊,或妇女带下黄臭,舌红,苔黄腻,脉弦数有力。

三、主治综述

本方在临床上常用于治疗高血压[2]、耳聋[3]、偏头痛[4]等属于肝胆实火上炎证者,也用于治疗泌尿系统及消化系统的一些炎症,如溃疡性结肠炎[5]、慢性前列腺炎[6]等属于肝经湿热下注证者,以及感染性皮肤病、过敏性皮肤病、红斑鳞屑性皮肤病、神经精神障碍性皮肤病等皮肤病[7]。

【系统辨证脉象特征】

整体脉象特征:强、热;进多退少,高太过深不及;浮、粗;稠、滑。

局部脉象特征:左侧关凸,血管壁两侧界限模糊。

【脉图】

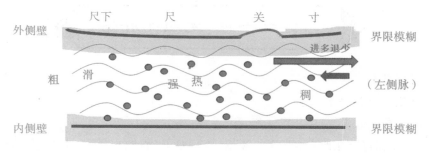

【脉证方解】

龙胆泻肝汤所用之证的病机为肝胆实火上炎或肝胆湿热下注。肝胆之火循经上炎,正气不虚,邪气有余,脉见热、强;火热充斥于内,脉诊时应指范围增大,脉见粗;火性升散,故脉浮;火热鼓动血行,故脉疾、滑、进多退少;火热充斥,鼓动脉搏波的搏动,导致高太过深不及;邪热充斥上、中、下三焦,则脉体整体延长,出现寸上、尺下的延长脉象。肝火旺盛,则左关脉凸;湿热壅盛,则导致血管壁与周围组织之间界限模糊。方中龙胆草既能清泄肝胆实火,又能清利肝胆湿热,黄芩、栀子泻火,清热燥湿,加强君药泻火除湿之力,湿热循经下注则为阴痒、阴肿、筋痿、阴汗,脉见滑,双尺脉凸,水湿内盛,血管壁两侧界限模糊,方中泽泻、木通、车前子清利湿热,从水道而去。总观全方,苦燥渗利伤阴之品居多,故用当归、生地养阴,使邪去而不伤阴,肝性喜条达而恶抑郁,火热内郁,肝胆之气不疏,骤用大剂苦寒降泄之品,既恐伤肝胆之气,又虑折伤肝胆升发之机,遂用柴胡舒畅肝胆之气,又能引诸药归肝胆之经,甘草调和诸药,护胃安中。

本方清利并行,既清肝胆实火,又利肝经湿热;泻中有补,清泻渗利之中寓滋阴养血之功;降中寓升,苦寒降泄之中有畅达气机之意。

【脉证方解图】

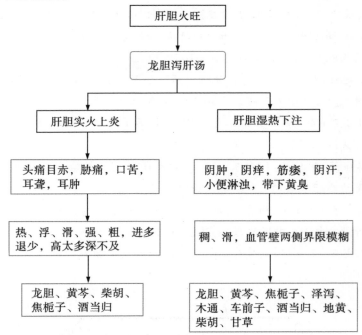

【验案】

患者女性,23 岁,2022 年 6 月 27 日初诊。

主诉:颜面及背后痤疮 3 年。

现病史:患者由于学习压力大,3 年来面颊以及后背部反复出现痤疮,每于熬夜、嗜食辛辣食物后增多,曾就诊于中西医结合医院,外用药物无效。

现症见:面颊及后背部痤疮伴有轻微触痛,夹杂暗红色色素沉着,皮肤油腻,口气重,小便色黄。舌:舌红,苔黄腻。脉:脉强、热,进多退少,高太过深不及,浮、粗,稠,滑。

诊断:痤疮(肝胆湿热证)。

治法:清理肝胆湿热。

处方:龙胆草9g,栀子9g,黄芩12g,生地黄12g,柴胡15g,夏枯草12g,当归15g,甘草6g,车前子15g,共七剂,水煎服,每日一剂。

二诊:患者痤疮明显减少,颜色减淡,触痛减轻,继服上方。

按:患者肝失疏泄,气机郁滞,郁久化热,肝木乘脾,脾虚生湿,湿热循经上蒸头面,蕴结肌肤,发为痤疮。气有余便是火,肝火循经上攻头面、后背发为痤疮,故用龙胆泻肝汤清泻肝火。

【参考文献】

[1] 周鸿飞,刘永辉点校.医方集解[M].郑州:河南科学技术出版社,2017.

[2] 姜雪,李国林.龙胆泻肝汤治疗肝火上炎型高血压临床研究[J].中国中医药现代远程教育,2021,19(10):101-102+110.

[3] 方剑锐,苗丽华,李玉爽.分析中药联合耳尖放血治疗突发性耳聋16例的可行性研究[J].中外医疗,2017,36(21):158-160.

[4] 孙宇博,陈天翼,冯涛珍,等.龙胆泻肝汤治疗偏头痛验案一则[J].临床医学研究与实践,2016,1(4):58.

[5] 罗超兰,胡正昌,杨向东.龙胆泻肝汤联合美沙拉嗪治疗湿热下注型溃疡性结肠炎的临床观察[J].中国中医药科技,2018,25(5):696-697.

[6] 刘文泓,杜红兵,杨逢生.龙胆泻肝汤加减治疗湿热下注型慢性前列腺炎的临床疗效分析[J].中医临床研究,2018,10(24):79-80.

[7] 王文鹤,王宁丽,刘学伟,等.龙胆泻肝汤在皮肤病中的应用[J].河南中医,2020,40(8):1231-1234.

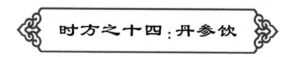

时方之十四:丹参饮

【出处】《时方歌括》。

【组成及用法】

一、原方组成、剂量及用法

组成、剂量:丹参一两,檀香一钱半,砂仁一钱半[1]。

用法:以水一杯半,煎七分服[1]。

二、现方组成、剂量及用法

组成、剂量:丹参 30 g,檀香 6 g,砂仁 6 g。

用法:以水一杯半,煎七分服。

【功效】 活血祛瘀,行气止痛。

【主治】

一、原文论述

丹参饮在《时方歌括》中主要用于治疗心胸及胃脘痛,如原文云:"治心痛、胃脘诸痛多效,妇人更效。心腹诸痛有妙方,丹参为主义当详。檀砂佐使皆遵法,入咽咸知效验彰。"[1]

二、现代主治

血瘀气滞证,症见心胸刺痛,胃脘疼痛,痛有定处,拒按。

三、主治综述

(1)心胸部疾病,如胸痹[2]、心血瘀阻型微血管性心绞痛[3]、冠心病心绞痛伴抑郁焦虑状态[4]、糖尿病心肌病[5]等。

(2)胃部疾病,如胃络瘀阻型慢性胃炎[6]、慢性萎缩性胃炎[7]等。

【系统辨证脉象特征】

整体脉象特征:短、热、强、缓、稠。

局部脉象特征:双寸、关脉涩,血管壁内侧刚、敛,郁动;或浮或沉,或粗或细。

【脉方相应方解】

丹参饮所用之证的病机为血郁气滞湿阻使然。血行脉内,最忌郁阻,何处脉络不通,何处即呈疼痛。此证除应归咎于血郁以外,气郁湿阻亦是引起疼痛的原因之一,血络挛急,亦难辞其咎。气滞血瘀阻滞于心胸部,常出现胸胁胀闷、走窜疼痛、急躁易怒、胁下痞块、刺痛拒按,妇女可见闭经或痛经,经包紫暗有块,舌质紫暗,或见瘀斑、脉涩等现象。

气血阻滞于心胸和胃部,气机不畅,瘀血阻滞,出现疼痛,正气不亏,故脉强,双寸关部涩,血管壁内侧刚、敛。方中丹参用量是其他两味药的五倍,重用为君以活血祛瘀,然血之运行有赖气之推动,若气有一息不运,则血有一息不行,况血瘀气亦滞,故伍入檀香、砂仁以温中、行气、止痛。瘀血阻滞,血液成分间摩擦力增大,血液内容物增多,出现整体脉象的"稠"。瘀血影响气机运行,气机运行受阻,不能鼓动血行,不能推动脉搏波的搏动,故脉象短、缓;气滞血瘀影响气机运行,气机郁滞于里,不能外达,出现局部脉象寸、关部的郁动和沉。运用檀香、砂仁帮助气机运行及气机外达。若日久气郁化火化热，则会出现脉热、浮粗，此时需要配伍一些清热药物，如出现胃脘剧痛、脉紧，是肝气不舒，横逆犯胃，气血郁滞，不通则痛之征；食则痛甚，呕吐频作，是胃气上逆、胃不纳谷之候，方以丹参饮合金铃子散，加木香、乌药行气疏肝，活血止痛，丝瓜络通络止痛。

　　本方原治气滞血瘀所致的心胃气痛。所谓"心胃气痛"，实为胃脘痛。该证初起多气结在经，久病则血滞在络，即叶天士所谓"久痛入络"。以上三药合用，使气行血畅，诸疼痛自除。本方药味虽简，但配伍得当，气血并治，刚柔相济，是一剂祛瘀、行气、止痛的良方，故《时方歌括》的作者陈修园谓其"稳"。

【脉图】

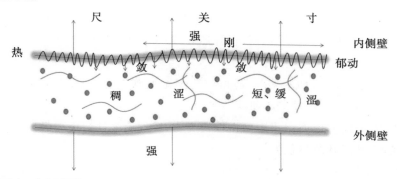

【脉证方解图】

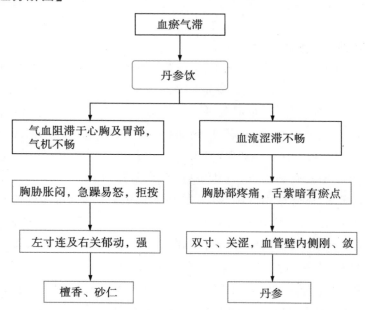

【验案】

患者男性,66 岁,2020 年 6 月 12 日初诊。

主诉:右侧肢体活动不利 2 年。

现病史:患者自述 2 年前无明显诱因出现头晕、右侧肢体活动不利,就诊于当地医院,诊断为"脑梗死",遗留右侧肢体活动不利。

现症见:右侧肢体活动不利,乏力,头晕头痛,胸闷。纳可,眠一般,易醒,二便调。舌:舌红,苔薄黄。脉:郁动,热,缓,稠,双寸、关脉涩。

诊断:中风病(瘀血阻滞证)。

治法:活血祛瘀,行气止痛。

处方:檀香 12 g,丹参 15 g,红花 12 g,川芎 20 g,姜黄 20 g,黄芩 12 g,炒栀子 9 g,甘草 6 g,徐长卿 20 g,秦艽 15 g,共七剂,水煎服,每日一剂,早晚分温服。

二诊:患者服药后乏力、头晕、胸闷明显好转,右侧肢体仍活动不利,上方继续服用十四付。

按:患者脉郁动,即脉搏搏动时血管壁及周围组织谐振波的增加给人一种麻涩感,说明患者平素情绪容易波动;气机郁结日久,化火、化热,导致脉热;气机壅阻,脉管内的血流速度减慢,故出现脉缓。脉稠是手指下存在血液质地黏稠的感觉,血液有形成分增加。方中丹参活血祛瘀,然血之运行有赖气之推动,若气有一息不运,则血有一息不行,况血瘀气亦滞,故伍入檀香、砂仁以温中、行气、止痛。

【参考文献】

[1] (清)陈修园.时方歌括[M].北京:中国中医药出版社,2018.

[2] 付文旭.丹参饮加减治疗胸痹 66 例临床观察[J].中西医结合心血管病电子杂志,2019,7(13):156.

[3] 陈会君,张羽嘉,客蕊.丹参饮加减治疗心血瘀阻型微血管性心绞痛的临床观察[J].广州中医药大学学报,2021,38(3):455-459.

[4] 董正,张羽嘉,陈会君.加味丹参饮治疗冠心病心绞痛伴抑郁焦虑状态(气滞血瘀型)的临床随机对照试验[J].广州中医药大学学报,2021,38(7):1329-1334.

[5] 杨金伟,赵灿,吴勇军,等.基于网络药理学探讨丹参饮治疗糖尿病心肌病的分子机制[J].中国中医药信息杂志,2020,27(3):78-83.

[6] 孙晓娜,苏艳秋,许向前,等.孙彬教授运用丹参饮加减治疗胃络瘀阻型

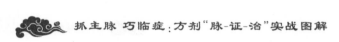

慢性胃炎的临床观察[J].中医临床研究,2021,13(14):69-72.

[7] 李昆阳,刘华一.基于网络药理学探索丹参饮治疗慢性萎缩性胃炎的机制研究[J].环球中医药,2020,13(8):1323-1332.

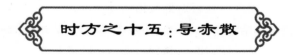

时方之十五:导赤散

【出处】 《小儿药证直诀》。

【组成及用法】

一、原方组成、剂量及用法

组成、剂量:生地黄,木通,生甘草梢,各等分[1]。

用法:上药为沫,每服三钱,水一盏,入竹叶同煎至五分,食后温服[1]。

二、现方组成、剂量及用法

组成、剂量:生地黄 6 g,木通 3 g,甘草 6 g,竹叶 3 g。

用法:水煎服。

【功效】 清心,利水,养阴。

【主治】

一、原文论述

导赤散在《小儿药证直诀》中主要治疗小儿心经有热诸证,如原文中有云:"治小儿心热,视其睡,口中气温,或合面睡,及上窜咬牙,皆心热也。心气热则心胸亦热,欲言不能,而有就冷之意,故合面睡。"[1]

二、现代主治

心经火热证,证见心胸烦热,口渴面赤,意欲冷饮,以及口舌生疮;或心热下移于小肠,小便赤涩刺痛,舌红,脉数。

三、主治综述

本方在临床上常用于治疗口疮[2,3]、口腔炎、泌尿系统感染[4,5]属下焦湿热者、小儿精神障碍疾病[6]、小儿夜惊[7]等儿科病症。

【系统辨证脉象特征】

整体脉象特征:热、疾、强、动、浮。

局部脉象特征:左寸脉躁动,尺部凸、涩。

【脉图】

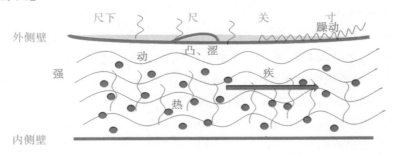

【脉证方解】

导赤散所用之证的病机为心经热盛或心热移于小肠。心火内盛,正气充足,机体新陈代谢加快,整体脉尤其是左寸脉见热、强;心火亢盛,其性升散,故脉浮;邪正相争,脉搏波搏动基线不稳,故脉动;热迫血行,故血流速度疾;心经火热,灼伤阴液,血行郁滞,脉见涩。心热下移小肠,则见尺部脉的凸、热、动,临床上见小便赤涩疼痛。方中用生地入心肾经,凉血滋阴以制心火,木通上清心火,下导小肠之热,两药相配,滋阴降火而不恋邪,竹叶清心除烦,导心火下行,甘草调和诸药。

全方甘寒与苦寒相合,滋阴不恋邪,利水不伤阴,泻火而不伐胃。

【脉证方解图】

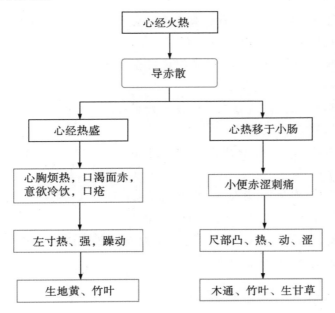

【验案】

患儿女性,6岁零4个月,2022年6月16日初诊。

主诉:遗尿1年。

现病史:患儿家属代诉其1年前由于饮食辛辣后遗尿伴口腔溃疡,行西医检查未见明显器质性病变。患儿夜间遗尿,平均每月5次左右,平素易烦躁,手心偏热,好动。舌:舌红,苔白。脉:脉热、疾、强、动、浮。

诊断:遗尿(心经火热证)。

治法:清热养阴。

处方:生地黄12 g,通草3 g,淡竹叶6 g,甘草6 g,益智仁15 g,远志9 g,黄连3 g,共七剂,水煎服,每日一剂。

二诊:患儿家属代述其遗尿频次明显减轻,脉热、疾减轻,但由于天气炎热、饮水少,出现枯涩脉象,调整处方,于上方中加麦冬12 g,沙参12 g。

按:患儿由于食辛辣导致心火盛而致遗尿,口腔溃疡、平素急躁以及脉象中疾、强、动、浮均表明其心火内盛,方以导赤散清泻心火,使心火从小便出则遗尿止。

【参考文献】

[1](宋)钱乙原著.小儿药证直诀[M].杨金萍,于建芳,点校.天津:天津科学技术出版社,2000.

[2]王恩行,周军怀.导赤散合白虎汤加减治疗口疮经验分享[J].中医临床研究,2020,12(14):111-113.

[3]沈雨妍,郑亮.郑亮运用黄连阿胶汤合导赤散治疗口疮临床经验[J].中国民间疗法,2020,28(8):26-27.

[4]丁琳亭,王义军.龙胆泻肝汤合导赤散治疗顽固性尿热一例[J].中医临床研究,2017,9(5):131.

[5]刘瑞粉,石舒瑾,纪宝玉.导赤散临床应用概述[J].河南中医,2020,40(12):1930-1936.

[6]田浦任,邵征洋,蔡超丽,等.邵征洋应用导赤散治疗小儿精神障碍疾病验案举隅[J].浙江中医杂志,2019,54(12):871-872.

[7]唐莉,杨佳妙,邵征洋.加味导赤散配合涌泉穴位贴敷治疗小儿夜惊疗效观察[J].浙江中西医结合杂志,2019,29(1):66-67.

时方之十六：温胆汤

【出处】《三因极一病证方论》。

【组成】

一、原方组成、剂量及用法

组成、剂量：半夏（汤洗七次）二两，竹茹二两，枳实（麸炒，去瓤）二两，陈皮三两，甘草（炙）一两，茯苓一两半[1]。

用法：上为锉散，每服四大钱，水一盏半，姜五片，枣一枚，煎七分，去滓，食前服[1]。

二、现方组成、剂量及用法

组成、剂量：半夏6 g，竹茹6 g，麸炒枳实6 g，陈皮9 g，炙甘草3 g，茯苓6 g。

用法：加生姜5片，大枣1枚，水煎服。

【功效】 理气化痰，清胆和胃。

【主治】

一、原文论述

温胆汤在《三因极一病证方论》中用于治疗胆胃疾病，如原文云："治胆虚寒，眩厥足痿，指不能摇，躄不能起，僵仆，目黄失精，虚劳烦扰，因惊胆慑，奔气在胸，喘满浮肿，不睡。"[1]

二、现代主治

胆胃不和，痰热内扰证，证见胆怯易惊，虚烦不宁，失眠多梦，或呕恶呃逆，或眩晕，或癫痫等，苔腻微黄，脉弦滑。

三、主治综述

（1）心脑血管疾病，如高血压[2]、心肌梗死介入治疗（PCI）后[3]、风痰阻络型脑梗死[4]、脂肪肝[5]等。

（2）胃部疾病，如迟发性呕吐[6]等。

（3）心理疾病，如痰热内扰型广泛性焦虑症[7]等。

【系统辨证脉象特征】

整体脉象特征：稠、滑、热、强，双侧关脉尤甚；血管壁与周围组织界限模糊。

局部脉象特征：右寸脉躁动，右尺脉悸动。

【脉方相应方解】

本证乃因胆胃不和、痰热内扰所致。胆为清净之府，性喜宁谧而恶烦扰。若胆为邪扰，失其宁谧，则胆怯易惊、虚烦不宁、失眠多梦；胆热犯胃，胃失和降，浊阴上逆，则呕吐痰涎或呃逆；痰蒙清窍，则可发为眩晕甚至癫痫；苔腻微黄、脉弦滑均为痰热内扰之象。

胆热犯胃、痰热内扰，热主要壅遏于胆胃，出现整体脉象的"稠、滑、热、强，双侧关脉尤甚；血管壁与周围组织界限模糊"，方中半夏辛温，燥湿化痰，和胃止呕，然而证属胆热犯胃，痰热内扰，故配以甘淡微寒的竹茹清胆和胃，清热化痰，除烦止呕；君臣相配，既化痰和胃，又清胆热，令胆气清肃，胃气顺降，则胆胃得和，烦呕自止，治疗脉象中"稠、滑、热、强，双侧关脉尤甚；血管壁与周围组织界限模糊"所对应的病机；胆胃不和，胆热犯胃，所以出现局部脉象的"右寸脉躁动，右尺脉悸动"，治痰须治气，陈皮理气和中，燥湿化痰；枳实破气化痰；茯苓渗湿健脾以消痰；生姜、大枣和中培土，使水湿无以留聚；综合全方，半夏、陈皮、生姜偏温，竹茹、枳实偏凉，温凉兼进，令全方不寒不燥，理气化痰以和胃，胃气和降则胆郁得舒，痰浊得去则胆无邪扰，共同治疗脉象中"稠、滑、热、强，双侧关脉尤甚；血管壁与周围组织界限模糊"所对应的病机层面；如是则复其宁谧，诸症自愈。若心热烦甚者，加黄连、山栀、豆豉以清热除烦；失眠者，加琥珀粉、远志以宁心安神；惊悸者，加珍珠母、生牡蛎、生龙齿以重镇定惊；呕吐呃逆者，酌加苏叶或梗、枇杷叶、旋覆花以降逆止呕；眩晕者，可加天麻、钩藤以平肝熄风；癫痫抽搐者，可加胆星、钩藤、全蝎以熄风止痉。

温胆汤最早见于《外台秘要》引《集验方》，方为生姜四两，半夏（洗）二两，橘皮三两，竹茹二两，枳实（炙）二枚，甘草（炙）一两，主治"大病后，虚烦不得眠，此胆寒故也"。该方药性以温为主，后世多以此方化裁，亦用治"虚烦"诸症。其中，尤以《三因极一病证方论》之温胆汤为后世所喜用，其减生姜四两为五片，另入茯苓一两半，大枣一枚，遂使方之温性有减而凉性得增，然仍沿用"温胆"之名。罗东逸云："和即温也，温之者，实凉之也。"

【脉图】

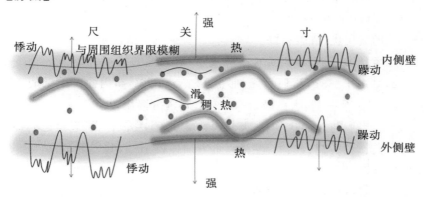

【脉证方解图】

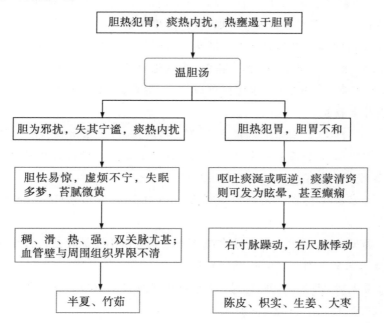

【验案】

患者女性,40 岁。

主诉:焦虑心烦 5 年余,加重 1 个月。

现病史:患者于 5 年前无明显诱因出现焦虑心烦,伴有不规律泄泻。患者患有肠易激综合征,住院治疗后症状有所缓解。现为求进一步专科治疗,特就诊于门诊。

现症见:焦虑心烦,经前常心慌,头晕,乏力,伴有大便次数增多,大便紧张时

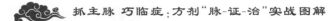
3～4次/日，不成形，质稀。舌：舌红，苔黄腻。脉：稠、滑、热、强，双侧关脉尤甚。

诊断：郁病（痰热内扰证）。

治法：理气化痰，清胆和胃。

处方：半夏15 g，麸炒枳实6 g，陈皮15 g，竹茹6 g，炙甘草3 g，茯苓15 g，人参30 g，炒白术20 g，葛根20 g，郁金15 g，泽泻30 g，肉桂6 g，柴胡15 g，琥珀粉（冲服）3 g，共三剂，水煎服，每日一剂，早晚分温服。

二诊：患者服药后症状改善，大便次数减少至1次/日，晨起焦虑心烦改善。舌：舌红，苔黄。脉：稠、数、滑、左弦。上方加桂枝10 g，共三剂，水煎服，每日一剂，早晚分温服。

三诊：诸症好转，未继续服药。

按：患者胆胃不和，痰热内扰，故脉象出现稠、滑、热、强，双侧关脉尤甚。痰热壅遏于体内，血液内有形成分增加，血液浓度增加，故脉稠、热；痰郁故血流层面和部位脉管内容物之间的摩擦力减小，出现滑脉；正气不虚，故脉强。方中半夏燥湿化痰，和胃止呕；竹茹清胆和胃，清热化痰，除烦止呕；陈皮理气和中，燥湿化痰；枳实破气化痰；茯苓渗湿健脾以消痰；生姜、大枣和中培土。

【参考文献】

[1]（宋）陈言.三因极一病证方论[M].北京：人民卫生出版社，2007.

[2]田晓红.温胆汤联合半夏白术天麻汤治疗高血压的疗效观察[J].中西医结合与祖国医学，2021，25(16)：2340-2341.

[3]叶京陵.加味温胆汤辅治心肌梗死PCI后56例临床观察[J].广东医科大学学报，2021，39(4)：474-476.

[4]郭朋.加味温胆汤联合常规西药治疗风痰阻络型脑梗塞的疗效观察[J].中国冶金工业医学杂志，2021，38(3)：309.

[5]聂钊源，冯崇廉，刘佳，等.冯崇廉教授应用温胆汤验案举隅[J].中国医药导报，2021，18(15)：162-166.

[6]陈权，徐颖扉，陈培丰.温胆汤治疗化疗所致迟发性呕吐的作用机制研究[J].中华中医药学刊，2021，39(5)：255-258.

[7]蒋渊，李街香.加味温胆汤联合黛力新治疗痰热内扰型广泛性焦虑症的临床观察[J].基层医学论坛，2021，25(22)：3232-3233.

时方之十七:二妙散

【出处】 《丹溪心法》。

【组成】

一、原方组成、剂量及用法

组成、剂量:黄柏(炒),苍术(米泔浸,炒)[1]。原著中本方无用量。

用法:上二味为末,沸汤,入姜汁调服[1]。

二、现方组成、剂量及用法

组成、剂量:炒黄柏 15 g,炒苍术 15 g。

用法:二药等分,研细末和匀,每次 3~6 g;或制成丸剂,每次 6 g;亦可作汤剂,水煎服。

【功效】 清热燥湿。

【主治】

一、原文论述

《丹溪心法》中本方用于治疗筋骨疾病,如原文云:"治筋骨疼痛因湿热者。有气加气药,血虚者加补药,痛甚者加生姜汁。热辣服之。"[1]

二、现代主治

湿热下注证,证见筋骨疼痛,或两足痿软,或足膝红肿疼痛,或湿热带下,或下部湿疮,小便短赤,舌苔黄腻。

三、主治综述

(1)四肢关节疾病,如类风湿性关节炎[2]、湿热痹[3]、痛风性肾病[4]等。

(2)生殖系统疾病,如湿热下注型精液不液化[5]等。

(3)内分泌系统疾病,如汗证[6]、口腔溃疡[7]等。

【系统辨证脉象特征】

整体脉象特征:强、热、稠、滑,血管壁与周围组织界限不清,进少退多,高不及深太过。

局部脉象特征:双尺脉下、凸、浮、粗;双尺脉的脉象要素强、热明显甚于双寸脉,双寸脉较尺脉沉、细。

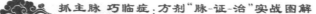
【脉方相应方解】

本方所治诸症皆由湿热注于下焦所致。湿热下注，浸淫经脉关节，则致筋骨疼痛、足膝红肿或脚气肿痛；湿热下注于带脉与前阴，则为带下臭秽；湿热浸淫下焦，郁滞肌肤，则患湿疮；湿热不攘，筋脉弛缓，则两足痿软无力而成痿证；小便短赤、舌苔黄腻皆为湿热之征。湿热下注导致身体体液容量增加，脉道充盈；湿邪存留体内，影响了脉管与周围组织间的共振，故血管壁与周围组织界限不清。

湿热注于下焦，出现整体脉象的"强，热，稠，滑，血管壁与周围组织界限不清，进少退多，高不及深太过"，且因为湿热壅遏于下焦，所以出现"双尺脉下、凸、浮、粗；双尺脉在脉象要素强、热明显甚于双寸脉，双寸脉较尺脉沉、细"的局部脉象。方中黄柏为君，取其苦以燥湿，寒以清热，其性沉降，长于清下焦湿热；苍术辛苦而温，其性燥烈，一则健脾助运以治生湿之本，二则芳化苦燥以除湿阻之标，为臣药。"苍术妙于燥湿，黄柏妙于去热"（《医方考》），且二药互制其苦寒或温燥之性，以防败胃伤津之虞。再入姜汁少许调药，既可藉其辛散以助祛湿，亦可防黄柏苦寒伤中。湿热痿证，可加豨莶草、木瓜、萆薢等祛湿热，强筋骨；湿热脚气，宜加薏苡仁、木瓜、槟榔等渗湿降浊；下部湿疮、湿疹，可加赤小豆、土茯苓等清湿热，解疮毒。

徐大椿《医略六书》卷五中评价二妙散曰："湿热下注，腰脊不能转枢，故机关不利。腰中疼重不已焉。苍术燥湿升阳，阳运则枢机自利；黄柏清热燥湿，湿化则真气得行。为散，酒调，使湿热运行则经气清利，而腰府无留滞之患，枢机有转运之权，何腰中疼重不瘳哉？此清热燥湿之剂，为湿热腰痛之专方。"

【脉图】

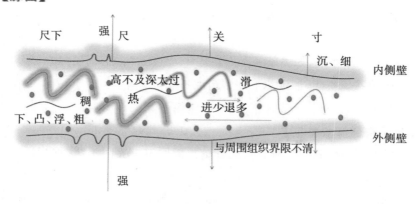

【脉证方解图】

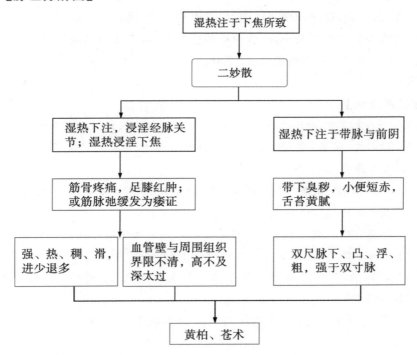

【验案】

患者女性,55 岁,2021 年 11 月 20 日初诊。

主诉:后腰部不适 3 个月。

现病史:患者 3 个月前无明显诱因出现后腰部不适,晨起严重,未进行系统治疗。现为求进一步专科治疗而来院就诊。

现症见:腰部酸痛,双脚跟不适,休息后、起身活动后不适。纳眠可,二便调。舌:舌红,苔薄白。脉:强、热、稠、滑,进少退多,高不及深太过。

诊断:腰痛(湿热腰痛)。

治法:清热燥湿。

处方:黄柏 12 g,苍术 12 g,桃仁 12 g,红花 9 g,干姜 6 g,桂枝 20 g,青皮 9 g,威灵仙 15 g,防风 20 g,荆芥 15 g,甘草 6 g,细辛 3 g,牡丹皮 20 g,共七剂,水煎服,每日一剂,早晚分温服。

二诊:患者服药后诸症减轻,脉进少退多、高不及深太过明显改善,继服上方七剂。

三诊:患者腰痛症状消失,未继续服药。

按:患者湿热注于下焦,故脉强、热、稠、滑,进少退多,高不及深太过。患者正气不虚,故脉强;湿热积聚于体内,血液内有形成分增加,血液浓度增加,故脉稠、热;血流前进的势能减小,心脏搏动的功能下降,起伏运动减小,故脉进少退多,高不及深太过。方中黄柏燥湿,寒以清热,长于清下焦湿热;苍术健脾助运,苦燥除湿。

【参考文献】

[1] (元)朱震亨.丹溪心法[M].王英,整理.北京:人民卫生出版社,2017.

[2] 蒙兴文,张政,赵德军,等.经方二妙散治疗类风湿性关节炎的应用综述[J].山西医药杂志,20201,50(1):38-39.

[3] 汤水华,许若缨,黄铭涵.李灿东教授运用二妙散治疗湿热痹验案举隅[J].中国中医药现代远程教育,2020,18(11):97-99.

[4] 林斌,李鹏,谢勇庆,等.加味二妙散配合别嘌醇治疗痛风性肾病的临床研究[J].中国中医急症,2018,27(11):1967-1968+1977.

[5] 袁建兴.二妙散治疗湿热下注型精液不液化32例[J].福建中医药,2021,51(4):84-85.

[6] 高卉,王耀光.黄文政教授二妙散加味验案四则[J].四川中医,2015,33(11):94-95.

[7] 王晓媛,张雅兰,赵秀敏,等.二妙散加味治疗口腔溃疡临床研究[J].亚太传统医药,2015,11(16):129-130.

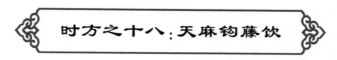

时方之十八:天麻钩藤饮

【出处】《中医内科杂病证治新义》。

【组成及用法】

一、原方组成、剂量及用法

组成、剂量:天麻,钩藤,生决明,山栀,黄芩,川牛膝,杜仲,益母草,桑寄生,夜交藤,朱茯神[1]。原著中本方无用量。

用法:水煎服。

二、现方组成、剂量及用法

组成、剂量:天麻(先煎)9 g,钩藤(后下)12 g,生决明(先煎)18 g,山栀9 g,黄芩9 g,川牛膝12 g,杜仲9 g,益母草9 g,桑寄生9 g,夜交藤9 g,茯神9 g。

用法:水煎服。

【功效】 平肝息风,清热活血,补益肝肾。

【主治】

一、原文论述

天麻钩藤饮在《中医内科杂病证治新义》中主治高血压头痛、眩晕、失眠。原文云:"本方为平肝降逆之剂。以天麻、钩藤、生决明之平肝祛风降逆为主。辅以清降之山栀、黄芩、活血之牛膝,滋肝肾之桑寄生、杜仲等,滋肾以平肝之逆。并辅夜交藤、朱茯神,以安神失眠,缓解其失眠。故为用于肝厥头痛、晕眩、失眠之良剂。"[1]

二、现代主治

肝阳偏亢,肝风内扰证,症见头痛,眩晕,失眠,舌红苔黄,脉弦。

三、主治综述

(1)心脑血管疾病,如高血压[2-5]、头痛[6-8]、血管性痴呆[9]、帕金森病[10]、三叉神经痛[11]、短暂性脑缺血发作[12]、高血压眩晕[13]、成人抽动障碍[14]等。

(2)耳源性疾病,如梅尼埃病[15]。

(3)骨科疾病,如颈椎病[16]。

【系统辨证脉象特征】

整体脉象特征:进多退少,高太过深不及。

局部脉象特征:寸脉热、粗、强、上、滑、浮、动,外侧壁刚;双尺脉寒、弱、沉、细、涩,甚则双关脉出现双尺脉特点,尺脉外侧壁刚。

【脉图】

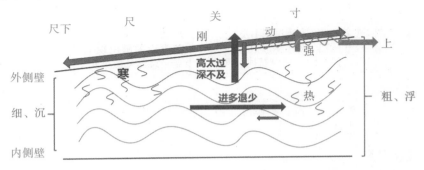

【脉证方解】

天麻钩藤饮所用之证的病机为肝肾不足,肝阳偏亢,生风化热。肝阳偏亢,风阳上扰,故头痛、眩晕;肝阳有余,化热扰心,故心神不安、失眠多梦。证属本虚标实,而以标实为主;治以平肝息风为主,佐以清热安神、补益肝肾之法。

整体脉象见进多退少、高太过深不及,表明气急,好急躁生气,气机壅结于上,不通则痛。双寸脉"热、粗、强、上、滑、浮、动"表明风阳动越,火热蕴结于上焦,扰乱神明,故导致头晕、头昏沉,甚则头痛;双尺脉寒、弱、沉、细、涩,说明肝经郁火,耗伤津液,阴津不足,血脉不荣,双尺脉的"涩"进一步说明此患者气机郁结,影响气血运行,血行不畅,出现血流的涩滞不畅。

方中天麻、钩藤平肝息风,为君药。石决明咸寒质重,平肝潜阳,除热明目,助君药平肝息风之力;川牛膝引血下行,兼益肝肾,并能活血利水,共为臣药。杜仲、寄生补益肝肾以治本;栀子、黄芩清肝降火,以折其亢阳;益母草合川牛膝活血利水,以利平降肝阳;夜交藤、朱茯神宁心安神,均为佐药。诸药合用,共奏平肝息风、清热活血、补益肝肾之功。

【脉证方解图】

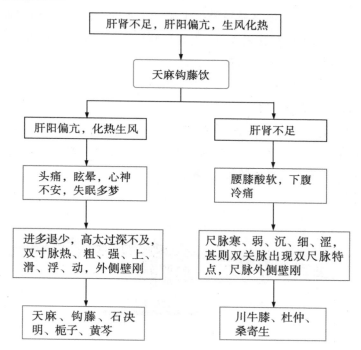

【验案】

患者男性,71 岁,2021 年 12 月 27 日初诊。

主诉:头晕伴走路不稳感半月余。

现病史:患者自述半月前无明显诱因出现头晕,走路摇晃,就诊于当地中医

院,行颅脑 CT 检查示右侧腔隙性脑梗死。

现症见:头晕,行走不稳;伴两侧头部疼痛,耳鸣重,口干口苦,胸闷,烦躁,易生气;无站立不稳,无视物模糊,无恶心呕吐,纳可,眠差,多梦,夜间易醒,二便调。舌:舌尖红,苔薄。脉:上、厚、长、稠、进多退少、数、细、动、敛、内曲;左寸脉浮、热,左关脉浮、凸,左尺脉枯;右寸脉浮、粗、热,右关脉刚、凸,右尺脉细、枯、动、敛。

诊断:眩晕(肝阳上亢证)。

治法:平肝潜阳。

处方:天麻钩藤饮加减:天麻 30 g,钩藤 30 g,栀子 9 g,石决明 30 g,盐杜仲 12 g,桑寄生 12 g,川牛膝 15 g,黄芩 12 g,首乌藤 12 g,茯神 15 g,益母草 12 g,荆芥 12 g,牡丹皮 20 g;共七剂,水煎服,每日一剂。

二诊:服药一周后,患者自述头晕明显缓解,情绪急躁、胸闷、头痛、耳鸣等明显缓解,睡眠有好转,脉进多退少、高太过深不及明显改善,上方继续服用七付。

按:患者整体脉象"厚、长、数",说明是阳热体质,"上""进多退少"表明性情急躁,"稠"说明机体内有痰浊;"细、敛"说明过分关注自己,"动"表明情绪烦躁,平素心理压力大;"内曲"说明自我保护意识重,以自我为中心;双寸脉"浮、热"表明热邪上攻,窜扰清窍,故见头痛,右寸脉"粗"为气机下降不及,左关脉"浮、凸"为阳热壅结,气机不散,左尺脉"枯"为肾阴不足,右关脉"刚"表示背部肌肉紧张,右尺脉"细、枯、动、敛"说明心理张力高,缺乏安全感,遇事不易释怀,长期如此导致性情烦躁。

【参考文献】

[1] 胡光慈.中医内科杂病证治新义[M].成都:四川人民出版社,1958.

[2] 邓子卡,冯伟,李媚.天麻钩藤饮联合穴位贴敷治疗原发性高血压并失眠临床观察[J].中国中医药现代远程教育,2021,19(13):106-108.

[3] 陈坤.天麻钩藤饮加减配合针灸治疗老年高血压的临床疗效[J].内蒙古中医药,2021,40(6):21-22.

[4] 徐佳,何艳丽,李琪.天麻钩藤饮加减治疗肝阳上亢证型(高血压)临床研究[J].湖北中医药大学学报,2021,23(3):15-18.

[5] 王淼,郑贵森,陈也佳,等.天麻钩藤饮防治原发性高血压的研究现状[J].中国临床药理学杂志,2021,37(11):1455-1458.

[6] 马海婷.和解少阳法穴位贴敷配合天麻钩藤饮治疗肝阳上亢型头痛的

临床观察[D].北京:北京中医药大学,2021.

　　[7] 胡东雪,刘叶辉.天麻钩藤饮加味治疗偏头痛临床观察[J].山西中医,2021,37(2):38-39.

　　[8] 王成锑,李麟颖,吴辉.天麻钩藤饮与氟桂利嗪治疗偏头痛有效性及安全性的 Meta 分析[J].临床医学研究与实践,2021,6(4):5-8.

　　[9] 黎玮,黄盛新,朱艺平.天麻钩藤饮联合尼莫地平治疗轻中度血管性痴呆的临床研究[J].中西医结合心脑血管病杂志,2021,19(11):1899-1901.

　　[10] 张艺,韦珊瑶,蓝施乐,等.天麻钩藤饮治疗帕金森病 Meta 分析[J].河南中医,2020,40(12):1868-1874.

　　[11] 刘改玲,刘畅,申甜.天麻钩藤饮合血府逐瘀汤加减联合针刺治疗原发性三叉神经痛临床研究[J].河南中医,2022,42(8):1218-1221.

　　[12] 张雪.天麻钩藤饮联合针刺治疗肝阳上亢型短暂性脑缺血发作临床观察[J].光明中医,2022,37(12):2174-2176.

　　[13] 杨军林.天麻钩藤饮治疗高血压眩晕的临床效果[J].内蒙古中医药,2022,41(6):18-19.

　　[14] 王鑫,卢旭,劳家珩,等.天麻钩藤饮辅以针刺治疗肝阳上亢型成人抽动障碍的临床观察[J].中国实验方剂学杂志:2022(22):137-142.

　　[15] 槐蕾,赵林.天麻钩藤饮合敏使朗治疗肝阳上亢型梅尼埃病的临床观察[J].中国中医药现代远程教育,2022,20(1):85-88.

　　[16] 司徒双苗,梁荣华.天麻钩藤饮加减疗法在肝肾阴虚证颈椎病的临床疗效分析[J].医学理论与实践,2022,35(7):1156-1159.

 时方之十九:天台乌药散

【出处】《医学发明》。

【组成及用法】

一、原方组成、剂量及用法

组成、剂量:天台乌药半两,木香半两,茴香(炒)半两,青皮(去白)半两,良姜(炒)半两,槟榔(锉)两个,川楝子十个,巴豆七十粒[1]。

用法:上八味,先以巴豆微打破,同楝子用麸炒,候黑色,豆麸不用外,为细末。每服一钱,温酒送下。疼甚者,炒生姜、匕,温酒调下,空心食前服,痛甚炒生姜、热酒下亦得[1]。

二、现方组成、剂量及用法

组成、剂量：乌药 15 g，木香 15 g，茴香子 15 g，青橘皮 15 g，高良姜 15 g，槟榔 9 g，川楝子 15 g。

用法：上药为散，每服 3～5 g，食前温服；亦可作汤剂，水煎服。

【功效】 行气疏肝，散寒止痛。

【主治】

一、原文论述

天台乌药散在《医学发明》中主治控睾痛引少腹。原文云："治男子七疝，痛不可忍，妇人瘕聚带下，皆任脉所主阴经也。乃肾肝受病，治法同归于一。"[1]

二、现代主治

肝经寒凝气滞证。患小肠疝气者用于小腹或少腹疼痛，或痛引睾丸，或有睾丸肿胀，小腹作胀或酸楚不适，形寒畏冷，舌淡苔白，脉弦或细弦。

三、主治综述

（1）消化系统疾病，如胃炎，胃溃疡，若疼痛较明显者加延胡索；反酸较明显者加海螵蛸；纳呆、嗳气者加生麦芽[2]。

（2）泌尿系统疾病，如前列腺炎[3]、慢性阑尾炎[4]、慢性附睾炎[5]、腹股沟直疝[6]、女性压力性尿失禁[7]等。

【系统辨证脉象特征】

整体脉象特征：郁动、强、来急去急，沉、涩、短、缓、迟。

局部脉象特征：双侧关脉、尺脉内侧血管壁寒、刚、敛，血流层热。

【脉图】

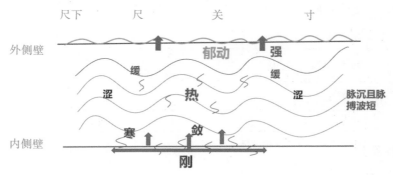

【脉证方解】

天台乌药散所用之证多因寒凝肝脉、气机阻滞所致。足厥阴肝经绕阴器，过少腹,若肝经气机郁滞,复感外寒,则可内外相合,发为小肠疝气,此谓"诸疝皆归肝经"。厥阴气滞寒凝,又可发为痛经、瘕聚等。治以行气疏肝,散寒止痛。

感受寒邪,或恣食生冷,寒邪侵袭肝脉,使气机升降失司,肝经气机阻滞,脉象上可见郁动,复感外寒,则可见强脉,寒性收引凝滞,寒邪使气机收敛,郁遏阳气,故见整体脉象来急去急、沉、迟,气机郁滞,导致血液运行涩滞不畅,则可见涩、缓、短;寒邪随肝经下行,绕阴器,过少腹,则可见双侧关脉、尺脉内侧血管壁寒、刚、敛。

方中乌药辛温,入肝经,行气疏肝,散寒止痛,为君药。青皮疏肝行气,木香理气止痛,共助君药疏肝行气;小茴香暖肝散寒,高良姜散寒止痛,共助君药散寒止痛,四药俱为臣药。槟榔下气导滞,能直达下焦而破坚;川楝子理气止痛,但性苦寒,与辛热之巴豆同炒,去巴豆而用川楝子,巴豆既可制其苦寒之性,又能增其行气散结之力,为方中佐使药。诸药合用,使寒凝得散,气滞得疏,肝经得调,则疝痛、腹痛可愈。

【脉证方解图】

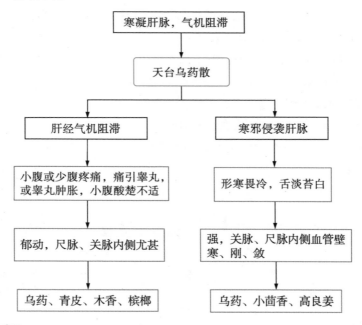

【验案】

患者男性,46岁,2021年4月12日初诊。

主诉:腹部、腰骶及睾丸等区域坠胀不适4年余。

现病史:患者无明显诱因出现下腹部、腰骶及睾丸等区域坠胀不适,伴阴囊微冷、小便淋漓不尽4年余;院外多次诊断为"慢性前列腺炎"。先后服用左氧氟沙星、阿奇霉素等药物,均疗效不佳。

现症见:下腹部、腰骶及睾丸等区域坠胀不适,时感阴囊微冷、小便淋漓不尽,睾丸冷痛,遇寒痛甚,喜温热,口淡不渴。舌:舌淡,苔薄白。脉:刚、直、敛、寒、细、郁动,双尺脉尤甚,来急去急,沉、涩、迟。

诊断:疝病(肾虚寒凝证)。

治法:温经通络、暖肝散寒。

处方:天台乌药散加减:乌药15 g,小茴香10 g,广木香10 g,青皮10 g,高良姜10 g,槟榔10 g,川楝子10 g,延胡索15 g,威灵仙15 g,桂枝15 g,泽兰10 g,丹参20 g,共七剂,水煎服,每日一剂。

二诊:1周后复诊,患者感睾丸冷痛缓解,腰骶部坠胀缓解有效。二诊复用上方,继续服用2周,症状消失。

按:患者由于寒湿之邪客于肝肾经络,且情志失调,导致疾病迁延难愈,故治以行气疏肝,温经通络,散寒止痛。

【参考文献】

[1] (金)李杲.医学发明[M].北京:人民卫生出版社,1959.

[2] 李中国.天台乌药散的临床应用[J].中医临床研究,2012,4(3):96-97.

[3] 程可佳.天台乌药散治疗Ⅲ型前列腺炎临床观察[J].中国医药导报,2009,6(34):52-53.

[4] 谢永侠.天台乌药散治疗慢性阑尾炎40例[J].陕西中医,2005,9(6):515-516.

[5] 孔德军.天台乌药散联合针刺治疗寒湿凝滞型慢性附睾炎38例[J].现代中医药,2019,39(1):68-69+91.

[6] 万开成,冯建文,程超,等.天台乌药散熨脐治疗腹股沟直疝22例[J].中医外治杂志,2020,29(2):44-45.

[7] 张春梅.天台乌药散加减治疗女性压力性尿失禁的临床研究[J].中国现代医生,2017,55(30):131-133+142.

时方之二十：橘核丸

【出处】《济生方》。

【组成及用法】

一、原方组成、剂量及用法

组成、剂量：橘核（炒）一两，海藻（洗）一两，昆布（洗）一两，海带（洗）一两，川楝子（取肉，炒）一两，桃仁（麸炒）一两，厚朴（去皮，姜汁炒）半两，木通半两，枳实（麸炒）半两，延胡索（炒，去皮）半两，桂心（不见火）半两，木香（不见火）半两[1]。

用法：上为细末，酒糊为丸，如桐子大，每服七十丸，空心盐酒盐汤任下。虚寒甚者，加炮川乌一两；坚胀不消者，加硇砂二钱，醋煮，旋入[1]。

二、现方组成、剂量及用法

组成、剂量：橘核 30 g，海藻 30 g，昆布 30 g，海带 30 g，川楝子 30 g，桃仁 9 g，厚朴 15 g，木通 6 g，枳实 15 g，延胡索 15 g，桂心 9 g，木香 15 g。

用法：为细末，酒糊为丸，如桐子大，每服七十丸（9 g），空心温酒盐汤送下；或水煎服，每日一剂。

【功效】 行气止痛，软坚散结。

【主治】

一、原文论述

橘核丸在《济生方》中主治四种癫癫疝。原文云："夫阴癫之证有四种：一曰肠癫，二曰气癫，三曰卵胀，四曰水癫是也。圣惠云：肾气虚，风冷所侵，流入于肾，不能宣散而然也。三因云：阴癫属肝，系宗筋，胃阳明养之。考之众论，俱为至当。多由不自卫生，房事过度，久蓄忧、思、恐、怒之气，或坐卧冷湿处，或劳役无节，皆能致之。病则卵核肿胀，偏有大小，或坚硬如石，或脐腹绞痛，甚则肤囊肿胀，多成疮毒，轻者时出黄水，甚则成痈溃烂。大抵卵胀、肠癫皆不易治，气癫、水癫灸之易愈也。又有小儿有生以来便如此者，乃宿疾也。四癫治法，橘核丸用之屡验，谩录于后。橘核丸治四种癫疝，卵核肿胀，或成疮毒，轻则时出黄水，甚则成痈溃烂。"[1]

二、现代主治

癫疝。患者患寒湿疝气,睾丸肿胀偏坠,或坚硬如石,或痛引脐腹。

三、主治综述

慢性附睾炎[2、3]及附睾梗阻性无精子症[4]。

【系统辨证脉象特征】

整体脉象特征:郁动,强、稠、涩、沉、短、缓、迟。

局部脉象特征:双侧关脉、尺脉内侧血管壁寒、刚、敛,血流层热。

【脉图】

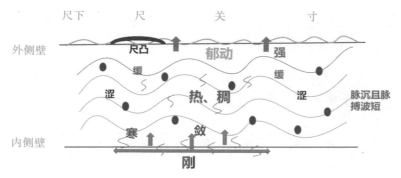

【脉证方解】

癫疝一证,多由久处卑湿之地,寒湿滞留厥阴,肝脉气血不和所致。足厥阴肝经上抵少腹,下络阴器,初时寒湿浸淫肝经气分,故但见睾丸肿胀,偏坠疼痛;久则痰湿内结,气血瘀滞,以致坚硬如石;寒湿痰浊内阻,久之亦可致黄水淋漓,甚或成痈溃烂。治以行气活血,软坚散结,辅以散寒祛湿为法。

患者久居卑湿之地,感受寒邪,寒邪滞留厥阴,侵袭肝脉,使气机升降失司,肝经气机阻滞,脉象上可见郁动,寒湿日久痰湿内结,气血瘀滞,癫疝坚硬如石,则可见强脉,寒性收引凝滞,寒邪使气机收敛,郁遏阳气,故见整体脉象来急去急,沉、迟,气机郁滞,导致血液运行涩滞不畅,则可见涩、缓、短。寒邪随肝经循行,上抵少腹,下络阴器,则可见双侧关脉、尺脉内侧血管壁寒、刚、敛。

方中橘核入肝行气,散结止痛,乃治疝要药,为君药。川楝子行气疏肝,以开气分之郁结;桃仁活血,以行血分之瘀滞;海藻、昆布、海带咸润,以软坚散结,共为臣药。木香行气止痛,枳实行气破滞,厚朴下气除湿,延胡索活血散瘀,木通通利经脉而利下焦湿邪,桂心温肝肾而散寒凝,并制川楝、木通之寒,共为佐药。诸药合用,可直达厥阴肝经,共奏行气血、祛寒湿、止疼痛、软坚散结之功。

【脉证方解图】

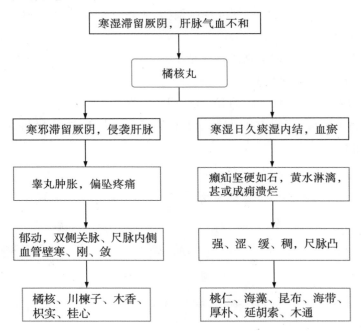

寒湿滞留厥阴,肝脉气血不和

↓

橘核丸

寒邪滞留厥阴,侵袭肝脉 ← → 寒湿日久痰湿内结,血瘀

↓ ↓

睾丸肿胀,偏坠疼痛 ← → 癩疝坚硬如石,黄水淋漓,甚或成痈溃烂

↓ ↓

郁动,双侧关脉、尺脉内侧血管壁寒、刚、敛 ← → 强、涩、缓、稠,尺脉凸

↓ ↓

橘核、川楝子、木香、枳实、桂心 ← → 桃仁、海藻、昆布、海带、厚朴、延胡索、木通

【验案】

患者男性,29 岁,2022 年 1 月 10 日初诊。

主诉:右侧腹股沟、腰骶部胀满不适 1 月余。

现病史:患者 1 个月前无明显诱因出现右侧腹股沟、腰骶部胀满不适,久坐后加重,善太息,时感胸胁部位闷胀感,伴有排尿中断,尿线分叉,大便干。舌:舌淡红,苔薄黄。脉:沉、动,来急去急,涩、短、缓、迟,血流层热;尺脉内侧刚、敛、郁动。

诊断:癩疝(肝郁气滞证)。

治法:疏肝理气,通络止痛。

处方:橘核丸加减:橘核 15 g,青皮 10 g,木香 10 g,川楝子 15 g,桃仁 10 g,延胡索 15 g,肉桂 10 g,枳实 10 g,厚朴 15 g,海藻 15 g,昆布 15 g,共七剂,水煎服,每日一剂。

二诊:服用 1 周后患者会阴部胀痛明显缓解,睾丸收缩减少。继续服用上方至 2 周后临床症状减轻,1 个月后前列腺触痛消失。

按:患者平素肝郁气滞,导致经脉循行不利,阻遏气机,气滞痰凝而发病。橘核具有理气、散结、止痛之功效,主治疝气疼痛,睾丸肿痛。故方选橘核丸加

减,以疏肝理气、通络止痛。

【参考文献】

[1](宋)严用和.济生方[M].北京:中国医药科技出版社,2012.

[2]杨光,卞廷松,谈小林,等.加减橘核丸联合迈之灵对慢性附睾炎患者疼痛症状的影响[J].黑龙江中医药,2019,48(6):170-171.

[3]夏国守,孙大林,金保方.加减橘核丸联合迈之灵治疗慢性附睾炎[J].中国中西医结合外科杂志,2017,23(5):471-474.

[4]郑小挺,张明亮,张端军,等.橘核汤加减方治疗附睾梗阻性无精子症1例[J].现代诊断与治疗,2019,30(9):1555-1556.

时方之二十一:加味乌药汤

【出处】《济阴纲目》。

【组成及用法】

一、原方组成、剂量及用法

组成、剂量:乌药二两,缩砂二两,木香二两,延胡一两,香附(炒去毛)二两,甘草一两半[1]。

用法:上细锉,每服七钱,生姜三片,水煎,温服。[1]

二、现方组成、剂量及用法

组成、剂量:乌药9g,砂仁9g,木香9g,延胡索6g,香附9g,甘草9g。

用法:水煎服。

【功效】 行气活血,调经止痛。

【主治】

一、原文论述

加味乌药汤在《济阴纲目》中主要用于治疗肝郁气滞之痛经,如原文云:"治妇人经水欲来,脐腹绞痛。"[1]

二、现代主治

肝郁气滞之痛经。患者月经前或月经初行时,少腹胀痛,胀甚于痛,或连胸胁、乳房胀痛,舌淡,苔薄白,脉弦紧。

三、主治综述

(1)在调理月经方面,加味乌药汤可以治疗痛经、月经后期属气滞血瘀者[2-5],经行发热属肝气郁结、郁而化热者[6]。

（2）在消化系统疾病方面,加味乌药汤可以治疗肝郁气滞型糖尿病胃轻瘫[7],寒积中焦、脾阳不振、寒凝气滞的小儿肠痉挛腹痛[8],气结型肠梗阻[9],肠黏连属虚寒和气滞血瘀者[10],胃脘痛。

（3）在其他疾病方面,加味乌药汤也有临床应用,如可以治疗癥瘕偏于寒者[11]、坐骨神经痛[12]等。

综上所述,目前对于加味乌药汤的研究表明,该方主要用于治疗病症辨证属于肝郁气滞血瘀者。

【系统辨证脉象特征】

整体脉象特征:短,缓,进少退多。

局部脉象特征:尺脉上三分之一处郁动、涩,或沉、细,或浮、粗;左关凸、刚。

【脉图】

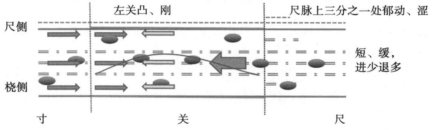

【脉证方解】

加味乌药汤所用之证多因肝郁气滞、血行不畅所致。患者长期气机郁结不畅,鼓动乏力,故整体脉短、进少退多。气血同行,血行亦不畅,故脉缓。气血运行不畅而瘀滞于胞宫,则尺脉上三分之一处郁动、涩,临床可见经前或经期少腹疼痛,胀甚于痛。肝主疏泄,与情志密切相关,心理张力高,气机郁滞,郁而化火,则脉象浮、粗,气机出入失常,出少入多,则见脉象沉、细。肝之经脉循胸布胁,肝气郁滞,则胸胁乳房胀痛,故左关脉凸、刚。

方中用香附疏肝理气,调经止痛,重用为君。乌药辛散温通,助香附疏肝解郁,行气止痛;延胡索行气活血,调经止痛。两药相合,气血同治,共为臣药。佐用木香、砂仁行气止痛而消胀。生姜温胃散寒。甘草缓急止痛,兼调诸药。诸药合用,共奏行气活血、调经止痛之功。

【脉证方解图】

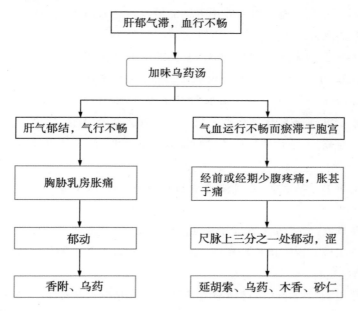

【验案】

患者女性,31岁,1990年8月5日初诊。

主诉:经行小腹胀痛、乳胀胁痛10年。

现证见:经行小腹胀痛,乳房胀痛,两胁不适,伴胸闷嗳气,经行量少,淋沥不畅,色紫暗有块,痛起年余。现经水将届。舌:舌紫暗,苔薄。脉:脉弦细而涩。

诊断:月经病(气滞血瘀证)。

治法:疏肝理气,活血化瘀。

处方:制香附、川芎、川楝子、炒元胡、泽兰、赤芍各10g,当归、丹参各15g,乌药6g,广木香、炙甘草各5g,共七剂,水煎服,每日一剂。

二诊:经水量较前稍增,胀痛明显减轻,仍以原方加月季花5g,继服三剂后嘱其服逍遥丸,每次6g,一日两次,经前一周服疏肝理气、活血化瘀之汤剂。治疗2个月经周期而告愈。

按:患者以经行小腹胀痛为主症,诊断为痛经。本证因肝郁气滞,血行不畅所致。根据系统辨证脉学理论,传统意义上的弦脉可拆解为刚、强等脉象要素。患者脉刚、强而涩,经前一周乳胀胁痛,胸闷嗳气,可知患者气行不畅,气机出入失常;结合患者脉细而涩,经行量少,淋沥不畅,色紫暗有块,可知患者血运亦不佳,指向患者气滞血瘀,舌紫暗更是气滞血瘀的征象,故辨证为气滞血瘀证。方中用香附、乌药、延胡索、木香、砂仁、川楝子、川芎疏肝理气,调经止痛;当归、丹参、泽兰、赤芍养血活血。患者服用五剂后肝气得舒,血行畅通而症缓。

【参考文献】

[1] 李明廉.济阴纲目[M].北京:人民卫生出版社,2006.

[2] 钱虹.月经不调针药结合治验 2 则[J].光明中医,2010,25(2):267.

[3] 宓沛楠.痛经[C].浙江省农村卫生协会,浙江省农村卫生协会.浙江省第十七届农村医学暨乡镇卫生院管理学术会议大会论文集,2009.

[4] 毛丽娟.痛经的辨证施治[J].浙江师大学报(自然科学版),1996,4(1):75-77.

[5] 龙揖昌,梁荀生.梁剑波老中医的学术思想及医疗经验[J].新中医,1981,4(2):20-22.

[6] 马凤友.加味乌药汤治疗月经病举偶[J].福建中医药,1992,4(1):35.

[7] 王国芝,黄峰.糖尿病胃轻瘫综合治疗的临床分析[J].陕西中医学院学报,2001,4(6):15.

[8] 陈刚,严坤.加味乌药汤合芍药甘草汤治疗小儿肠痉挛 48 例观察[J].浙江临床医学,2000,4(5):327.

[9] 李晓玉,钱培贤.辨证施治粘连性肠梗阻[J].中西医结合实用临床急救,1998,4(5):42-43.

[10] 陈景明.中西医结合治疗肠粘连 27 例临床观察[J].中医杂志,1986,4(1):14.

[11] 许凤秋,徐慧,胥靖域,等.浅谈"鬼胎"及其诊治[J].黑龙江中医药,2014,43(1):9-10.

[12] 罗舜达.加味乌药汤治疗坐骨神经痛[J].中国社区医师(医学专业),2012,14(1):215.

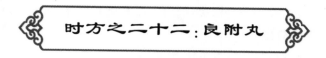

时方之二十二:良附丸

【出处】《良方集腋》。

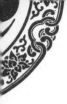

【组成及用法】

一、原方组成、剂量及用法

组成、剂量：高良姜（酒洗七次，焙，研），香附子（醋洗七次，焙，研），各等分[1]。

用法：上二味，须要各焙，各研，各贮，否则无效。用时以米饮加生姜汁一匙，盐一撮为丸，服之立止[1]。

二、现方组成、剂量及用法

组成、剂量：高良姜（酒洗七次，焙，研）9 g，香附子（醋洗七次，焙，研）9 g。

用法：水煎服。

【功效】 行气疏肝，祛寒止痛。

【主治】

一、原文论述

良附丸在《良方集腋》中主要用于治疗胃脘痛，如原文云："良附丸治心口一点痛，乃胃脘有滞，或有虫。多因恼怒及受寒而起，遂致终身不瘥，俗云心头痛者非也。如病因寒而得者，用高良姜二钱，香附末一钱；如病因怒而得者，用高良姜一钱，香附末二钱；如病因寒怒兼有者，用高良姜一钱五分，香附末一钱五分。以米饮汤加入生姜汁一匙，盐一撮，为丸。服之立止。"[1]

二、现代主治

气滞寒凝证，症见胃脘疼痛，胸胁胀闷，畏寒喜温，苔白脉弦，以及妇女痛经等。

三、主治综述

临床治疗胃脘痛[2]、慢性非萎缩性胃炎[3]、消化性溃疡[4]等消化系统疾病。

【系统辨证脉象特征】

脉象特征：双侧关脉及尺脉郁动，寒，并且此部位血管壁刚、敛；脉象缓、沉、短、涩。

【脉图】

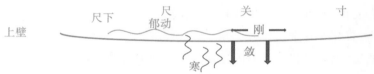

【脉方相应方解】

良附丸所用之证的病机为气滞寒凝证，本方证乃由肝胃气滞寒凝所致。因肝气郁滞，胃中寒凝，不通则痛，故见胃脘疼痛；畏寒喜温、苔白、脉弦乃气滞寒凝之征。肝气郁滞，寒邪凝滞，在妇女则可引发痛经。治宜行气疏肝，祛寒止痛。

患者平素情志不遂，肝气郁结，则见双侧关脉及尺脉的郁动，故用香附疏肝开郁，行气止痛，且用醋洗，加强入肝行气之功。胃中寒凝，则见双侧关脉及尺脉寒，寒性收引，可见血管壁刚、敛；寒性凝滞，易致气滞血瘀，使经脉不通，故脉象中可见沉、短、涩，不通则痛，出现胃脘疼痛及妇女痛经。方中高良姜味辛大热，温中暖胃，散寒止痛，且用酒洗，以增强其散寒之力。两药相配，一散寒凝，二行气滞，共奏行气疏肝、散寒止痛之功。

【脉方相应方解】

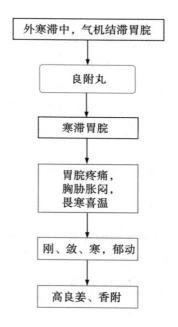

【验案】

患者女性，45岁，2022年5月6日初诊。

主诉：胃痛5日余。

现病史：患者自述5天前因过食冷饮出现胃脘部疼痛，痛势较甚，同时伴有胃脘部胀闷不适，服用"养胃颗粒"后疼痛有所缓解。近几日饭后仍觉胃脘部胀闷不适，遂来就诊。

现症见：胃脘部胀闷不适，纳差，余无明显不适，眠可，二便调。舌：舌淡，苔白。脉:整体脉郁动,右侧关脉内侧壁刚、寒、敛。

诊断:胃痛(肝郁寒凝证)。

治法:温阳散寒,行气止痛。

处方:香附12 g,高良姜9 g,附子5 g,甘草6 g,炒白术20 g,郁金15 g,柴胡9 g,白芍30 g,共七剂,水煎服,每日一剂,早晚分温服。

二诊:患者服药后自述胃痛减轻,胃脘胀闷感明显减轻,仍纳差,诊其脉,见脉象寒、刚消,但郁动明显,上方减附子,加鸡内金9 g,砂仁15 g。水煎服,每日一剂,早晚分温服。

按:患者胃脘部胀闷、疼痛主要由于过食冷饮而致寒邪直中胃脘,胃中气机失调,气与寒凝结,气机不通,不通则痛,故以温中行气止痛为其治法。

【参考文献】

[1] (清)谢元庆.良方集腋[M].北京:人民卫生出版社,1990.

[2] 段芳回,胡学玲.观察良附丸中药配方颗粒与饮片汤剂治疗胃脘痛的临床效果[J].医学食疗与健康,2021,19(1):29-30.

[3] 董岩.良附丸加味治疗慢性非萎缩性胃炎(寒凝气滞证)的临床研究[D].长春:长春中医药大学,2017.

[4] 李国愈,郑雪琴.黄芪建中汤合良附丸治疗消化性溃疡临床观察[J].内蒙古中医药,2012,31(6):76-77.

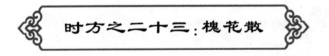

时方之二十三:槐花散

【出处】 《普济本事方》。

【组成】

一、原方组成、剂量及用法

组成、剂量:槐花(炒),柏叶(杵烂,焙),荆芥穗,枳壳,各等分[1]。

用法:上修事了,方称等份,为细末,用清米饮调下二钱,空心食前服[1]。

二、现方组成、剂量及用法

组成、剂量:炒槐花9 g,侧柏叶9 g,荆芥穗9 g,麸炒枳壳9 g。

用法:研为细末,每服6 g,开水或米汤调下;亦可作汤剂,水煎服。

【功效】 清肠止血,疏风行气。

【主治】

一、原文论述

槐花散在《普济本事方》中用于治疗肠道疾病，如原文云："治肠风，脏毒。"[1]

二、现代主治

风热湿毒、壅遏肠道、损伤血络便血证，证见肠风、脏毒，或便前出血，或便后出血，或粪中带血，以及痔疮出血，血色鲜红或晦暗，舌红苔黄，脉数。

三、主治综述

(1)消化道疾病，如溃疡性结肠炎[2]、出血性肛肠疾病[3]、过敏性紫癜[4]、胃脘痛[4]、阿米巴痢疾[4]、胃及十二指肠溃疡[4]、鼻衄[5]、内痔[6]等下焦疾病。

(2)皮肤疾病，如过敏性紫癜[4]等。

【系统辨证脉象特征】

整体脉象特征：热（血流层热甚灼手），进少退多，滑、稠。

局部脉象特征：双尺脉郁动，浮、凸、粗，内侧血管壁刚。

【脉图】

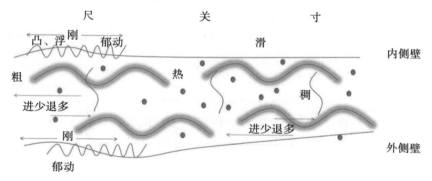

【脉方相应方解】

槐花散本方所治肠风、脏毒皆因风热或湿热邪毒，壅遏肠道血分，损伤脉络，血渗外溢所致，如原文云："肠风者，下血新鲜，直出四射，皆由便前而来……脏毒者，下血瘀晦，无论便前便后皆然。"[1]前人认为，肠风者便血鲜红，脏毒者便血紫暗。热证便血多因风热之邪客于肠道，以及过食辛辣、暴饮暴食，聚湿生热，壅滞肠道，损伤脉络，以致血渗外溢而便血。由于肠道传化功能失常，故大便不畅或溏薄；肠道气机阻滞，故有腹痛。治宜以清肠凉血为主，兼以疏风行气。

若风热湿毒充斥肠道、损伤肠道，可致新陈代谢增加，相应脉位温度上升，故定位在肠道，表现为双尺脉热、强，脉位浮，脉形粗、凸；肠道湿热壅滞，肠道经络痹阻,故内侧壁刚,表现为腹痛,肠道热盛,容易灼伤津液,故血流层带枯象。方中槐花味苦微寒,善清大肠湿热,凉血止血;侧柏叶味苦微寒,清热止血,可增强君药凉血止血之力;荆芥穗辛散疏风,微温不燥,炒用入血分而止血;盖大肠气机被风热湿毒所遏,故用枳壳行气宽肠,以达"气调则血调"之目的,治疗湿热壅遏于下焦及损伤脉络所对应的病机层面。若便血较多,荆芥可改用荆芥炭,并加入黄芩炭、地榆炭、棕榈炭等,以加强止血之功;若大肠热甚,可加入黄连、黄芩等以清肠泄热;若脏毒下血紫暗,可加入苍术、茯苓等以祛湿毒;便血日久血虚,可加入熟地、当归等以养血和血。

诸药合用,既能凉血止血,又能清肠疏风,俟风热、湿热邪毒得清,则便血自止。

【脉证方解图】

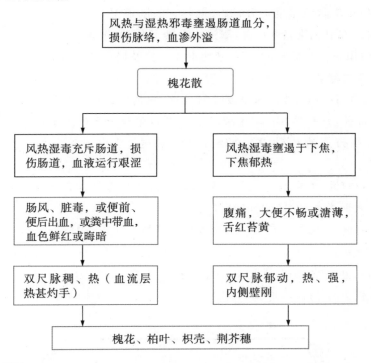

【验案】

患者女性,67岁,2021年2月12日初诊。

主诉:多汗9年。

现病史:患者自述9年前行1~2腰椎板脂瘤手术后出现多汗,质清稀;伴尿频、尿不尽感,偶失禁;大便干,呈羊屎状,配合排便药物方可排出,每日一行。平素月经周期不调,经期前腹痛。舌:舌红,苔薄黄。脉:热、强,内侧血管壁刚,双尺脉郁动。

诊断:癃闭(肝郁化火证)。

治法:清肠止血,疏风行气。

处方:槐花9 g,荆芥15 g,枳壳15 g,丹皮12 g,炒栀子12 g,柴胡15 g,炒地榆12 g,共七剂,水煎服,每日一剂,早晚分温服。

二诊:患者汗出及尿频明显减少,仍便秘,略改善,但停药后又出现排便难。纳眠可。舌:舌紫暗,苔黄。脉:热,枯涩,关凸、弦。上方加生地30 g,郁李仁12 g,薤白12 g,共七剂,水煎服,每日一剂,早晚分温服。

按:患者双尺脉郁动,即脉搏搏动时血管壁及周围组织谐振波的增加给人一种麻涩感,说明患者平素情绪容易波动;风热湿毒充斥肠道,损伤肠道,新陈代谢增加,相应脉位温度上升,双尺脉热、强;肠道湿热壅滞,肠道经络痹阻,故内侧壁刚。方中槐花凉血止血,侧柏叶清热止血,荆芥穗辛散疏风,炒用入血分而止血;用枳壳行气宽肠,治疗湿热壅遏于下焦及损伤脉络所对应的病机层面。

【参考文献】

[1] (宋)许叔微.普济本事方[M].北京:中国中医药出版社,2018.

[2] 陈婷,卢美琪,高昂,等.基于网络药理学和分子对接技术研究槐花散治疗溃疡性结肠炎的机制[J].中华中医药杂志(原中国医报),2021,36(4):2071-2076.

[3] 孙四海,王晓莉,李占芳,等.槐花散治疗出血性肛肠疾病研究简况[J].实用中医内科杂志,2015,29(12):179-181.

[4] 刘健英.槐花散新用[N].中国中医药报,2001-10-15(3).

[5] 康永强,贾育新,范珉钰,等.槐花治疗青少年鼻衄16例体会[J].世界最新医学信息文摘,2019,19(20):226-228.

[6] 代金刚.治内痔用槐花散[N].保健时报,2015-08-29(12).

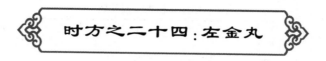

时方之二十四:左金丸

【出处】 《丹溪心法》。

【组成及用法】

一、原方组成、剂量及用法

组成、剂量:黄连六两,吴茱萸一两或半两[1]。

用法:上为末,水丸或蒸饼丸,白汤五十丸[1]。

二、现方组成、剂量及用法

组成、剂量:黄连18 g,吴茱萸3 g。

用法:为沫,水泛为丸,每服3~6 g,温开水送服;亦可作汤剂,水煎服。

【功效】 清泻肝火,降逆止呕。

【主治】

一、原文论述

左金丸在《丹溪心法》中主治肝火,原文曰:"治肝火,一名回令丸。"[1]

二、现代主治

肝火犯胃证,证见胁肋疼痛,嘈杂吞酸,呕吐口苦,舌红苔黄,脉弦数。

三、主治综述

本方在临床上治疗消化系统疾病疗效显著。药理研究表明,该方具有抗溃疡及抑制胃酸分泌[2,3]、调节胃肠运动[4]、镇痛等中枢调节、抑菌及抗炎[5]作用。此外,本方在临床上还可联合其他药物治疗消化系统疾病以外的属"肝经火旺证"的诸多疾病,如失眠、高脂血症、高血压等[6]。

【系统辨证脉象特征】

整体脉象特征:热,郁动,进多退少。

局部脉象特征:左关郁动,热,内侧壁刚,双关脉凸。

【脉图】

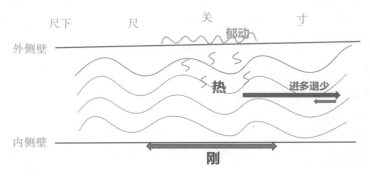

【脉证方解】

左金丸所用之证的病机为肝郁化火。横逆犯胃,肝胃不和,情志郁结日久,可引起肝郁化火,抑或因情志不遂兼外邪入里化热所致。肝郁化火可见胁痛、口苦、舌红、苔黄等症状,肝火横逆犯胃,肝胃同病,有胃气上逆、肝胃不和的表现,如嘈杂、呕吐,因木郁曲直,曲直作酸,则表现有吞酸。

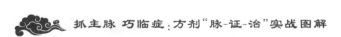

肝气郁结,横逆犯胃,病位在中焦,脉位主要表现为双侧关脉异常。起病源于肝气郁滞,则双侧关脉郁动,气机郁结则脉凸。气郁日久化火,则血流层热。气郁化火伤及经络,则内侧血管壁刚,不通则痛,故为胃痛。

方中黄连为君,一则与吴茱萸相伍,入肝经清肝火;二则善清胃热;三则泻心火,寓"实则泻其子"之意。吴茱萸一则助黄连和胃降逆;二则制黄连之寒,泻火而不凉遏,苦寒而不伤胃;三则黄连入肝经,为佐使药。本方辛开苦降,寒热并用,以苦寒为主,泻火而不凉遏,温降而不助火邪;肝胃同治,以清泻肝火为主,肝火得清,则胃气自降。

【脉证方解图】

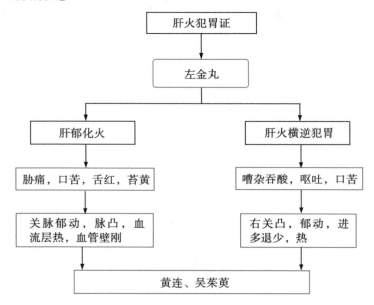

【验案】

患者女性,68 岁,2021 年 10 月 16 日初诊。

主诉:胃脘隐痛 10 余年。

现病史:患者 10 年前因饮食不慎出现胃脘隐隐作痛,未引起患者重视,遂自行口服吗丁啉、香砂养胃丸治疗,效果一般,之后上述症状反复发作。既往"胃溃疡"病史 1 年余。

现症见:胃脘胀痛,泛酸,口微苦,胸骨后疼痛、反流,自觉疲倦,偶有性急发怒,纳食尚可,大便干燥,夜休可。舌:舌淡红,苔腻微黄。脉:热、郁动,敛、细,进多退少。

诊断:胃痛(肝胃郁热,胃阴不足证)。

治法:清泻肝火,养阴益胃,理气止痛。

处方:左金丸加减:黄连 9 g,制吴茱萸 2 g,太子参 15 g,麦冬 10 g,石斛 15 g,沙参 15 g,黄芩 8 g,蒲公英 10 g,陈皮 10 g,茯苓 15 g,佛手 10 g,苏梗 10 g,海螵蛸 15 g,浙贝母 10 g,共七剂,每日一剂,分早晚温服。

二诊:患者服完上方七剂后复诊,胃痛、胀满、反酸消,大便干燥较前有明显好转,上方继服七剂,水煎服,每日一剂。

按:患者为老年女性,病程较久,胃阴耗损,胃阴不足,胃失濡养,肠道亦不得胃液濡润,故出现胃脘部及胸骨后疼痛、大便干燥,又因偶有性急发怒,肝气郁结,肝郁化火,横逆犯胃,胃气不降,所以可见患者反酸、口苦、舌苔微黄等症。故以左金丸清泻肝火的同时,配合养阴益胃的药物。

【参考文献】

[1] (元)朱震亨.丹溪心法[M].王英,整理.北京:人民卫生出版社,2017.

[2] 管懋莹,徐蔚杰,李和根.左金丸现代药理研究进展[J].中医药学报,2020,48(5):78-81.

[3] 黄河.大柴胡汤合左金丸加减治疗胃食管反流病疗效观察[J].国医论坛,2021,36(5):34-35.

[4] 张迎春.左金丸合橘皮竹茹汤联合PPI治疗肝胃郁热型反流性食管炎的临床疗效及心理状态评价[D].南京:南京中医药大学,2021.

[5] 王亚男,麻春杰.左金丸治疗胃溃疡研究进展[J].实用中医内科杂志,2021,35(5):103-106.

[6] 褚璨灿,师为人,陈云志,等.左金丸临床应用与实验研究进展[J].实用中医药杂志,2019,35(5):626-629.

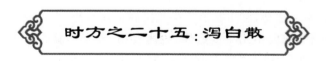

时方之二十五:泻白散

【出处】 《小儿药证直诀》。

【组成及用法】

一、原方组成、剂量及用法

组成、剂量:地骨皮一两,桑白皮炒一两,甘草炙一钱[1]。

用法:上剉散,入粳米一撮,水二小盏,煎七分,食前服[1]。

二、现方组成、剂量及用法

组成、剂量:地骨皮 12 g,桑白皮 15 g,炙甘草 6 g。

用法:水煎服。

【功效】 清泻肺热,止咳平喘。

【主治】

一、原文论述

治小儿肺热,气急喘嗽[1]。

二、现代主治

肺热喘咳证,证见气喘咳嗽,皮肤蒸热,日晡尤甚,舌红苔黄,脉细数。

三、主治综述

药理研究表明,该方具有镇咳、抗炎、平喘的作用,临床多用于治疗肺系疾病,如肺炎[2]、咳嗽变异性哮喘[3]、感染后咳嗽[4]、支气管扩张症[5,6]等。此外,对皮肤病、肠道疾病、五官疾病等也有显著的治疗效果[3]。

【系统辨证脉象特征】

脉象特征:进多退少,弱、热,右寸尤甚,刚。

【脉图】

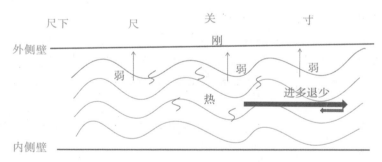

【脉证方解】

钱乙在创本方之初,多用其治疗小儿疾病。他认为,小儿属纯阳之体,感受外邪后多从热化,或因小儿嗜食煎炸、烧烤食物,若素体肺有伏火者较多,病后余邪未尽,邪气久羁导致热郁于内,气血运行不畅,气机升降不利,则肺失宣肃而发为咳嗽、皮肤蒸热,日晡尤甚,舌红苔黄,主要病变脏腑在肺。现代临床上本方多用于治疗肺有伏火郁热证。

肺脏伏火郁热,定位在右寸,脉热;肺主气,宜清肃下降,伏火郁肺,则气逆不降而为喘咳,脉见进多退少;伏火日久,容易伤人体阴液,故脉见弱、热;阴液不足,阳气相对亢盛,则脉刚。桑白皮甘寒性降,专入肺经,善清肺热、泻肺气、

平喘咳;地骨皮甘寒入肺,助桑白皮清降肺中伏火;炙甘草、粳米养胃和中,培土生金,以扶肺气,兼调药性。

本方主以甘寒,清中有润,泻中寓补,培土生金,祛邪不伤正,清泄肺中伏火。

【脉证方解图】

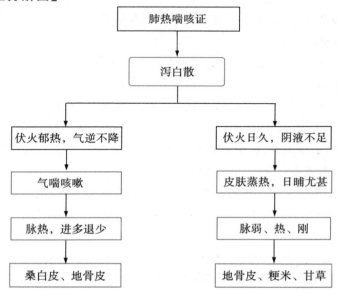

【验案】

患儿男性,7岁,2021年10月3日初诊。

主诉:咳嗽1个月。

现病史:患儿1个月前外感后出现咳嗽,早期干咳无痰,伴咽干,曾口服小儿肺力咳口服液,效平。

现症见:咳嗽阵作,夜间尤剧,甚则咳喘,有痰不易咯出,咽干,纳可,大便正常。舌:舌质红,苔黄。脉:脉细、弱、热,进多退少。

诊断:咳嗽(阴虚肺热证)。

治法:清泻肺热,止咳平喘,生津润燥。

处方:桑白皮6g,地骨皮8g,黄芩8g,知母8g,瓜蒌8g,浙贝8g,北沙参8g,麦门冬8g,射干8g,甘草6g,共七剂,每日一剂,水煎服。

二诊:患儿服药7天后咳嗽症状改善,脉热减轻;上方七剂续服。

按:本案患儿外感咳嗽后日久不愈,正虚邪恋,加之感受外邪后热化,火热郁结于肺,耗伤肺阴,故辨证为阴虚肺热证,治以清泻肺热、止咳平喘、生津润燥。选用泻白散加减,泻肺降逆,清泄伏火。诸药相合,肺热得泻,肺阴得复,咳嗽自平。

【参考文献】

[1](宋)钱乙.小儿药证直诀[M].李志庸,校注.北京:中国中医药出版社,2008.

[2]刘秀君.泻白散加减联合中药离子导入治疗风热闭肺型小儿肺炎临床观察[J].光明中医,2020,35(22):3585-3587.

[3]李玉丽,蒋屏,孙梦林,等.经典名方泻白散的古今文献综述[J].中医药学报,2019,47(6):17-22.

[4]胡营杰,孙凤平,韩雪.泻白散加减联合孟鲁司特钠治疗小儿阴虚肺热咳嗽临床观察[J].山西中医,2020,36(4):28-29.

[5]杨声英,唐建华.麻杏石甘汤联合泻白散治疗急慢性支气管炎的临床研究[J].世界最新医学信息文摘,2019,19(46):188.

[6]李强.黄芩泻白散加减对支气管扩张症急性加重期(肝火犯肺证)的临床观察及MMP-9、TIMP-1的影响[D].哈尔滨:黑龙江中医药大学,2019.

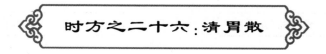

时方之二十六:清胃散

【出处】《脾胃论》。

【组成及用法】

一、原方组成、剂量及用法

组成、剂量:真生地黄三分,当归身三分,牡丹皮半钱,黄连(捡净,六分,如黄连不好,更加二分;如夏月倍之,大抵黄连临时增减无定),升麻一钱[1]。

用法:上为细末,都作一服,水一盏半,煎至七分,去渣,放冷服之[1]。

二、现方组成、剂量及用法

组成、剂量:地黄6g,当归6g,牡丹皮6g,黄连9g,升麻6g。

用法:水煎服。

【功效】 清胃凉血。

【主治】

一、原文论述

清胃散在《脾胃论》中主治因胃热而致的上下牙痛。原文曰:"治因服补胃热药,而致上下牙痛不可忍,牵引头脑满热,发大痛,此足阳明经络入脑也。喜寒恶热,此阳明经中热盛而作也。"[1]

二、现代主治

胃火牙痛,证见牙痛牵引头疼,面颊发热,其齿喜冷恶热,或牙宣出血;或牙龈红肿溃烂,或唇舌腮颊肿痛,口气热臭,口干舌燥,舌红苔黄,脉滑数。

三、主治综述

药理研究表明,该方具有消炎、镇痛作用,现代临床上该方常用于治疗牙痛[2]、口腔溃疡[3]、口臭[4]、牙周炎[5-7]等胃火旺盛引起的疾病。

【系统辨证脉象特征】

脉象特征:热、动、滑、强,右关脉尤甚;疾,进多退少,或浮,或沉,或粗,或细。

【脉图】

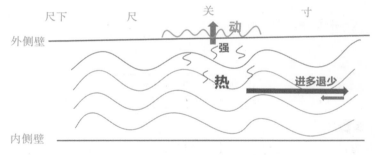

【脉证方解】

清胃散所用之证的病机为胃有积热,循经上攻。本证多由胃有积热,热循足阳明经脉上攻所致,治疗以清胃凉血为主。足阳明胃经循鼻入上齿,手阳明大肠经入下齿,牙痛牵引头疼,面颊发热、唇舌颊腮肿痛、牙龈腐烂等皆是火热攻窜为害。胃为多气多血之腑,胃热波及血分,热伤血络则易患牙宣出血等症,壅滞气血则有颊腮肿痛、牙龈溃烂等症。

胃火炽盛,正气不亏,故脉强;邪热充斥于内,故脉热;邪正交争剧烈,故脉搏波搏动不稳,故见脉动;热邪迫血妄行,故脉滑、进多退少、疾。病位主要在胃,故脉位在右关尤甚。胃火郁闭于里者,则脉沉、细;胃火外发者,则脉浮、粗。

清胃散所用之证中,最基本的病机为热盛,故方中黄连为君,直折胃腑之热。臣以升麻,一则清热解毒,治胃火牙痛;二则取其轻清发散,宣达郁遏之火,达"火郁发之"之意。胃为多气多血之经,胃热每致,血分亦热,血络受伤,故牙宣出血,甚则牙龈肿烂,脉见滑,配以生地凉血滋阴,丹皮凉血清热,当归养血活血。本方清热与凉血并用,苦降与升散同施,养阴与泻火兼顾,但以清降为主。

【脉证方解图】

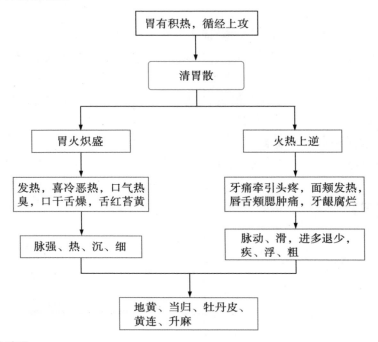

【验案】

患者男性,45 岁,2022 年 5 月 2 日初诊。

主诉:反复口腔溃疡 5 年。

现病史:患者近 5 年无明显诱因反复出现口腔溃疡,多同时伴发面部痤疮,以前额为主,未经系统治疗。

现症见:患者反复出现口腔溃疡,伴发面部痤疮,以前额为主,时有急躁情绪,大便通畅,无尿热、尿痛,无口干、口苦,睡眠可。舌:舌红暗,苔薄、黄,微腻。脉:沉、细、弦、热、动、滑,进多退少。

诊断:口疮(心胃郁热证)。

治法:清心胃热,清热祛湿。

处方:生地黄 10 g,当归 10 g,黄连 10 g,牡丹皮 10 g,升麻 6 g,青黛(包煎) 10 g,柴胡 10 g,苦参 10 g,陈皮 10 g,木香 10 g,芦根 30 g,皂角刺 10 g,荷叶 30 g,生甘草 6 g,共七剂,每日一剂,水煎服。

二诊:患者服药 10 天后口腔溃疡愈合,近 2 周未复发,面部痤疮改善;上方七剂续服。

按：根据脉象特点，本例患者辨证为心胃郁热、湿热蕴肤，治以清心胃热、清热祛湿。遣方用药以清胃散为主方，清热解毒、苦温燥湿并用，兼顾养阴生津及凉血散血。

【参考文献】

[1]（金）李东垣.脾胃论[M].北京：中国中医药出版社，2007.

[2] 卢海阔.清胃散联合针刺治疗智牙冠周炎疼痛临床研究[J].中医药临床杂志，2019,31(2)：375-377.

[3] 张珂炜.清胃散联合温阳法治疗糖尿病复发性口腔溃疡临床经验[J].亚太传统医药，2017,13(18)：106-107.

[4] 李芳，鱼涛.清胃散加减治疗幽门螺杆菌感染相关性口臭的临床疗效观察[C].中国中西医结合学会消化系统疾病专业委员会，中国中西医结合学会.第三十一届全国中西医结合消化系统疾病学术会议论文集，2019.

[5] 赵万利.清胃散加减联合甲硝唑治疗慢性牙周炎效果观察[J].实用中医药杂志，2019,35(1)：82-83.

[6] 崔有晨.清胃散治疗胃火热盛型牙周炎临床观察[J].中国中医药现代远程教育，2020,18(8)：97-99.

[7] 姚杭琦，龚苏晓，李丹，等.经典名方清胃散的研究进展[J].药物评价研究，2019,42(7)：1474-1479.

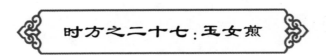

时方之二十七：玉女煎

【出处】《景岳全书》。

【组成及用法】

一、原方组成、剂量及用法

组成、剂量：石膏三五钱，熟地三五钱或一两，麦冬二钱，知母一钱半，牛膝各一钱半[1]。

用法：水一盅半，煎七分，温服或冷服。如火之盛极者，加栀子、地骨皮之属亦可；如多汗多渴者，加北五味十四粒；如小水不利，或火不能降者，加泽泻一钱五分，或茯苓亦可；如金水俱亏，因精损气者，加人参二三钱尤妙[1]。

二、现方组成、剂量及用法

组成、剂量：石膏9～15 g，熟地黄9～30 g，麦冬6 g，知母5 g，川牛膝5 g。

用法：水煎服。

【功效】　清胃热，滋肾阴。

【主治】

一、原文论述

玉女煎在《景岳全书》中主要用于治疗少阴不足、阳明有余之证，如原文中云："治水亏火盛，六脉浮洪滑大，少阴不足，阳明有余，烦热干渴，头痛牙疼，失血等证。"[1]

二、现代主治

胃热阴虚证，证见头痛，牙痛，齿松牙衄，烦热干渴，舌红苔黄而干；亦治消渴，消谷善饥等。

三、主治综述

临床上本方用来治疗慢性牙周炎[2]、胃热阴虚型糖尿病[3]、血热风燥型面部脂溢性皮炎[4]、口疮[5]、不寐[6]等疾病。

【系统辨证脉象特征】

局部脉象特征：右关脉热、枯涩，左尺脉枯涩，血管壁刚、浮、粗。

【脉图】

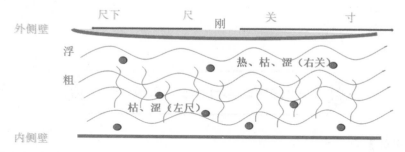

【脉证方解】

玉女煎所用之证的病机为少阴不足，阳明有余。阳明气火有余，胃热循经上攻，则见头痛牙痛；热伤胃经血络，则牙龈出血；热耗少阴阴精，故见烦热干渴、舌红苔黄且干。此为火盛水亏相因为病，而以火盛为主。治宜以清胃热为主，兼滋肾阴。

阴液不足，胃火炽盛，则见右关脉热、枯涩，尤其以左尺脉枯涩为甚；阴液亏虚，不能敛阳，则右关脉血管壁刚，脉位浮，脉形粗。

方中石膏大寒，善清阳明胃热而兼生津止渴，故为君药；臣以熟地滋肾水不足，与石膏相伍，清火壮水；佐以知母，一则助石膏清胃热而止烦渴，二则助熟地

滋少阴而壮肾水,缓解阴精的枯竭;麦门冬养阴生津,牛膝引热下行,且补肝肾。

本方清胃滋肾并用,相伍而成清润之剂,但以清阳明胃热为主,并佐以引热下行之法。

【脉证方解图】

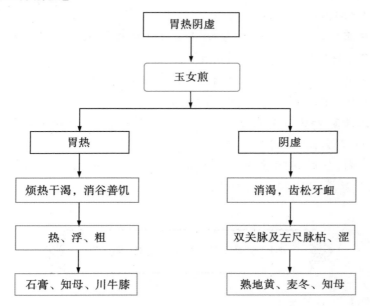

【验案】

患者男性,56岁,2022年6月2日初诊。

主诉:发热1月余。

现病史:患者于1个月前因田间劳作受热而出现发热,自行服用藿香正气水效果不佳,未进行其他系统治疗。

现症见:发热,无汗,皮肤温热感;纳眠可,二便调。舌:舌红,苔白。脉:热、刚、粗、浮、散、枯,高太过深不及。

诊断:内伤发热(阴虚内热证)。

治法:滋阴清热。

处方:石膏30 g,知母30 g,山药30 g,麦冬15 g,玄参15 g,生地20 g,甘草6 g,白术20 g,黄芪20 g,防风10 g,柴胡15 g,共七剂,水煎服,每日一剂。服药后发热渐退,愈。

按:患者曾因田间劳作受热,脉象中热、刚、粗、浮、散、枯,高太过深不及一方面表明其阳明气火有余,胃热循经上攻,同时兼有内热耗伤阴精,因此发热久不愈,治宜以清胃热为主,兼滋肾阴,方选玉女煎加减。

【参考文献】

[1] (明)张介宾.景岳全书[M].北京:人民卫生出版社,2018.

[2] 苏萌,谭福雄,杨晨,等.玉女煎治疗慢性牙周炎 Meta 分析[J].河南中医,2022,42(3):418-422.

[3] 应亚利,黄强.玉女煎联合西药治疗 2 型糖尿病阴虚热盛证的临床效果[J].中华全科医学,2019,17(11):1945-1947.

[4] 汪胜红.血热风燥型面部脂溢性皮炎行加味玉女煎治疗的临床疗效研究[J].中国社区医师,2020,36(21):130-131.

[5] 王国莲.加味玉女煎治疗复发性口疮 120 例[J].世界最新医学信息文摘,2018,18(7):129.

[6] 方向,金珊,鲍远程.鲍远程运用玉女煎治疗胃热扰神致不寐经验[J].中医药临床杂志,2017,29(9):1419-1421.

时方之二十八:益胃汤

【出处】 《温病条辨》。

【组成及用法】

一、原方组成、剂量及用法

组成、剂量:沙参三钱,麦冬五钱,冰糖一钱,细生地黄五钱,玉竹(炒香)一钱五分[1]。

用法:水五杯,煮取二杯,分二次服,渣再煮一杯服[1]。

二、现方组成、剂量及用法

组成、剂量:沙参 9 g,麦冬 15 g,冰糖 3 g,细生地 15 g,玉竹 6 g。

用法:水煎服。

【功效】 养阴益胃。

【主治】

一、原文论述

益胃汤在《温病条辨》中主要用于治疗阳明温病,比如原文中云:"阳明温病,下后汗出,当复其阴,益胃汤主之。温热本伤阴之病,下后邪解汗出,汗亦津液之化,阴液受伤,不待言矣,故云当复其阴。此阴指胃阴而言,盖十二经皆禀

气于胃,胃阴复而气降得食,则十二经之阴皆可复矣。欲复其阴,非甘凉不可,汤名益胃者,胃体阳而用阴,取益胃用之义也。下后急议复阴者,恐将来液亏燥起,而成干咳身热之怯证也。"[1]

二、现代主治

胃阴不足证,证见饥不欲食,口干咽燥,大便干结,舌红少津,脉细数。

三、主治综述

本方对于各种类型的消化系统疾病,如胃炎[2-4]、厌食[5]、消化不良[6]、便秘[7,8]、胃癌[9]等,及慢性免疫性血小板减少症[10]、原发干燥综合征[11]等免疫系统疾病和心悸[12]、支气管扩张[13]等循环/呼吸系统疾病有良好疗效。

【系统辨证脉象特征】

脉象特征:刚、弱、热,枯涩,以右关脉及左尺脉为甚;沉、细。

【脉图】

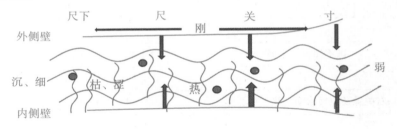

【脉证方解】

益胃汤所用之证的病机为胃阴不足。本病症常见于温病后期,下后邪解汗出导致的胃阴耗伤。本方乃由于热病消灼阴液,或过食辛辣之物,或过用吐、下之剂,或胃病迁延不愈,每致胃阴耗损、虚热内生。胃阴不足,受纳失司,故饥而不欲食;胃之阴津不足,上不能滋润口咽则口干咽燥,下不能濡润大肠则便结;舌红少津,脉象细数,为阴虚内热之征。治宜甘凉生津,养阴益胃。

阴液亏虚,阴虚则内热,则脉弱、热;阴虚则阳气虚性亢奋,导致血管壁刚。阴液亏虚不能充盈脉道,则脉道失于充盈,血流层枯涩。左尺脉主肾阴,右关脉主胃,故以上脉象特征以左尺脉及右关脉为重。此处需要注意的是,阳热实性亢盛,有力鼓动血行和脉搏波,导致出现进多退少、高太过深不及等表征气机升多降少的脉象特征。但因阴液亏虚,阳气虚性亢奋,无力鼓动血行及脉搏波出现进多退少、高太过深不及,多常表现为血管壁张力增加,即"刚"的脉象特征,更甚者反而出现进少退多、高不及深太过等表征气机下陷的脉象特征。

方中重用细生地、麦冬,味甘性寒,养阴清热,生津润燥,为甘凉益胃之上品,配伍北沙参、玉竹为臣,养阴生津,助生地、麦冬的益胃养阴之力。冰糖濡养肺胃,调和诸药,为佐使药。沙参、麦冬、玉竹均可补养胃中阴津,冰糖共助清肺润燥生津之力,细生地清热凉血、养阴生津,诸药合用,补养阴津,除去燥热。

【脉证方解图】

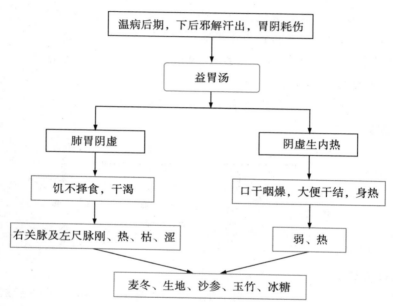

温病后期,下后邪解汗出,胃阴耗伤

益胃汤

肺胃阴虚

饥不择食,干渴

右关脉及左尺脉刚、热、枯、涩

阴虚生内热

口干咽燥,大便干结,身热

弱、热

麦冬、生地、沙参、玉竹、冰糖

【验案】

患者男性,58岁,2021年6月16日初诊。

主诉:食欲下降、胃中嘈杂伴反酸1个月。

现病史:患者于1个月前无明显诱因出现食欲下降,既往有胃溃疡病史10余年,反复反酸,口服雷贝拉唑等效果一般。

现症见:食欲下降,胃中嘈杂,伴反酸,胃纳不香,口渴欲饮,时有鼻衄,眠浅易醒,常夜间盗汗,小便热涩,大便偏干,需用开塞露辅助排便。舌:舌红少津,苔少。脉:热、涩、细、数、枯。

诊断:嘈杂(脾胃阴虚证)。

治法:养阴益胃。

处方:生地黄20 g,麦冬15 g,玉竹15 g,炒山药15 g,北沙参15 g,炒鸡内金9 g,海螵蛸9 g,共七剂,水煎服,每日一剂,早晚分温服。

二诊：患者胃中嘈杂感明显减轻，反酸略缓解，仍纳少，偶有胃胀，盗汗减轻，鼻衄减少，小便热涩感缓解，大便较前略顺畅。舌：舌红少津，舌苔较前增加。脉：细、数、刚、热、涩感减轻。根据患者病情，方中加入莱菔子、生麦芽各 9 g，共七剂，水煎服，每日一剂，早晚分温服。

按：患者主证之食欲下降、胃中嘈杂伴反酸均系胃阴不足所致，脉象中热、涩、细、数、枯亦代表了胃阴不足、阴虚生内热之证，因此亦出现口渴欲饮、鼻衄、盗汗、小便热涩、大便干等兼证，胃阴不足致升降失调，故见食欲下降、胃纳不香。治宜养阴益胃，方选益胃汤加味，服药后患者阴虚之象明显缓解，又加之莱菔子、生麦芽等行气和胃。

【参考文献】

［1］（清）吴瑭.温病条辨［M］.宋咏梅，臧守虎，张永臣，点校.北京：中国中医药出版社，2006.

［2］李静江，席军.养阴益胃汤对慢性萎缩性胃炎大鼠胃黏膜中 BF、SOD、GSHPx 活性及 MDA 影响的实验研究［J］.现代中药研究与实践，2015，29(3)：28-30.

［3］陈萍.益胃汤加减治疗慢性浅表性胃炎胃阴虚证临床观察［J］.中医学报，2013，28(178)：410-411.

［4］马雪方.益胃汤联合西药三联法治疗幽门螺杆菌相关胃炎随机平行对照研究［J］.实用中医内科杂志，2015，29(7)：120-122.

［5］郭丽媛，李会丰，徐秀萍，等.益胃汤加减治疗小儿厌食症脾胃阴虚型的临床观察［J］.中医中药，2014，2(12)：26-27.

［6］刘海军.益胃汤治疗非溃疡性消化不良疗效观察［J］.中医临床研究，2012，4(9)：85-86.

［7］沈春林.加味升阳益胃汤（水蜜丸）治疗老年习惯性便秘的临床观察［D］.哈尔滨：黑龙江中医药大学，2020.

［8］张铃羚.加减升阳益胃汤治疗结直肠癌辅助化疗相关性便秘患者的临床疗效观察［D］.成都：成都中医药大学，2020.

［9］刘志伟.升阳益胃汤对腹腔镜胃癌术后快速康复的临床观察［D］.广州：广州中医药大学，2016.

［10］李朗，邵科钉，刘琪，等.益气滋阴养胃方治疗慢性免疫性血小板减少症的经验［J］.浙江中医药大学学报，2021，45(5)：501-503＋517.

［11］吴志红.益胃汤治疗原发性干燥综合征的临床观察［J］.湖北中医杂志，2013，35(10)：46-47.

[12] 董博文,燕敏,朱博,等.升阳益胃汤加减治疗心悸验案 1 则[J].湖南中医杂志,2020,36(9):74-75.

[13] 李雪,祝勇,郭亚丽,等.升阳益胃汤加减治疗支气管扩张症稳定期脾肺气虚、痰热蕴肺证临床疗效研究[J].辽宁中医杂志,2021,48(6):118-121.

 时方之二十九:清燥救肺汤

【出处】 《医门法律》。

【组成及用法】

一、原方组成、剂量及用法

组成、剂量:桑叶(经霜者,去枝、梗,净叶)三钱,石膏(煅)二钱五分,甘草一钱,人参七分,胡麻仁(炒,研)一钱,真阿胶八分,麦门冬(去心)一钱二分,杏仁(泡,去皮尖,炒黄)七分,枇杷叶(刷去毛,蜜涂,炙黄)一片[1]。

用法:水一碗,煎六分,频频二三次,滚热服[1]。

二、现方组成、剂量及用法

组成、剂量:桑叶 9 g,石膏 9 g,甘草 3 g,人参 3 g,胡麻仁炒 3 g,阿胶 3 g,麦门冬 3 g,杏仁 3 g,枇杷叶 3 g。

用法:水煎服。

【功效】 清燥润肺,益气养阴。

【主治】

一、原文论述

清燥救肺汤在《医门法律》中主要用于治疗肺燥之证,比如原文中云:"诸气愤郁之属于肺者,属于肺之燥也。而古今治气郁之方,用辛香行气,绝尤一方治肺之燥者。诸痿喘呕之属于上者,亦属于肺之燥也。而古今治法,以痿呕属阳明,以喘属肺,是则呕与痿属之中下,而惟喘属之上矣。所以千百方中,亦无一方及于肺之燥也。即喘之属于肺者,非表即下,非行气即泻气,间有一二用润剂者,又不得其旨矣。总之《内经》六气,脱误秋伤于燥一气,指长夏之湿,为秋之燥。后人不敢更端其说,置此一气于不理,即或明知理燥,而用药夹杂。如弋获飞虫,茫无定法示人也。今拟此方,命名清燥救肺汤,大约以胃气为主,胃土为肺金之母也。其天门冬,虽能保肺,然味苦而气滞,恐反伤胃阻痰,故不用也。其知母能滋肾水、清肺金,亦以苦而不用。至如苦寒降水,正治之药,尤在所忌。

盖肺金自至于燥,所存阴气,不过一线耳。倘更以苦寒下其气,伤其胃,其人尚有生理乎? 诚仿此增损以救肺燥变生诸证,如沃焦救焚,不厌其频,庶克有济耳。"[1]

二、现代主治

温燥伤肺证,证见身热头痛,干咳无痰,气逆而喘,咽喉干燥,鼻燥,胸满胁痛,心烦口渴,舌干少苔,脉虚大而数。

三、主治综述

本方临床上可用于治疗支气管炎[2,3]、肺炎[4,5]、咳嗽[6-8]、肺癌[9]等肺系疾病;以及耳鼻咽喉急症(如急性咽炎、鼻衄、急性分泌性中耳炎、急性喉炎[10])、皮下斑疹、喉痹、酒糟鼻[11]、老年性皮肤疹痒症、结膜干燥症[12]、手足皲裂症[13]、干燥综合征[14]、病毒感染后低钾瘫痪[15]、重症肌无力[16]、老年便秘[17]、严重小便失禁[18]、见水思尿证[19]等。

【系统辨证脉象特征】

脉象特征:血管壁及血流层热、弱、散、刚、枯、涩,其中枯、涩尤以右寸脉及左尺脉明显;进多退少,高太过深不及。

【脉图】

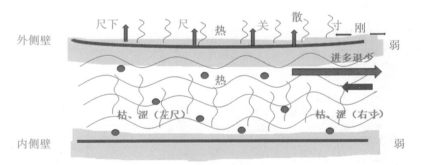

【脉证方解】

清燥救肺汤所用之证为温燥伤肺重证,本证多由秋令久晴无雨、温燥伤肺所致。肺合皮毛而主表,燥热伤肺,故身热头痛;温燥伤肺,肺失肃降,故干咳无痰、气逆而喘、胸满胁痛、咽喉干燥、鼻燥;燥热偏重,灼伤气阴,则心烦口渴、舌干少苔、脉虚大而数。治当清肺燥、补气阴。

相关的病机主要分为三层:第一层为温燥伤肺、肺内燥热,出现血管及血流层热;燥邪最易伤津,津液亏耗,则脉内血流层干稠,若津液亏耗严重且不能及时补充,则脉枯、涩,主要体现在右寸脉及左尺脉;第二层为伤阴耗气,阴虚则血流层枯涩,阴虚则内热,故脉血流层热、弱,气虚则脉弱而散;气阴两虚、阳气亢盛则血管壁刚;第三层是在燥热伤肺、气阴两亏的基础上出现肺气上逆、肃降不及,脉象主要表现为进多退少、高太过深不及,临床表现为咳嗽。

由于本证系温燥伤肺重证,故方中重用霜桑叶,其质轻寒润,入肺清透宣泄燥热,清肺止咳。石膏辛甘大寒,善清肺热而兼能生津止渴;与甘寒养阴生津之麦门冬相伍,可助桑叶清除温燥,并兼顾损伤之津液;用少量杏仁、枇杷叶苦降肺气,止咳平喘,缓解肺气不降之候;阿胶、胡麻仁以助麦门冬养阴润燥;人参、甘草益气补中,培土生金。诸药合用,使燥热得清,气阴得复,肺金濡润,肺逆得降,诸症自除。

【脉证方解图】

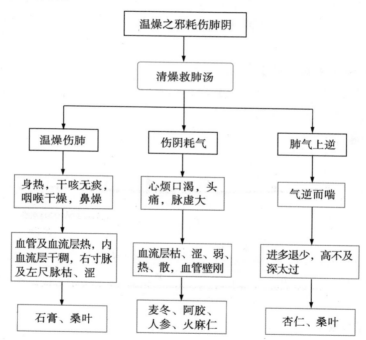

【验案】

患者男性,67岁,2021年12月13日初诊。

主诉:咳嗽痰黏3月余。

现病史:患者于3个月前受寒导致感冒,口服感冒药后发热等症状消失,遗留咳嗽至今已3月余,既往有慢性支气管病史3年。

现症见:咳嗽,痰黏难以吐出,气温变化时咳嗽加重,咳嗽剧烈,甚则呛咳,痰少色黄,质黏,咽痒,纳少,眠可,大便干,小便可。舌:舌苍老而干,苔黄。脉:

血管壁及血流层热、弱、散、刚、枯涩,进多退少,高太过深不及。

诊断:咳嗽(温燥伤肺证)。

治法:清肺润燥,补气养阴。

处方:桑白皮 15 g,桑叶 15 g,麦冬 15 g,地骨皮 15 g,生石膏 30 g,枇杷叶 12 g,桔梗 12 g,杏仁 9 g,川贝母 9 g,甘草 9 g,共七剂,水煎服,每日一剂,早晚分温服。

二诊:患者咳痰明显顺畅,排痰增加,干咳减轻,纳可,二便调。舌:舌干红少津,舌苔黄。脉:热,进多退少,高太过深不及。根据患者病情,方中加入沙参、麦冬各 15 g,共七剂,水煎服,每日一剂,早晚分温服。

按:该患者本属内热体质,受寒后于体内化热,伏火郁于内,灼伤肺津,故久而久之发为燥咳。患者脉象中热、弱、散、刚、枯涩,进多退少、高太过深不及均代表阴虚肺热之证,方中桑叶、桑白皮、地骨皮、石膏清透肺中燥热,麦冬、枇杷叶、川贝养阴润肺,杏仁、桔梗宣利气机,甘草补肺气并调和诸药,二诊中根据患者病情加之沙参、麦冬养阴生津。

【参考文献】

[1] (清)喻嘉言.医门法律[M].丁侃,校注.北京:中国医药科技出版社,2006.

[2] 鲁好贞.清燥救肺汤为主治疗慢性支气管炎 12 例[J].青岛医药卫生,1995,9(10):25-26.

[3] 叶昌琼.清燥救肺汤治疗急性支气管炎 35 例[J].长春中医学院学报,2004,9(4):6.

[4] 白丽娜.清燥救肺汤加减治疗儿童支原体肺炎气阴两虚证的临床观察[D].乌鲁木齐:新疆医科大学,2020.

[5] 许平.清燥救肺汤治疗小儿支气管肺炎 34 例疗效观察[J].云南中医中药杂志,2006,11(3):26.

[6] 何增.清燥救肺汤加减方治疗小儿感染后咳嗽风燥伤肺证的临床观察[D].哈尔滨:黑龙江中医药大学,2018.

[7] 翟乃会,王明春.清燥救肺汤加减治疗上感后顽固性咳嗽 163 例[J].甘肃中医,2008,9(7):20.

[8] 魏金凤.加减清燥救肺汤治疗喉痒咳嗽 220 例的临床观察[J].四川中医,2004,9(11):54.

[9] 余功,胡桥,李佳萍,等.清燥救肺汤抗肺癌疗效机制研究进展[J].中

实验方剂学杂志,2020,26(4):42-47.

[10] 黄洁,曾小梅,李唯钢.谢强应用清燥救肺汤化裁治耳鼻咽喉科急症经验[J].江西中医药,2009,40(1):31.

[11] 任利,张五洲.清燥救肺汤新用3则[J].陕西中医,2001,8(1):47-48.

[12] 李金娥,张琴,程仕萍,等.清燥救肺汤治疗皮肤病验案3则[J].新中医,2008,10(8):85.

[13] 周成勤.清燥救肺汤治愈手足皲裂症1例[J].中国社区医师,1998,8(8):37-38.

[14] 邹世光,刘志群,张勇.干燥综合征分症治验举隅[J].湖北中医杂志,2008,15(8):53.

[15] 菅振刚.清燥救肺汤治疗病毒感染后低钾瘫痪[J].实用中医内科杂志,1999,2(4):27.

[16] 吴少东.在重症肌无力治疗中应用清燥救肺汤的经验[J].吉林中医药,2002,52(4):2.

[17] 易献春.清燥救肺汤治疗老年便秘36例[J].江西中医药,2008,8(4):48.

[18] 申秋英.严重小便失禁[J].湖南中医杂志,1994(S1):69.

[19] 常玉伟,彭世桥.清燥救肺汤治见水思尿证[J].北京中医,1995,9(2):23.

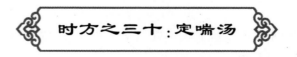

时方之三十:定喘汤

【出处】 《摄生众妙方》。

【组成及用法】

一、原方组成、剂量及用法

组成、剂量:白果(去壳,轧碎,炒黄色)二十一枚,麻黄三钱,苏子二钱,甘草一钱,款冬花三钱,杏仁(去皮尖)一钱五分,桑皮(蜜炙)三钱,黄芩(微炒)一钱五分,法制半夏三钱(如无,用甘草汤泡七次,去脐用)[1]。

用法:上用水三盅,煎二盅,作二服。每服一盅,不用姜,不拘时徐徐服[1]。

二、现方组成、剂量及用法

组成、剂量:白果9g,麻黄9g,苏子6g,甘草3g,款冬花9g,杏仁6g,桑

白皮9g,黄芩6g,法半夏9g。

用法:水煎服。

【功效】 宣降肺气,清热化痰。

【主治】

一、原文论述

定喘汤在《摄生众妙方》中用以专治齁疾,如原文中云:"诸病原来有药方,惟愁齁喘最难当。麻黄桑杏寻苏子,白果冬花更又良。甘草黄芩同半夏,水煎百沸不须姜。患者遇此仙丹药,服后方知定喘汤。金陵有一浦舍,用此方专治齁疾,无不取效。此其真方也。"[1]

二、现代主治

痰热内蕴、风寒外束之哮喘,证见咳喘痰多气急,痰稠色黄,或微恶风寒,舌苔黄腻,脉滑数。

三、主治综述

本方可用于治疗各类哮喘[2-5]、毛细支气管炎[6]、慢性阻塞性肺疾病[7-9]、硅肺[10]等呼吸系统疾病。

【系统辨证脉象特征】

整体脉象特征:热、稠、滑、强,进多退少,高太过深不及,内侧壁与周围组织界限不清,以右侧寸脉及关脉尤为明显。

局部脉象特征:右寸脉外侧壁刚、敛、寒。

【脉图】

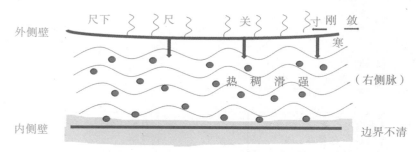

【脉证方解】

定喘汤所用之证的病机为外受风寒之邪束表,内里酿生肺部痰热。本方乃因素体痰多,复感风寒,郁而化热所致。痰壅于肺,加之风寒所遏,使肺气壅闭,郁而化热,气逆于上而发为哮喘。症见咳嗽气急,痰稠色黄;风寒束表,卫阳被遏,故见微恶风寒;痰热内蕴,故舌苔黄腻,脉来滑数。治当宣降肺气,清热化痰。

　　素体痰多阳气偏盛者,整体脉内容物稠浊、热、滑、强。脾为生痰之源,肺为贮痰之器,故痰热脉象在右侧寸脉与关脉最为明显,且内侧壁与周围组织界限不清。外感风寒,肌表被束,故右寸脉外侧壁刚、敛、寒。肺气上逆,故脉进多退少,高太过深不及。

　　方中麻黄疏散风寒,宣肺平喘,白果敛肺定喘,二药配伍,散收结合,既能增强平喘之功,又可使宣肺而不耗气,敛肺而不留邪,共为君药。桑白皮泻肺平喘,黄芩清热化痰,二者合用以消内蕴之痰热,为臣药。杏仁、苏子、半夏、款冬花降气平喘,化痰止咳,俱为佐药。甘草调药和中,且能止咳,用为佐使药。诸药配伍,内清痰热,外散风寒,宣降肺气而平哮喘。

【脉证方解图】

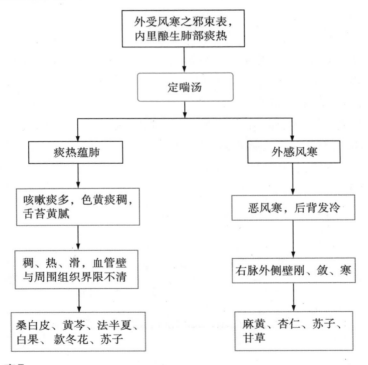

【验案】

患者男性,76岁,2021年11月7日初诊。

主诉:咳嗽、畏寒1月余。

现病史:患者于1个月前由于气温骤降导致受寒咳嗽,自行口服止咳糖浆等一直未见明显好转,反复咳嗽伴有怕冷畏寒症状。

现症见:咳嗽、畏寒,甚则咳吐黄痰、鼻流黄涕,纳少,眠可,小便调,大便黏。舌:舌淡红,苔黄、厚腻。脉:热、稠、滑、强,血管壁与周围组织界限不清,寸脉外侧壁刚、敛、寒。

诊断:咳嗽(寒包热证)。

治法:内清痰热,外散风寒。

处方:麻黄9 g,款冬花9 g,白果9 g,桑白皮9 g,姜半夏6 g,紫苏子6 g,黄芩6 g,瓜蒌皮12 g,炒苦杏仁12 g,柴胡12 g,白芍12 g,白前12 g,共七剂,水煎服,每日一剂,早晚分温服。

二诊:患者畏寒减轻,咳嗽缓解,纳眠可,二便调。舌:舌淡红,苔黄腻。脉:热、稠、滑、强均减轻,寸脉外侧壁刚、敛、寒消失。根据患者病情,方中加入防风15 g,荆芥15 g,白术15 g,共七剂,水煎服,每日一剂,早晚分温服。

按:患者为脾虚兼夹湿热内盛体质,风寒伤表后,郁而化热,郁热于内而寒束于外,不得宣散,故而咳嗽、畏寒,甚则痰涎流涕,脉象中热、稠、滑、强,血管壁与周围组织界限不清,寸脉外侧壁刚、敛、寒,以及舌淡红,苔黄腻均为佐证,方选定喘汤加减,服药后根据患者病情,加入白术、防风、荆芥以解表祛风,顾护卫气。

【参考文献】

[1](明)张时彻.摄生众妙方[M].张树生,点校.北京:中医古籍出版社,1994.

[2]于红雅.加味定喘汤治疗小儿支气管哮喘急性发作期热哮证的临床观察[D].天津:天津中医药大学,2020.

[3]杨惠.定喘汤加减戌时给药治疗小儿哮喘外寒内热证疗效观察[D].长沙:湖南中医药大学,2015.

[4]褚剑英.加味定喘汤治疗热哮痰热内蕴证的临床观察[D].长春:长春中医药大学,2015.

[5]刘玉清.加味定喘汤治疗支气管哮喘急性发作期痰热壅肺证的临床观察[D].长沙:湖南中医药大学,2018.

[6]刘媛.加味定喘汤治疗毛细支气管炎的疗效观察[D].济南:山东中医药大学,2013.

[7]黄笑.定喘汤治疗AECOPD痰热壅肺型患者的临床疗效观察[D].成都:成都中医药大学,2017.

[8]丁存香.益气定喘汤治疗老年COPD稳定期肺肾气虚证的临床疗效研

究[D].济南：山东中医药大学,2016.

[9] 周运海.何焕荣教授学术思想与临床经验及何氏加味定喘汤治疗慢性阻塞性肺疾病急性加重期的临床研究[D].南京：南京中医药大学,2015.

[10] 陈丽娜.保肺定喘汤对矽肺稳定期肺肾气虚证的临床观察[D].杭州：浙江中医药大学,2019.

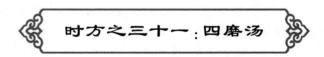

时方之三十一：四磨汤

【出处】 《济生方》。

【组成及用法】

一、原方组成、剂量及用法

组成、剂量：人参,槟榔,沉香,天台乌药[1]。原著中本方无用量。

用法：上四味,各浓磨水,和作七分盏,煎三,五沸,放温服。或下养正丹尤佳[1]。

二、现方组成、剂量及用法

组成、剂量：人参 6 g,槟榔 9 g,沉香 6 g,天台乌药 6 g。

用法：水煎服。

【功效】 行气降逆,宽胸散结。

【主治】

一、原文论述

四磨汤在《济生方》中主要用于治疗"七情伤感,上气喘息,胸膈满闷,不思饮食"[1]之证。

二、现代主治

肝气郁结证,证见胸膈胀闷,上气喘急,心下痞满,不思饮食,苔白,脉弦。

三、主治综述

本方可用于治疗消化不良[2,3]、便秘[4,5]、肠易激综合征[6,7]、胆汁反流性胃炎[8]、糖尿病胃轻瘫[9]、原发性肝癌气滞型腹胀气臌症[10]、肝癌切除术后促胃肠功能恢复[11]、促进腹腔镜阑尾切除术后胃肠功能恢复[12]、剖宫产术后肠胀气[13]、术后难治性肠梗阻[14]等胃肠道疾病,以及阿尔茨海默病患者认知功能的提高[15]等。

【系统辨证脉象特征】

整体脉象特征:郁动,强、滑,进多退少,高太过深不及。

局部脉象特征:右寸脉浮、粗、热、稠。

【脉图】

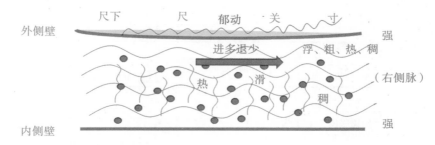

【脉证方解】

四磨汤所用之证的病机为情志不遂或恼怒伤肝,导致肝失疏泄、肝气郁结,横逆胃、胸膈,上逆于肺。肝主疏泄,喜条达而恶抑郁,情志不遂,或恼怒伤肝,均可导致肝失疏泄,气机不畅,进而累及他脏。肝气郁结,横逆胸膈之间,则胸膈胀闷;上犯于肺,肺气上逆,则上气喘急;横逆犯胃,胃失和降,则心下痞满、不思饮食;苔白、脉弦为肝郁之征。治宜降逆行气、宽胸散结。

四磨汤所用之证的病机包含了肝气郁结和肺气郁闭两个层面,这两个病机层面之间的演变机理在于肝气郁闭,影响肺气正常的宣发肃降,上逆发为咳喘。肝气郁结,则脉郁动。郁动是一种脉搏搏动时谐振波的增多,表现为麻涩、滞涩、拘拘前行的感觉,多见于左关脉,表征肝气郁结、郁闭于内。肝气上逆导致肺气不利,肺气上逆则出现进多退少,高太过深不及以及局部脉象中右寸脉浮、粗、热、稠,表明气聚于机体上部,气机上逆,临床上常出现上气、咳嗽、喘急等。

方中乌药辛温香窜,善于疏通气机,既可疏肝气郁滞,又可行脾胃气滞,一方面解决了脉象要素的郁动、沉的肝气郁结之征,另一方面又缓解了肝气上逆于肺而出现的上气喘息之征。沉香味辛走散,下气降逆,最宜气机上逆之征,佐以槟榔辛苦降泄,破气导滞,下气降逆而除胀满。方中稍佐人参益气扶正,使开郁行气而不伤正气。四药配伍,使逆上之气平复,郁滞之气畅行,共奏降逆行气、宽胸散结之效。

【脉证方解图】

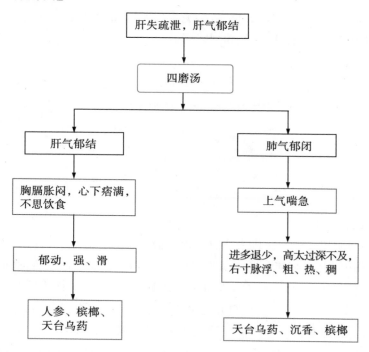

【验案】

患者男性,71 岁,2021 年 7 月 13 日初诊。

主诉:头晕伴视物旋转半个月。

现病史:患者半年前无明显诱因出现头晕,视物旋转,走路摇晃,站立不稳,就诊于某医院,诊断为腔隙性脑梗死、多发性脑动脉硬化伴狭窄。

现症见:头晕伴视物旋转,夜间较重,呈阵发性发作;伴两侧头部疼痛,双下肢乏力酸软,走路不稳,耳鸣,口干口苦,纳可,眠差,多梦,眠浅易醒,醒后难以入睡,二便调。舌:舌红,舌体胖大,苔白腻。脉:脉郁动,强、滑、浮,左寸脉尤甚,进多退少,高太过深不及。

诊断:眩晕(肝郁气滞证)。

治法:疏肝解郁,破气导滞。

处方:降香 12 g,槟榔 9 g,乌药 12 g,檀香 9 g,炒苦杏仁 9 g,川牛膝 15 g,共十四剂,水煎服,每日一剂。

二诊:患者症见头晕消,双下肢乏力酸软明显缓解,口干口苦消,纳可,睡眠改善,二便调。脉象进退,高深平,略弱。上方加党参 20 g,共七剂,水煎服,每

日一剂。

按：根据脉象特征，此病案由于情志不遂导致肝失疏泄、肝气郁结，上逆于肺，故发为两侧头部疼痛，耳鸣，口干口苦，多梦，眠浅易醒的肝郁之证；气机上逆，故而头痛且双下肢乏力酸软，走路不稳，治宜降逆行气、宽胸散结，方选四磨汤加减。

【参考文献】

[1]（宋）严用和.济生方[M].北京：中国医药科技出版社，2012.

[2]郑利祥，徐庭云，汪颖烨，等.四磨汤联合推拿治疗小儿功能性消化不良52例[J].中国中医药科技，2021，28(2)：331-333.

[3]周正华，王韶峰，梁秋明，等.四磨汤口服液治疗功能性消化不良气滞食积证随机双盲多中心临床试验[J].中医药导报，2020，26(13)：92-95.

[4]吉宇霞，楚振荣，李树花.电针深刺合四磨汤加味治疗成人慢性功能性便秘疗效及对 Bristol 评分、神经递质的影响[J].现代中西医结合杂志，2020，29(26)：2949-2952.

[5]杜英杰，罗敏.四磨汤加味大剂量白术治疗顽固性便秘39例[J].中医研究，2020，33(5)：23-26.

[6]王琴.四磨汤加味治疗便秘型肠易激综合征的临床研究[D].昆明：云南中医药大学，2019.

[7]赖曼娜，林汝秀，陈宝田，等.四磨汤治疗肝脾不和型肠易激综合征的疗效[J].世界中医药，2017，12(12)：2961-2963＋2967.

[8]石铭鸿，卢启明.四磨汤联合铝碳酸镁片治疗胆汁反流性胃炎疗效分析[J].甘肃科技，2016，32(11)：135-136＋143.

[9]邱占华，刘晋津.四磨汤联合莫沙必利治疗糖尿病胃轻瘫的临床效果[J].临床医学研究与实践，2021，6(16)：156-158.

[10]李江波.加减四磨汤热敷脐周对原发性肝癌气滞型腹胀(气臌症)的临床疗效观察[D].福州：福建中医药大学，2018.

[11]吕东霞.针刺联合四磨汤用于肝癌切除术后促胃肠功能恢复的效果[J].中华中医药学刊，2020，38(12)：55-57.

[12]赵德贞.四磨汤口服液联合西医常规治疗对促进腹腔镜阑尾切除术后胃肠功能恢复的影响[J].中国民间疗法，2021，29(13)：90-92.

[13]韦淑青，赵玉洁.艾灸联合四磨汤治疗对剖宫产术后肠胀气的临床观察[J].实用临床护理学电子杂志，2019，4(23)：87.

[14] 申莉萍,章洪鹏,武琦,等.针灸联合四磨汤治疗术后难治性肠梗阻的疗效分析[J].中医临床研究,2019,11(19):108-110.

[15] 王晓东,李先强.四磨汤联合肠道微生态制剂对阿尔茨海默病患者认知功能的影响[J].河南中医,2015,35(8):1810-1812.

时方之三十二：天王补心丹

【出处】 《校注妇人良方》。

【组成及用法】

一、原方组成、剂量及用法

组成、剂量：人参(去芦)五钱,茯苓五钱,玄参五钱,丹参五钱,桔梗五钱,远志五钱,当归(酒浸)一两,五味子一两,麦门冬(去心)一两,天门冬一两,柏子仁一两,酸枣仁(炒)一两,生地黄四两[1]。

用法：上为末,炼蜜丸桐子大,用朱砂为衣,每服二三十为丸,临卧竹叶煎汤送下[1]。

二、现方组成、剂量及用法

组成、剂量：人参6 g,茯苓6 g,玄参6 g,丹参6 g,桔梗6 g,远志6 g,当归9 g,五味子9 g,麦门冬9 g,天门冬9 g,柏子仁9 g,酸枣仁9 g,生地黄24 g。

用法：上药共为细末,炼蜜为小丸,用朱砂水飞9～15 g为衣,每服6～9 g,温开水送下,或竹叶煎汤送服;亦可作汤剂,水煎服。

【功效】 滋阴养血,补心安神。

【主治】

一、原文论述

《校注妇人良方》中认为天王补心丹具有"宁心保神,益血固精,壮力强志,令人不忘,清三焦,化痰涎,祛烦热,除惊悸,疗咽干,育养心神"[1]之功。

二、现代主治

阴虚血少,神志不安证,证见心悸怔忡,虚烦失眠,神疲健忘,或梦遗,手足心热,口舌生疮,大便干结,舌红少苔,脉细数。

三、主治综述

本方可用于治疗失眠[2,3]、焦虑症[4,5]、抑郁症[6]、眩晕[7]、阿尔茨海默病[8]、谵妄[9]等神经系统病症,心绞痛[10]、心律失常[11]等循环系统疾病和甲状腺功能亢进[12]、围绝经期综合征[13]等内分泌疾病。

【系统辨证脉象特征】

整体脉象特征:躁动,刚、热(血管壁及浮层),中层血流热,底层血流寒,弱、稠、涩、细、疾。

局部脉象特征:左寸躁动甚;左关、左尺枯、涩、沉、细甚,热甚,弱甚,刚甚。

【脉图】

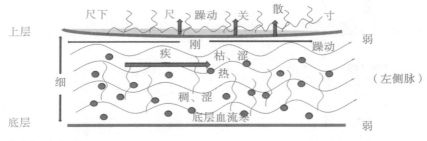

【脉证方解】

天王补心丹所用之证的病机为过食辛辣,房事不节,体虚久病等耗伤阴津气血,而致虚热内生,阴虚则阳亢,一则心神不安,故脉象中见"躁动、疾",左寸候心,患者心悸怔忡,虚烦失眠,故而左寸躁动显著,方中重用生地黄,滋阴养血,清虚热,天冬、麦冬滋阴清热,酸枣仁、柏子仁养心安神,当归补心血,丹参养心血而活血,朱砂镇心安神,共助生地滋阴补血以养心安神;二则阳气亢盛于外,四肢末端手足心热,脉象上表现为脉管壁的"刚",以及血管壁及浮层、中层血流热。本证系本虚标实之证,故而沉取脉"弱",底层血流寒,方中人参益气补虚,使气旺而阴血自生,以宁心神。阴虚加之内热煎熬阴津气血,血少不足以及血液浓缩,故而表现为"细、涩、稠"。心阴虚不能下滋肾水,心肾不交,症见神疲健忘或梦遗,故而左关脉、左尺脉枯涩,沉、细甚、热甚、弱甚、刚甚。方中五味子酸收敛阴,以养心神;茯苓、远志养心安神,交通心肾;玄参滋阴降火,以制虚火上炎;桔梗为舟楫,载药上行,以使药力上入心经。诸药配伍滋阴养血,行补心安神之功。

【脉证方解图】

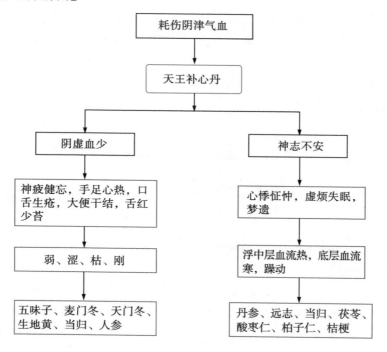

【验案】

患者女性,62 岁,2021 年 8 月 13 日初诊。

主诉:入睡困难 3 月余。

现病史:患者自述 3 个月前由于家庭琐事思虑导致失眠,3 个月来一直未能减轻,曾自行口服舒眠胶囊、滋肾安神合剂等辅助睡眠,效果一般。

现症见:入睡困难,眠浅易醒,常于凌晨 3 点自行苏醒,醒后难以复睡,白日疲乏困倦,头昏沉,偶有心悸,五心烦热,记忆力下降,注意力降低,纳可,二便调。舌:舌尖红,苔少。脉:躁动,左关脉尤甚,刚,中层血流热,底层血流寒,弱、涩、细、疾,尺枯。

诊断:失眠(阴虚血少,神志不安证)。

治法:滋阴养血,安神定志。

处方:生地黄 20 g,当归 20 g,远志 20 g,柏子仁 9 g,酸枣仁 9 g,五味子 9 g,桔梗 9 g,栀子 9 g,麦冬 15 g,丹参 15 g,茯神 15 g,共十四剂,水煎服,每日一剂。

二诊:患者睡眠时间明显延长,入睡困难改善,心烦、乏力减轻,二便调。脉

象涩,细,疾,尺枯,上方加沙参20 g,麦冬20 g,共十四剂,水煎服,每日一剂。

按:患者由于琐事思虑影响心神,长此以往导致心血暗耗,出现入睡困难、心烦等症状,失眠日久致心肾不交,从而导致五心烦热、记忆力减退、注意力不能集中等表现。脉象中躁动,左关尤甚,刚,中层血流热,底层血流寒,弱、涩、细、疾,尺枯以及舌尖红、苔少均为佐证。方选天王补心丹以滋阴养血,补心安神。

【参考文献】

[1](宋)陈自明原著,(明)薛己校注.《校注妇人良方》注释[M].许润三,注释.南昌:江西人民出版社,1983.

[2]谢光璟,徐波,王超,等.养血滋阴安神法治疗老年阴虚血少型失眠的临床研究[J].世界睡眠医学杂志,2017,4(2):80-83.

[3]陈维铭,钱涯邻,宋小平,等.天王补心丹对阴虚火旺型失眠患者下丘脑-垂体-甲状腺轴激素水平的影响[J].河北中医,2012,34(10):1454-1456.

[4]张丽敏.天王补心丹加减配合镇静六穴治疗中风后焦虑症的临床观察[J].云南中医中药杂志,2016,37(12):31-32.

[5]张晗,毛丽军.天王补心汤治疗心阴不足型广泛性焦虑的疗效观察[J].浙江中医药大学学报,2014,38(8):976-978.

[6]谢燕贤,王庆文,钟锐生,等.补心丸对糖尿病伴抑郁焦虑症患者抑郁症状的影响[J].中国药房,2014,25(40):3789-3791.

[7]覃树忠,韦英成,韦赤勇,等.加味天王补心丹结合坐位定点推扳手法治疗颈性眩晕疗效观察[J].实用中医药杂志,2009,25(8):511-512.

[8]陈晓光.黄连解毒汤联合天王补心丹治疗心肝阴虚型老年性痴呆的临床观察[D].武汉:湖北中医药大学,2014.

[9]胡栢均,吴宇峰,高大伟,等.天王补心汤治疗老年髋关节置换术后谵妄的疗效分析[J].广州中医药大学学报,2015,32(6):1008-1010+1016.

[10]谢鲤蔚.天王补心丹治疗冠心病心绞痛的临床疗效观察[J].心理医生,2016,22(18):105-106.

[11]周旭.天王补心丹治疗室性早搏(阴虚火旺型)46例[J].中国中医药现代远程教育,2015,13(12):50-51.

[12]黄宏华.天王补心丹加减方治疗甲状腺功能亢进阴虚火旺证的临床观察[D].南京:南京中医药大学,2017.

[13]孟延兵,黄瑜.天王补心丹加减配合刺络拔罐治疗围绝经期综合征40例临床分析[J].亚太传统医药,2013,9(12):99-100.

时方之三十三:养心汤

【出处】 《仁斋直指方论》。

【组成及用法】

一、原方组成、剂量及用法

组成、剂量:黄芪(炙)半两,白茯苓半两,茯神半两,半夏曲半两,当归半两,川芎半两,远志(取肉,姜汁腌,焙)一分,辣桂一分,柏子仁一分,酸枣仁(浸,去皮,隔纸炒香)一分,北五味子一分,人参一分,甘草(炙)四钱[1]。

用法:上粗沫,每服三钱,姜五片,枣二枚煎,食前服。加槟榔、赤茯苓,治停水怔悸[1]。

二、现方组成、剂量及用法

组成、剂量:炙黄芪15 g,白茯苓15 g,茯神15 g,半夏曲9 g,当归15 g,川芎15 g,远志9 g,肉桂9 g,柏子仁9 g,酸枣仁9 g,北五味子9 g,人参9 g,炙甘草12 g。

用法:加生姜5片,大枣2枚,水煎服。

【功效】 补益气血,养心安神。

【主治】

一、原文论述

养心汤在《仁斋直指方论》中主要治疗惊悸诸证,如原文论述云:"治心虚血少,惊惕不宁。"[1]

二、现代主治

气血不足、心神不宁证,证见神思恍惚,心悸易惊,失眠健忘,舌淡苔白,脉细弱。

三、主治综述

本方可用于治疗冠心病心绞痛[1,2]、心肌梗死[3]、心力衰竭[4]等循环系统疾病,以及心脏神经症[5]、精神分裂症[6]、失眠[7]等神经系统疾病。

【系统辨证脉象特征】

整体脉象特征:弱、散、稀、滑、刚。

局部脉象特征:左寸悸动。

【脉图】

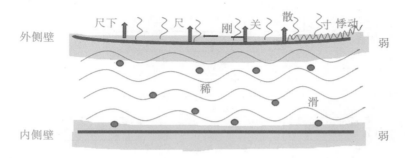

【脉证方解】

养心汤所用之证的基本病机为心气血不足。心藏神,赖血以濡之,气血亏虚不能濡养心神,而致心神不安,故见神思恍惚、心悸易惊、失眠健忘之症。本证乃气血不足、心神失养所致。心藏神,赖血以濡之;气生血,赖脾以化之。若忧思过度,劳伤心脾,气血暗耗,心神失养,则可见神思恍惚、心悸易惊、失眠健忘等神志不安之症;舌质淡白,脉来细弱,亦气血不足之象。诸症皆由气血两虚、心神失养而起,故治宜养心安神,行益气补血之法。

机体气血不足发为本病。气虚则脉弱而散,血虚则脉稀;气血亏虚则脉弱、散、稀、滑;如果气血亏虚之人多思多虑、劳神过度,则血管壁刚,脉浮、粗;以上脉象要素相合,即为传统脉象之"芤脉"。气血亏虚,心神失养,则左寸脉散甚、悸动。

方中黄芪、人参为君,补脾益气;当归补血养心,与黄芪、人参配伍,以培气血不足;茯神、茯苓养心安神,以治神志不宁。佐以酸枣仁、柏子仁、远志、五味子补心安神定悸;配以半夏曲和胃消食,与黄芪、人参补脾和中,以资气血生化之源;肉桂引火归原,并可鼓舞气血生长与温养;加用川芎调肝和血,且使诸药补而不滞;煎加生姜、大枣、甘草,更增益脾和中、调和气血之功。诸药配伍,补益气血,共奏养心安神之功。

【脉证方解图】

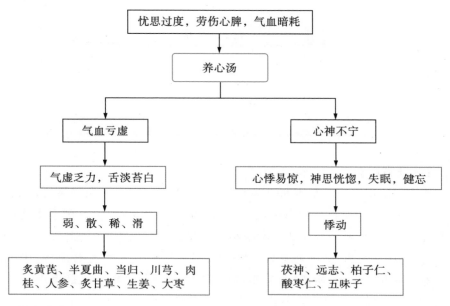

```
                忧思过度，劳伤心脾，气血暗耗
                            │
                         养心汤
              ┌─────────────┴─────────────┐
          气血亏虚                      心神不宁
              │                           │
      气虚乏力，舌淡苔白          心悸易惊，神思恍惚，失眠，健忘
              │                           │
      弱、散、稀、滑                    悸动
              │                           │
  炙黄芪、半夏曲、当归、川芎、肉       茯神、远志、柏子仁、
  桂、人参、炙甘草、生姜、大枣         酸枣仁、五味子
```

【验案】

患者女性，57 岁，2021 年 12 月 23 日初诊。

主诉：胸闷、气短 3 年，加重 1 个月。

现病史：患者近 3 年来反复出现胸闷、气短，曾就诊于某医院，诊断为"冠状动脉粥样硬化性心脏病"，口服阿托伐他汀等药物，近 1 个月由于亲人去世致胸闷、气短加重，偶有心前区抽痛，眼睑水肿，时有头晕，严重时自行口服硝酸甘油等，效果一般。

现症见：胸闷，气短，偶有心前区抽痛，眼睑水肿，时有头晕，纳可，眠差，二便调。舌：舌淡红，苔白厚。脉：弱、散、稀、滑、刚，左寸悸动。

诊断：胸痹（气血不足证）。

治法：补气养血，通络止痛。

处方：黄芪 30 g，茯神 15 g，当归 15 g，川芎 15 g，远志 15 g，柏子仁 15 g，酸枣仁 15 g，半夏 9 g，人参 12 g，炙甘草 6 g，共十四剂，水煎服，每日一剂。

二诊：患者气短明显缓解，自觉呼吸深长，胸闷减轻，心前区疼痛发作减少，眼睑水肿缓解，睡眠改善，纳可，二便调。脉象弱、散、稀、滑，郁动，上方加柴胡 15 g，枳壳 15 g，共十四剂，水煎服，每日一剂。

按：患者由于亲人去世，思虑过度致胸闷气短加重，脉象弱、散、稀、滑、刚，

左寸悸动,代表其心神失养,气血暗耗,因此方选养心汤以补养心气心血、养心安神,二诊时患者思虑明显减轻,出现郁闷之征,因此方中加入柴胡、枳壳疏肝解郁。

【参考文献】

[1](宋)杨士瀛.新校注杨仁斋医书 仁斋直指方论[M].福州:福建科学技术出版社,1989.

[2]于晓红.养心汤干预不稳定型心绞痛患者的临床研究及代谢组学影响[D].哈尔滨:黑龙江中医药大学,2011.

[3]李晓娣.养心汤治疗冠心病不稳定性心绞痛疗效观察[J].北方药学,2017,14(4):94.

[4]杜建平.养心汤对行经皮冠状动脉内介入治疗的急性心肌梗死气虚血瘀证患者的疗效[J].中国继续医学教育,2016,8(7):186-187.

[5]李晶洁,于彦伟,王召军,等.养心汤治疗舒张性心力衰竭的临床研究[J].中医药信息,2012,29(1):63-65.

[6]周亚滨,高杨,孙静.养心汤治疗心脏神经症 56 例临床观察[J].中医药信息,2014,31(4):132-135.

[7]曹媛媛,王春生,高淑英,等.养心汤联合氯氮平治疗难治性精神分裂症安全性的随机对照研究[J].世界中医药,2016,11(2):256-258.

[8]王志华,张光茹,宫圣.养心汤治疗亚健康失眠 69 例临床分析[J].中国实验方剂学杂志,2015,21(20):180-183.

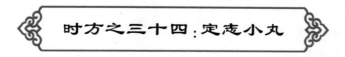

时方之三十四:定志小丸

【出处】《备急千金要方》。

【组成及用法】

一、原方组成、剂量及用法

组成、剂量:菖蒲二两,远志二两,茯苓三两,人参三两[1]。

用法:上四味末之,蜜丸,饮服如梧子大七丸,日三。加茯神为茯神丸。散服亦佳[1]。

二、现方组成、剂量及用法

组成、剂量:菖蒲 60 g,远志 60 g,茯苓 90 g,人参 90 g。

用法:上药为丸,每服 6 g,日服 3 次。亦可按比例调整药物剂量,水煎服。

【功效】 益气养心,定志益智。

【主治】

一、原文论述

定志小丸在《备急千金要方》中主治心气不足,原文曰:"心气不定,五藏不足,甚者忧愁悲伤不乐,忽忽喜忘,朝差暮剧,暮差朝发,狂眩方。"[1]

二、现代主治

心气不足、痰浊阻窍证,证见惊悸、不寐心气不足,惊悸不寐,甚者忧愁悲伤,忽忽喜忘。

三、主治综述

临床上用此方治疗神经系统疾病较多,如阿尔茨海默病[2,3]、抑郁症[4]、血管性痴呆[5]、健忘[6]等。

【系统辨证脉象特征】

脉象特征:散、弱、悸动,左寸尤甚;稠、滑。

【脉图】

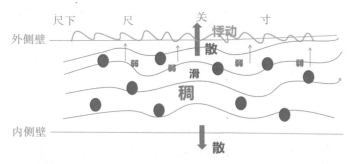

【脉证方解】

定志小丸所用之证的病机为心气不足、痰浊阻窍证。本方证乃由心气不足,痰浊阻滞,上蒙脑窍所致。因痰浊日久,阻滞经脉,气血不畅,导致心气不定,五脏不足,且痰浊上蒙脑窍,故易惊悸健忘,精神恍惚,神志不宁,夜卧不安,甚则忧愁悲伤,语顺倒,喜笑不休,舌淡,苔薄白。

患者心气不足,五脏皆亏,则整体脉弱而散,并且尤以左寸脉为著;气虚津液不能运化,化生痰浊,则脉滑、稠。心气亏虚则心神涣散,忧思悲伤喜忘;痰浊扰心,则神魂惊悸,故左寸脉悸动。

本方以人参为君药,补益心脾,健脑安神;辅以石菖蒲、远志、茯苓,茯苓宁

心安神、健脾利湿,以治生痰之源,石菖蒲、远志化痰利窍,益智安神。四药合用,可补气化痰,益智健脑。

【脉证方解图】

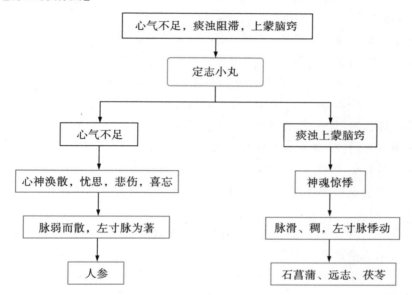

【验案】

患者女性,70 岁,2021 年 10 月 19 日初诊。

主诉:失眠反复发作 4 年余。

现病史:患者 4 年前无明显诱因出现失眠,伴恐惧、悲伤欲哭、胸闷、心悸,易饥,嗳气,大便难解、不干。舌:舌暗淡,苔薄,微黄。脉:弦、细、弱、动、稠、滑。

诊断:郁证(气血亏虚,痰浊阻窍证)。

治法:益气养血,化痰安神。

处方:定志小丸加减:远志 6 g,茯苓 9 g,人参 6 g,柴胡 9 g,巴戟天 9 g,赤芍 9 g,枳实 6 g,甘草 6 g,酸枣仁 50 g,连翘 10 g,合欢皮 10 g,共十四剂,水煎服,每日一剂。

二诊:患者睡眠改善,情绪稳定。上方加半夏 9 g,生姜 6 g,酸枣仁至 60 g,再进七剂。

按:本例患者为老年女性,自诉无明显情志刺激,考虑可能为因病致情志不舒,情志不舒加重失眠。患者平素患有高脂血症,痰浊日久,且对于自身疾病的过分关注,导致情绪郁闷不畅,气血亏耗。根据脉象特征,予定志小丸加减,在益气养心、定志益智的同时温阳开郁,清气分热,防止郁而化热。处方用药治抑郁时,在饮食、运动、情志调摄上予以患者指导。

【参考文献】

[1]（唐）孙思邈.备急千金要方[M].魏启亮,郭瑞华,点校.北京:中医古籍出版社,1999.

[2]孙宇飞.基于 PK-PD 关联分析研究定志小丸治疗阿尔茨海默病的药效物质基础及作用机制[D].合肥:中国科学技术大学,2020.

[3]冯桂芳.基于质谱技术的定志小丸治疗阿尔兹海默症的体内外化学物质组研究[D].合肥:中国科学技术大学,2019.

[4]唐利娟,覃永安,潘海珍,等.温胆汤合定志小丸结合黛力新治疗抑郁症临床疗效观察[J].世界最新医学信息文摘,2019,19(37):201.

[5]邓敏贞,钟晓琴,宁百乐,等.定志小丸有效成分中人参皂苷 Rb3 联合 β-细辛醚对血管性痴呆模型小鼠作用研究[J].辽宁中医药大学学报,2021,23(5):31-34.

[6]刘冰,刘立明,赵德喜.当归芍药散合定志小丸加减治疗健忘验案[J].中西医结合心血管病电子杂志,2020,8(10):183-184.

时方之三十五：朱砂安神丸

【出处】《内外伤辨惑论》。

【组成及用法】

一、原方组成、剂量及用法

组成、剂量:朱砂(另研水飞为衣)五钱,甘草五钱五分,黄连(去须净,酒洗)六钱,当归(去芦)二钱五分,生地黄一钱五分[1]。

用法:上件除朱砂外,四味共为细末,汤浸蒸饼为丸,如黍米大,以朱砂为衣,每服十五丸或二十丸,津唾咽下,食后,或温水、凉水少许送下亦得。此近而奇偶,制之缓也[1]。

二、现方组成、剂量及用法

组成、剂量:朱砂(冲服)0.1 g,甘草 6 g,黄连 15 g,当归 8 g,生地黄 6 g。

用法:上药为沫,炼蜜为丸,每次 6～9 g,临睡前温开水送服;亦可作汤剂,水煎服,朱砂研细末冲服 0.1 g。

【功效】 镇心安神,清热养血。

【主治】

一、原文论述

朱砂安神丸在《内外伤辨惑论》中主治"气浮心乱"。原文云："如气浮心乱，以朱砂安神丸镇固之则愈。朱砂（五钱，另研水飞为衣）、甘草（五钱五分）、黄连（去须净，酒洗，六钱）、当归（去芦，二钱五分）、生地黄（一钱五分）。《内经》曰：'热淫所胜，治以甘寒，以苦泻之。'以黄连之苦寒，去心烦，除湿热为君。以甘草、生地黄之甘塞，泻火补气，滋生阴血为臣。以当归补其血不足。朱砂纳浮溜之火，而安神明也。右件除朱砂外，四味共为细末，汤蒸饼为丸，如黍米大，以朱砂为衣，每服十五丸或二十丸，津唾咽下，食后，或温水、凉水少许送下亦得。此近而查偶，制之缓也。"[1]

二、现代主治

心火亢盛、阴血不足证，证见心火亢盛，心神不宁，胸中烦热，心悸易惊，夜寐不安，失眠多梦，舌红，脉细数。

三、主治综述

（1）睡眠疾病，如失眠[2]、夜游症[3]、睡眠瘫痪症[4]。

（2）精神疾病，如条件性恐惧[5]、惊恐障碍症[6]。

【系统辨证脉象特征】

左寸脉枯涩，热、弱、刚、躁动，悸动，枯涩。

【脉图】

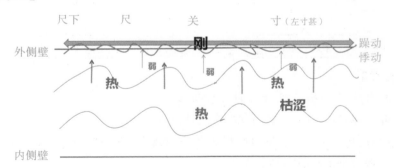

【脉证方解】

朱砂安神丸所用之证的病机为心火亢盛、阴血不足证。本方证乃由心火亢盛，灼伤阴血，心神失养所致。患者因情志所伤，郁闷日久，出现五志化火（肝火），导致心火亢盛，心火热灼胸膈则会出现心中懊恼，如心中烦热、心烦神乱，心火热扰神明则会出现失眠多梦、心悸怔忡，心火亢盛日久则灼伤阴血，出现阴血不足,心神心体失养。

　　心阴亏虚,则定位左寸,脉内容物失于濡润,则脉枯涩、弱;心阴亏虚,心火相对亢盛,则脉热、刚。心神寄居于心,心经虚火,扰乱心神,则心神不安,为烦躁,为惊悸,故左寸脉躁动、悸动。

　　方中朱砂专入心经,秉寒降之性,长于镇心安神,清心火,为君药;黄连苦寒,泻心火以除烦热,为臣药;生地黄清热滋阴,当归养血,均为佐药;甘草防朱砂质重碍胃,并调药和中,为佐使药。诸药合用,使心火降、阴血充,则心烦失眠、惊悸怔忡自除,故以"安神"名之。

　　【脉证方解图】

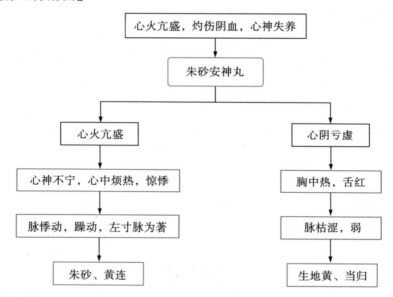

【验案】

　　患者男性,50岁,2021年4月2日初诊。

　　主诉:入睡困难10余年,加重10余日。

　　现病史:患者自述10年前因情志所伤出现入睡困难,近10余日无明显诱因出现入睡困难加重,未就诊,未服药。

　　现症见:入睡困难,心烦,气短,头昏沉,膝以下自觉发凉,腰膝沉重感,健忘,伴精力差,乏力,大便溏,小便味重。舌:舌红,尖暗,苔少。脉:左寸脉枯涩、热、弱、刚、躁动、悸动。

　　诊断:不寐(心火亢盛证)。

　　治法:清火,除烦,安神。

处方:朱砂安神丸加减:朱砂(冲服)0.5 g,当归 15 g,白芍 20 g,制远志 12 g,防风 18 g,白鲜皮 12 g,黄芪 20 g,知母 20 g,酒黄精 20 g,补骨脂 20 g,共七剂,水煎服,每日一剂。

二诊:患者服药后自述入睡困难减轻,乏力感缓解,予上方续服七剂。

按:本例患者因情志所伤,郁闷日久,出现五志化火,心火亢盛,继而出现心中懊恼。根据脉象表现,患者心火亢盛,方选朱砂安神丸,以清火、除烦、安神。

【参考文献】

[1] (金)李东垣.内外伤辨惑论[M].北京:中国中医药出版社,2007.

[2] 葛政爱.针灸与朱砂安神丸治疗肝郁脾虚型失眠效果比较[J].中国乡村医药,2022,29(10):31-32.

[3] 熊继柏.朱砂安神丸合磁朱丸治愈夜游症 1 例[J].中医杂志,1981(11):62.

[4] 王冰,王飞峰,郑方园,等.朱砂安神丸加味治疗睡眠瘫痪症的临床观察[J].中国中医药科技,2018,25(5):710-712.

[5] 杨越,赵航,陈建宁,等.朱砂安神丸拮抗大鼠条件性恐惧及其睡眠障碍的作用[J].广东药科大学学报,2020,36(1):71-77.

[6] 邓湘英,康海英.中西医结合治疗惊恐障碍症临床观察[J].中国中医急症,2014,23(6):1193-1194.

 时方之三十六:暖肝煎

【出处】《景岳全书》。

【组成及用法】

一、原方组成、剂量及用法

组成、剂量:当归二三钱,枸杞子三钱,茯苓二钱,小茴香二钱,肉桂一二钱,乌药二钱,沉香或木香亦可一钱[1]。

用法:水一盅半,加生姜三五片,煎七分,食远温服[1]。

二、现方组成、剂量及用法

组成、剂量:当归 6～9 g,枸杞子 9 g,茯苓 6 g,小茴香 6 g,肉桂 3～6 g,乌药 6 g,沉香或木香亦可 3 g。

用法:水煎服。

【功效】 温补肝肾,行气止痛。

【主治】

一、原文论述

凡肝肾阴寒，小腹疼痛者宜此。治肝肾阴寒，小腹疼痛，疝气等症[1]。

二、现代主治

肝肾不足、寒滞肝脉证，证见睾丸冷痛，或小腹疼痛，疝气痛，畏寒喜暖，舌淡苔白，脉沉迟。

三、主治综述

治疗寒滞肝脉引起的腹痛、腹胀[2]等消化系统疾病；肝肾阴寒型前列腺炎[3]，精索静脉曲张[4]，肝肾不足、寒湿偏盛型男性不育症[5]等男科疾病；阳虚寒凝型原发性痛经[6]等妇科疾病；阳虚型的不稳定型心绞痛[7]等心血管系统疾病；老年嵌顿性腹股沟斜疝[8]等外科系统疾病。

【系统辨证脉象特征】

脉象特征：双尺脉内侧血管壁刚、敛；双尺脉血流层寒，双侧尺脉郁动，寒、刚、敛、沉、稀。

【脉图】

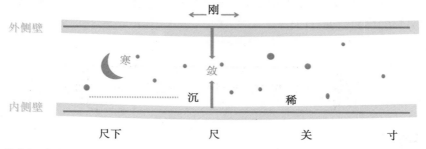

【脉证方解】

暖肝煎所用之证的病机由肝肾不足、寒客肝脉、气机郁滞所致。本方证以肝肾不足、下元虚衰为本，故双尺脉寒、沉、稀；肝肾不足易感受寒邪，则可见双尺脉血流层寒；寒为阴邪，其性收引凝滞，寒客肝脉，则双尺脉内侧血管壁刚、敛，双尺脉整体也可见刚、敛。患者情志郁闷不舒，肝脉气机不畅，郁滞于内，脉管扩张不利，则双尺脉郁动、沉；气血运行不畅，经络不通，不通则痛，肝经循行"过阴器，抵小腹"，故见睾丸冷痛，或少腹疼痛，或疝气痛诸症。

治宜补肝肾、散寒凝、行气滞。方中肉桂辛甘大热，温肾暖肝，祛寒止痛；小茴香味辛性温，暖肝散寒，理气止痛，二药合用，可温肾、暖肝、散寒，共为君药。当归辛甘性温，养血补肝；枸杞子味甘性平，补肝益肾，二药均补肝肾不足之本；

乌药、沉香辛温散寒,行气止痛,以去阴寒冷痛之标,同为臣药。茯苓甘淡,渗湿健脾;生姜辛温,散寒和胃,皆为佐药。综观全方,以温补肝肾治其本,行气逐寒治其标,使下元虚寒得温,寒凝气滞得散,则睾丸冷痛、少腹疼痛、疝气痛诸症可愈。

【脉证方解图】

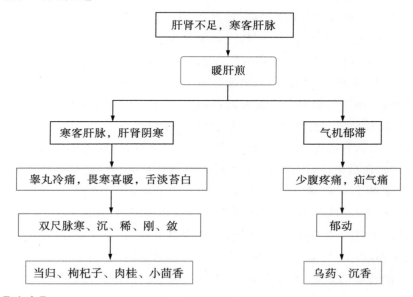

【验案】

患者男性,38岁,2021年2月5日初诊。

主诉:双侧胁肋部疼痛3月余。

现病史:患者自述3个月前无明显诱因出现双侧胁肋疼痛,且以右胁痛为重,痛时伴有小腹挛急不适。患者曾就诊于多家医院,行相关彩超、CT、肝功等检查,均未见明显异常,诊断为"肋间神经痛",首服西药对症治疗,后又服中药小柴胡冲剂、舒肝理气丸、逍遥丸等药治疗,但胁痛仍无改善。

现症见:双侧胁肋部疼痛,右胁肋部明显,持续时间长,受凉或情绪激动时加重,小腹胀痛挛急,四肢发凉,偶有头晕耳鸣,腰酸,形体消瘦,口燥咽干,纳尚可,眠差,眠浅易醒,二便调。舌:舌红、瘦,少苔。脉:整体脉象为寒、刚、敛、沉、细、涩、稀;局部脉象为双尺脉内侧血管壁刚、敛甚,双尺脉血流层寒,双侧尺脉郁动。

诊断:胁痛(寒凝气滞证)。

治法:温经散寒,暖肝理气,止痛。

处方:肉桂6g,小茴香6g,茯苓12g,乌药6g,枸杞子12g,当归12g,沉香4g,制吴茱萸3g,柴胡12g,枳壳12g,元胡10g,防风12g,黄芩12g,远志12g,干姜6g,鸡内金12g,共七剂,水煎服,每日一剂,早晚分温服。

二诊:患者自述服用上方后,胁肋部疼痛减轻,头晕耳鸣缓解,四肢发凉改善,眠改善,情绪变积极,二便调。舌:舌红,苔薄白。脉:刚、敛、稀,双尺脉郁动,血流寒。故在原方基础上加减,处方:肉桂6g,小茴香6g,乌药6g,枸杞子12g,当归12g,杜仲12g,川牛膝12g,桑寄生15g,檀香12g,柴胡12g,枳壳12g,元胡10g,防风12g,黄芩12g,远志12g,茯神15g,干姜6g,鸡内金12g。共七剂,水煎服,每日一剂,早晚分温服。患者服药后,自觉双侧胁肋部疼痛明显减轻,小腹胀痛挛急也大大减轻,心情舒畅,头晕耳鸣、腰酸消,眠改善。舌红,苔薄白,脉敛、动。嘱上方继服七剂后可不再服药。

分析:患者胁肋部疼痛,受凉或情绪激动时加重,小腹胀痛挛急,加之头晕耳鸣,腰酸,四肢怕冷,形体消瘦,口燥咽干,病位在肝、肾,说明肝肾亏虚,元阳不足,则脉寒、沉、细、稀,双尺脉血流层寒;阳气亏虚,易受寒邪,肝肾虚寒,则双尺脉血流层寒,寒性收引,故整体脉象刚、敛,寒凝肝脉,则双尺脉内侧血管壁刚、敛甚。患者性情内敛,不善交谈,平素情志不畅,肝郁气滞,脉管扩张不利,则双尺脉郁动、沉;气血运行不畅,肝脉郁滞,不通则痛,肝经循行于胁肋部及小腹,故双侧胁肋部疼痛,右侧明显,小腹胀痛挛急。故中药以温经散寒、疏肝行气止痛为原则,方选暖肝煎加减,方中当归、枸杞子温补肝肾;肉桂、小茴香、吴茱萸温经散寒;乌药、沉香温通理气;茯苓利湿通阳;柴胡、枳壳、元胡疏肝、行气、解郁;防风疏风解表;黄芩清热,宣通上焦;远志宁心安神;干姜温中理气;鸡内金健胃消食。

【参考文献】

[1] (明)张介宾.景岳全书[M].北京:人民卫生出版社,2018.

[2] 程生赋,程生林,柳明德,等.暖肝煎临床应用举隅[J].中国中医药信息杂志,2011,18(7):87.

[3] 孙佳成.暖肝煎加味治疗慢性前列腺炎23例[J].中国社区医师,2002(2):39.

[4] 李高旗,王俊芳.暖肝煎加减治疗精索静脉曲张52例[J].实用中医药杂志,2004(12):687.

[5] 李佃贵.暖肝煎治疗男性不育症[J].上海中医药杂志,1983(9):23.

[6] 杨蕾,杨怡.暖肝煎新用治疗阳虚寒凝型原发性痛经30例的临床观察[J].贵阳中医学院学报,2012,34(2):146-147.

[7] 钟琳,贺敬波,陈捷,等.加减暖肝煎治疗不稳定型心绞痛临床观察[J]. 湖北中医学院学报,2009,11(3):26-27.

[8] 杜鹤,柳德元,白涛.暖肝煎加减结合手术治疗老年嵌顿性腹股沟斜疝 疗效观察[J].陕西中医,2014,35(3):333-334.

 时方之三十七: 独活寄生汤

【出处】 《备急千金要方》。

【组成及用法】

一、原方组成、剂量及用法

组成、剂量:独活三两,寄生二两,杜仲二两,牛膝二两,细辛二两,秦艽二两,茯苓二两,桂心二两,防风二两,芎䓖二两,人参二两,甘草二两,当归二两,芍药二两,干地黄二两[1]。

用法:上十五味咬咀,以水一斗,煮取三升,分三服,温身勿冷也[1]。

二、现方组成、剂量及用法

组成、剂量:独活 9 g,桑寄生 6 g,杜仲 6 g,牛膝 6 g,细辛 3 g,秦艽 6 g,茯苓 6 g,肉桂心 6 g,防风 6 g,川芎 6 g,人参 6 g,甘草 6 g,当归 6 g,芍药 6 g,干地黄 6 g。

用法:水煎服。

【功效】 祛风湿,止痹痛,益肝肾,补气血。

【主治】

一、原文论述

独活寄生汤在《备急千金要方》中主要用于治疗腰背痛为主的痹症,且肝肾亏虚者尤宜,如原文云:"治腰背痛,独活寄生汤夫腰背痛者,皆犹肾气虚弱,卧冷湿地,当风所得也,不时速治,喜流入脚膝,为偏枯冷痹,缓弱疼重,或腰痛挛,脚重痹,宜急服此方。"[1]

二、现代主治

痹证日久、肝肾两虚、气血不足证,证见腰膝疼痛,肢节屈伸不利,或麻木不仁,畏寒喜温,心悸气短,舌淡苔白,脉细弱。

三、主治综述

膝骨性关节炎[2,3]、腰椎间盘突出症[4]、糖尿病骨质疏松[5]、风湿性关节炎[6]、肩周炎[7]、强直性脊柱炎[8]等。

【系统辨证脉象特征】

整体脉象特征：弱、散、稀。

局部脉象特征：双侧尺脉外侧血管壁刚、寒，右尺脉枯涩。

【脉图】

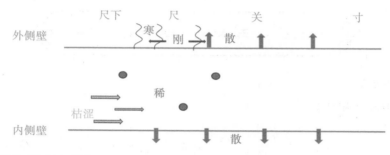

【脉方相应方解】

独活寄生汤所用之证的病机为痹证日久，肝肾两虚，气血不足。本方证由风寒湿痹日久不愈，损伤肝肾，耗伤气血所致。风寒湿邪客于经络关节，气血运行不畅，又兼肝肾不足，气血亏虚，筋骨失养，故腰膝疼痛、肢节屈伸不利或麻木不仁；寒湿伤阳，则畏寒喜温；气血不足，则心悸气短，舌淡苔白，脉细、弱，其证属邪实正虚。

外感风寒湿邪，痹阻经络，寒性收引，湿性趋下，故湿邪为病时易侵犯人体的下部，可见双侧尺脉外侧血管壁刚、寒。方中独活辛苦而温，祛风除湿，宣痹止痛，尤擅祛下焦风寒湿邪；防风、秦艽祛风胜湿，肉桂温散寒邪、通利血脉，细辛祛风散寒止痛，共助独活、桑寄生祛风湿、止痹痛。风寒湿痹日久不愈，损伤肝肾，耗伤气血，则见整体脉象的弱、散、稀，方选人参、茯苓、甘草补气健脾，气行则血行，气虚无力推动血液运行，则易形成瘀血，可见右尺脉的涩，选用当归、芍药、川芎、生地养血活血；肝肾亏虚，则见整体脉象中右尺脉的枯，选用桑寄生祛风湿，补肝肾，牛膝、杜仲祛风湿，补肝肾，强筋骨。甘草调和诸药。全方以祛风湿为主，辅以补肝肾、益气血，扶正治痹，标本兼顾，而养血活血药的配伍既顾及了气血不足的病机，又切合了邪滞日久、经络气血运行不畅之特点。

【脉证方解图】

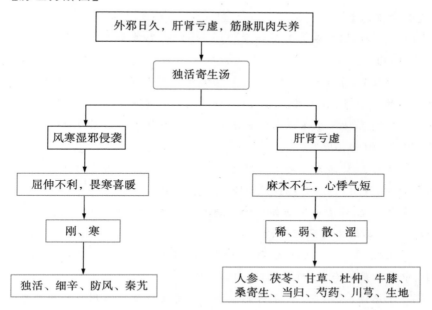

【验案】

患者女性,77 岁,2022 年 7 月 3 日初诊。

主诉:左侧膝关节疼痛 3 个月。

现病史:患者自述 3 个月前无明显诱因出现左侧膝关节疼痛,自行予热敷处理,效一般,现为求中西医结合诊疗,特来门诊就诊。

现症见:患者左侧膝关节疼痛,遇冷则加重,活动尚可,纳可,眠一般,夜间易醒,小便频,大便可。舌:舌淡红,苔薄白。脉:整体脉象弱、散、稀,局部脉象见双侧尺脉外侧血管壁刚、寒。

诊断:痹症(肝肾亏虚,风寒外袭证)。

治法:祛风散寒,补益肝肾,通络止痛。

处方:独活 12 g,桑寄生 20 g,杜仲 20 g,牛膝 15 g,细辛 3 g,秦艽 12 g,肉桂 5 g,防风 15 g,川芎 12 g,党参 20 g,白芍 30 g,甘草 6 g,当归 20 g,熟地15 g,共七剂,水煎服,每日一剂,早晚分温服。

二诊:患者服药后自述疼痛较前改善,夜间眠浅易醒亦改善,诊其脉,尺脉外侧壁寒象减轻,上方继服十四剂。

按:患者高龄,本已精血自亏,肝肾不足,腰膝等筋骨失于濡养,导致不荣则痛。复加外感风寒,痹阻经络,导致不通则痛。故治疗时当以补养肝肾、发散风寒为首要。

【参考文献】

[1]（唐）孙思邈.备急千金要方[M].魏启亮,郭瑞华,点校.北京:中医古籍出版社,1999.

[2]王浩全,徐晓燕,李艳.独活寄生汤对膝骨性关节炎患者膝关节功能及炎性状态的影响[J].光明中医,2021,36(13):2233-2236.

[3]曾俊.独活寄生汤联合浮针治疗膝骨性关节炎的临床疗效[J].内蒙古中医药,2021,40(6):5-7.

[4]仇丽莹.独活寄生汤治疗肝肾亏虚型腰椎间盘突出症的临床疗效[J].中国医药科学,2021,11(13):61-63+125.

[5]焦元元.独活寄生汤加减治疗糖尿病性骨质疏松肝肾亏损证的临床研究[D].晋中:山西中医药大学,2021.

[6]朱悦,郝荣.独活寄生汤辨证加减治疗类风湿性关节炎患者的临床效果[J].中国医药指南,2021,19(14):134-135.

[7]于志谋,张华东,李响.针刺联合独活寄生汤治疗肩周炎临床观察[J].中国中医药现代远程教育,2021,19(8):99-101.

[8]陆莉君.独活寄生汤治疗强直性脊柱炎临床观察[J].光明中医,2021,36(5):772-774.

时方之三十八：四君子汤

【出处】《太平惠民和剂局方》。

【组成及用法】

一、原方组成、剂量及用法

组成、剂量：人参（去芦）、白术、茯苓（去皮）、甘草（炙），各等分[1]。

用法：上为细末，每服二钱，水一盏，煎至七分，通口服，不拘时候，入盐少许，白汤点亦得[1]。

二、现方组成、剂量及用法

组成、剂量：人参6 g，白术9 g，茯苓9 g，炙甘草6 g。

用法：水煎服。

【功效】 益气健脾。

【主治】

一、原文论述

气虚兼气滞之证。治荣卫气虚，脏腑怯弱，心腹胀满，全不思食，肠鸣泄泻，呕哕吐逆，大宜服之……常服温和脾胃，进益饮食，辟寒邪瘴雾气。[1]

二、现代主治

脾胃气虚证，证见面色萎白，语声低微，气短乏力，食少便溏，舌淡苔白，脉虚缓。

三、主治综述

本方主治脾胃虚弱型胃炎[2]、消化性溃疡[3]、脾虚水停证肝硬化[4]等消化系统疾病，肺脾气虚型慢性阻塞性肺疾病[5]、慢性呼吸衰竭[6]等呼吸系统疾病，气阴两虚型妊娠期糖尿病[7]等妇科疾病，脾胃气虚型小儿支气管肺炎[8]、脾肺气虚型遗尿[9]、脾虚积食型厌食症[10]等儿科疾病，还可用于癌症治疗过程中的防护，如胃癌术后恢复[11]、预防肝癌手术致肝功能受损[12]、改善肿瘤患者的免疫功能[13]等。

【系统辨证脉象特征】

整体脉象特征：稀、滑、缓，进少退多；高不及深太过，怠；或浮粗，或沉细。

局部脉象特征：弱、散，右关脉尤甚。

【脉图】

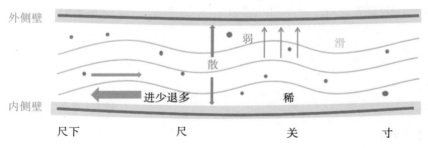

【脉证相应方解】

四君子汤所用之证的病机为脾胃气虚证。本方证乃由禀赋不足，或由饮食劳倦，损伤脾胃之气，使其受纳与运化无力所致。因脾胃气虚，气血生化不足，不能上荣于面，故面色萎白；脾为肺之母，脾气亏虚则肺气亏虚，故见语声低微，气短；脾主肌肉，脾胃气虚，四肢肌肉失于荣养，故乏力；脾失健运，痰浊内生，故食少便溏；舌淡苔白、脉虚缓皆脾胃气虚之证。治宜益气健脾。

《灵枢·营卫生会篇》谓"人受气于谷，谷入于胃，以传于肺，五脏六腑皆以受气",故云脾胃为后天之本、气血生化之源;脾土为中洲,脾虚则其余脏腑受气不足,日久则五脏六腑皆亏。故而脾气虚,则脉象为弱、散,其中右关脉尤甚。气虚推动血液无力,则血运缓,进少退多;气虚不能鼓动脉搏波,则脉急,高不及深太过。脾气亏虚,不能运化水湿,水湿内停,则脉内容物稀、滑。气虚状态下,若机体尚能代偿,已虚之气尚能发挥固摄作用,则脉沉、细,此时治疗预后尚可良好;若机体不能代偿,已经失去固摄作用,则脉浮、粗,此时需急固摄为要,在应用四君子汤的基础上,加用固摄收敛的药品,如山萸肉等。

方中人参、白术、炙甘草健脾益气,调和脾胃;脾运不健,湿浊内生,则大便溏薄,故用茯苓健脾渗湿;舌淡苔白,均为脾胃气虚之象。四药合力,重在健补脾胃之气,兼司运化之职,且渗利湿浊,共成益气健脾之功。

【脉证方解图】

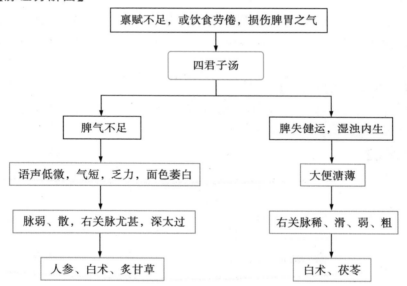

【验案】

患者女性,77 岁,2021 年 5 月 21 日初诊。

主诉:头昏沉 10 余天。

现病史:患者自述 2021 年 5 月 8 日无明显诱因出现头昏沉,平素耳鸣,偶一过性加重,甚至耳聋,纳可,眠一般,多梦,未予诊疗。

现症见:头昏沉,无视物旋转,无恶心呕吐,无头痛,无肢体活动不利,耳鸣,纳可,眠一般,多梦,二便调。舌:淡红,苔白,厚腻。脉:整体脉象弱、散、郁动,进少退多;局部脉象右关弱、散甚。

既往史:患者在2010年和2016年曾因头晕就诊于当地医院,行相关检查,具体结果不详。

诊断:头晕(气虚气滞证)。

治法:健脾益气,疏肝解郁。

处方:党参30 g,黄芪10 g,炒白术9 g,茯苓9 g,陈皮9 g,柴胡12 g,生白芍18 g,鸡内金9 g,共七剂,水煎服,每日一剂,早晚分温服。

二诊:患者自述头昏沉明显减轻,现偶有发作但持续时间短暂,可自行好转,服药后轻度腹胀,纳可,眠改善,仍多梦,二便调。舌:舌尖收束,舌前剥脱苔。脉:脉进少退多、散改善,仍弱、郁动。原方加用桔梗9 g,苏梗9 g,共十四剂,水煎服,每日一剂,早晚分温服。

按:脉郁动,说明患者长期生闷气,肝气郁结,气机阻滞;脉弱、散,进少退多,右关弱、散甚,说明患者脾失健运,气血生化乏源。《灵枢·口问》云:"故上气不足,脑为之不满,耳为之苦聋头为之苦倾,目为之眩。"气血亏虚,加之患者年老体虚,脏腑上升于头部的精气不足,不能荣养脑窍,故发为眩晕。故治以健脾益气、疏肝解郁为原则,方选四君子汤加减。方中党参、白术健脾益气,黄芪在补气的同时升提气机,固护肌表;茯苓健脾渗湿,陈皮理气和胃;柴胡疏肝解郁,还可助黄芪升提气机,上荣脑窍;白芍滋阴柔肝,鸡内金固护脾胃。通过初诊治疗后,患者气虚明显好转,舌尖收束、舌前剥脱苔,说明患者上焦气机收敛,气血津液不能充分敷布上焦,故治疗时加用桔梗、苏梗,以载药上行并廓胸理气。

【参考文献】

[1] (宋)太平惠民和剂局.太平惠民和剂局方[M].北京:人民卫生出版社,2007.

[2] 李海文,刘凤斌,文艺,等.四君子汤加减治疗慢性胃炎的研究现状[J].广州中医药大学学报,2016,33(1):146-149.

[3] 王重洋,张晶.加味四君子汤治疗脾虚型消化性溃疡的临床观察[J].中国初级卫生保健,2006(2):82-83.

[4] 张全鸿.四君子汤合五苓散加减辨治肝硬化腹水临床研究[J].辽宁中医药大学学报,2014,16(7):197-199.

[5] 何琼,陈发青,李欣蔓,等.四君子汤加减治疗缓解期慢性阻塞性肺疾病的临床疗效[J].甘肃医药,2021,40(7):629-630.

[6] 蒙定水.加味四君子汤治疗慢性呼吸衰竭66例[J].山西中医,1999(4):13-14+57.

[7] 刘佩珊,谭国勋.四君子汤联合运动疗法治疗妊娠期糖尿病效果及对妊娠结局影响观察[J].糖尿病新世界,2019,22(13):81-82.

[8] 马晓薇,邓丽娟,曹玉梅,等.四君子汤结合按摩脾俞穴对小儿支气管肺炎临床治愈后干预效果的临床观察[J].中国民间疗法,2015,23(9):60-61.

[9] 王玉芳.四君子汤儿科疾病应用举隅[J].山东中医杂志,2010,29(8):571-572.

[10] 邹伟,高志燕,王文兰,等.四君子汤加减治疗小儿脾虚积食型厌食症的临床观察[J].世界中西医结合杂志,2021,16(6):1151-1154.

[11] 刘剑.四君子汤联合早期肠内营养在胃癌术后恢复患者中的应用[C].湖南中医药大学期刊杂志社,国际数字医学会数字中医药分会成立大会暨首届数字中医药学术交流会论文集,2016.

[12] 刘宏亮,张聪.血府逐瘀汤合四君子汤预防肝癌手术所致肝功能受损的效果评析[J].当代医药论丛,2017,15(3):66-67.

[13] 孙修纯,马嘉泽,李沁园,等.四君子汤加减联合化疗改善恶性肿瘤患者免疫功能 Meta 分析[J].亚太传统医药,2021,17(6):134-141.

时方之三十九：阳和汤

【出处】 《外科证治全生集》。

【组成及用法】

一、原方组成、剂量及用法

组成、剂量：熟地黄一两,麻黄五分,鹿角胶三钱,白芥子(炒研)二钱,肉桂一钱(去皮,研粉),生甘草一钱,炮姜炭五分[1]。

用法：原方未载用法。

二、现方组成、剂量及用法

组成、剂量：熟地黄 30 g,麻黄 3 g,鹿角胶 9 g,白芥子(炒研)6 g,肉桂 3 g,生甘草 3 g,炮姜炭 3 g。

用法：散剂,每服 6～9 g;亦可作汤剂,水煎服。

【功效】 温阳补血,散寒通滞。

【主治】

一、原文论述

阳和汤在《外科证治全生集》中主要用于治疗皮肤病中属阴寒证者,如原文云:"此方主治骨槽风、流注、阴疽、脱骨疽、鹤膝风乳岩、结核、石疽、贴骨疽及漫肿无头,平塌白陷,一切阴凝等症。"[1]

二、现代主治

阴疽,证见患处漫肿无头,皮色不变,酸痛无热,口中不渴,舌淡苔白,脉沉细或迟细,如贴骨疽、脱疽、流注、痰核、鹤膝风等阴寒证者。

三、主治综述

本方主治诸多阳虚型疾病,如脾肾阳虚、寒痰凝滞慢性咳嗽[2],肺虚痰阻型支气管扩张症[3],肾阳虚哮喘[4]等呼吸系统疾病;阴寒内盛、心肾阳虚型慢性心律失常[5],肾精亏虚、阴阳两虚型心力衰竭[6]等心脏疾病;克罗恩病[7]、十二指肠球部溃疡[8]等消化系统疾病;乳腺炎[9]、乳腺癌[10]等乳腺疾病;强直性脊柱炎[11]、膝骨关节炎[12]等骨关节疾病;脾肾阳虚型硬化期系统性硬化[13]、阳虚血瘀型系统性红斑狼疮[14]等免疫疾病;寒冷性多形红斑[15]、慢性荨麻疹[16]等皮肤疾病;肾虚痰凝型多囊卵巢综合征[17]、子宫腺肌症[18]等妇科疾病;寒凝血瘀型下肢动脉硬化闭塞症[19]、雷诺综合征[20]、阳虚寒凝证糖尿病周围神经病变[21]等周围血管病。

【系统辨证脉象特征】

整体脉象特征:寒、弱、散、稀。

局部脉象特征:右尺脉寒、弱、散、稀甚,局部血管壁刚。

【脉图】

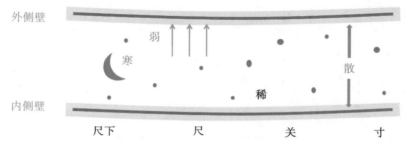

【脉证方解】

阳和汤所用之证的病机为素体阳虚,营血不足,寒凝痰滞,痹阻于肌肉、筋骨、血脉而成。阴寒为病,故局部肿势弥漫,皮色不变,酸痛无热,并可伴有全身虚寒症状;舌淡苔白、脉沉细亦为虚寒之象。

　　患者素体阳虚,敛摄功能失常,则整体脉弱、散、寒,以右侧尺脉为重;机体营血不足,血液有形成分减少,不能充盈脉道,则整体脉象弱、稀,故重用熟地,滋补阴血,填精益髓,配以血肉有情之鹿角胶,补肾助阳,益精养血,两者合用,温阳养血,以治其本,共为君药。气虚运化水液功能障碍,水液代谢不利,蓄积体内,则脉中内容物变稀,则脉也稀;机体复感寒湿之邪,痹阻于肌肉、筋骨、血脉,温煦机体无力,寒性收引,则血管壁寒、刚。内有阳虚水湿,外有寒湿侵袭,邪气不能运化外出,则局部肿势弥漫,皮色不变,酸痛无热,伴有全身虚寒症状,故配以肉桂、炮姜炭,二药药性辛热,均入血分,温阳散寒,温通血脉,为臣药。芥子辛温,可达皮里膜外,温化寒痰,通络散结,少佐于麻黄,宣通经络,与诸温和药配合,可以开腠理、散寒结,引阳气由里达表,通行周身;甘草生用为使,解毒而调诸药。

　　综观全方,补血与温阳并用,化痰与通络相伍,益精气,扶阳气,化寒凝,通经络,温阳补血以治本,化痰通络以治标。

【脉证方解图】

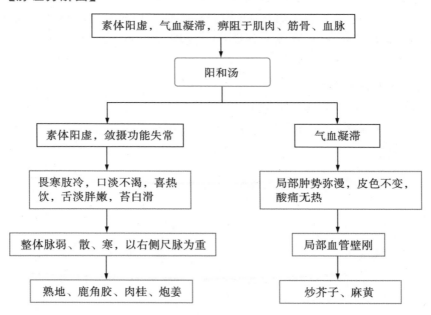

【验案】

患者女性,42岁,2021年2月29日初诊。

主诉:双手指发冷、麻木3年余。

现病史:患者 3 年多前无明显诱因出现双手指发冷、麻木,手指苍白、发紫,遇冷则加重,反复发作,症状加重每与寒冷或情绪激动有关。就诊于当地医院,诊断为"雷诺氏综合征",服用利血平片、硝苯地平片等药物,治疗效果不佳。患者平素胆小,缺乏安全感,思虑较多,曾多次因此病就诊,奔波于多家医院,服用不少中药和西药。

现症见:双手指发冷、麻木,遇冷或情绪激动时加重,放入冷水中 10 分钟则发绀明显,面色苍白,形寒肢冷,神疲懒言,乏力,纳差,眠尚可,小便清长,大便调。舌:紫暗,苔白腻。脉:整体脉象为寒、弱、稀、涩、郁动;局部脉象为右尺脉寒、弱、散、稀甚,局部血管壁刚。

病机:担忧思虑过重,气机不畅,日久血行瘀滞,感受寒邪后气血痹阻,不能濡养肢体末端。

诊断:痹症(气滞血瘀,阳虚寒凝证)。

治法:温经散寒,理气活血。

处方:黄芪 30 g,鸡血藤 20 g,熟地 20 g,丹参 15 g,当归 15 g,干姜 9 g,炒芥子 9 g,鹿角胶(烊化)9 g,肉桂 3 g,麻黄 6 g,荆芥 12 g,防风 12 g,茯神 30 g,珍珠母 30 g,甘草 6 g,共七剂,水煎服,每日一剂,早晚分温服。

二诊:患者自述双手指发凉、麻木感减轻,精神好转,情绪改善,仍觉乏力,眠改善。舌红,苔薄白,脉寒、弱、涩,右尺脉弱。中药效可,寒象减轻,在原方基础上加减,去炒芥子、干姜,加桂枝 12 g,白芍 12 g,加强温通经脉、活血通络之功。

按:患者平素胆小,缺乏安全感,易担心、害怕,思虑过多,对疾病过度关注,劳神耗精,阳气亏虚,敛摄不能,故脉寒、散,表现为形寒神疲,面色苍白;加之气血生化不足,则脉稀,右尺脉寒、弱、散、稀甚。故方用阳和汤加减,方中熟地、鹿角胶益精养血,肉桂、干姜温阳散寒,黄芪补气升阳,振奋阳气,炒芥子温通散结,辅以麻黄宣通经络,丹参、当归、鸡血藤养血活血,通络解痉,荆芥、防风祛风行气,辅以茯神、珍珠母解思定虑安神,甘草调和诸药。诸药合用,共奏温经通脉、安神定志之效。脏腑功能协调,一身阳气旺盛,方能通达四末,血通寒散,诸恙皆除。

【参考文献】

[1](清)王维德.外科证治全生集[M].北京:人民卫生出版社,2006.

[2]李小军.王玉光应用名方治疗慢性咳嗽举隅[J].中国民间疗法,2019,27(3):11-12.

[3]刘笑静,刘忠达,李权,等.阳和汤治疗支气管扩张症 30 例临床研究[J].浙江中医杂志,2018,53(2):103-104.

[4] 雷生远,周攀,陈恩.阳和汤治疗肾阳虚哮喘体会[J].现代中西医结合杂志,2011,20(25):3195.

[5] 姚胜青.麻黄附子细辛汤合阳和汤治疗慢性心律失常的临床效果分析[J].河南医学研究,2015,24(9):126-127.

[6] 曲争艳,张利敏,率中泰.加味阳和汤治疗心力衰竭20例[J].光明中医,2016,31(19):2822-2825.

[7] 侯献君.阳和汤加减治疗克罗恩病的效果及对患者黏膜愈合情况的影响[J].现代实用医学,2020,32(2):178-179+219.

[8] 马群,于磊,张丹.加味阳和汤联合泮托拉唑治疗十二指肠球部溃疡临床观察[J].中国疗养医学,2019,28(6):663-665.

[9] 李政.阳和汤联合纤维乳管镜治疗浆细胞性乳腺炎疗效观察[J].中医学报,2018,33(6):1128-1131.

[10] 王明军.阳和汤联合化疗治疗晚期乳腺癌30例临床观察[J].中国民族民间医药,2017,26(9):110-111.

[11] 张玲玲,王志杰,刘子琦.阳和汤联合柳氮磺吡啶治疗强直性脊柱炎临床观察[J].中国民族民间医药,2018,27(20):96-98.

[12] 陈星,高文飞.阳和汤联合玻璃酸钠关节腔内注射治疗膝关节骨性关节炎临床研究[J].新中医,2018,50(6):112-114.

[13] 杨莉,侯昱,唐希文,等.加味阳和汤治疗脾肾阳虚型硬化期系统性硬化临床观察[J].风湿病与关节炎,2013,2(1):34-36.

[14] 孟琳贺,李晓云,王晓军.加味阳和汤治疗阳虚血瘀型系统性红斑狼疮26例[J].风湿病与关节炎,2013,2(10):33-35.

[15] 杨勇智,翟晓翔,孙占学.阳和汤加减治疗寒冷性多形红斑33例[J].福建中医药,2011,42(2):18-19.

[16] 陈力槟,林笑娟,黄鸿健.阳和汤加减治疗慢性荨麻疹42例[J].福建中医药,2018,49(6):20-22.

[17] 史梅莹,丁永芬,程玲.温阳祛痰法治疗肾虚痰凝型多囊卵巢综合征的临床体会[J].河北中医药学报,2018,33(2):24-25+43.

[18] 蔡军.阳和汤配合隔盐灸治疗子宫腺肌症31例[J].中国中医药现代远程教育,2014,12(9):141.

[19] 石光煜,黄艳洪,张百亮,等.阳和汤加味治疗下肢动脉硬化闭塞症35例临床观察[J].中国中医药科技,2016,23(1):75-76.

[20] 江应政.阳和汤合黄芪桂枝五物汤治疗雷诺综合征30例[J].中国中医急症,2010,19(5):876.

[21] 田曼,祁正亮,陈延.阳和汤联合血栓通治疗阳虚寒凝证糖尿病周围神经病变的临床研究[J].现代中西医结合杂志,2019,28(5):465-468.

 时方之四十:补中益气汤

【出处】 《内外伤辨惑论》。

【组成及用法】

一、原方组成、剂量及用法

组成、剂量:黄芪(痨疫、病热甚者一钱)五分,甘草(炙)五分,人参(去芦)三分,升麻三分,柴胡三分,橘皮三分,当归身(酒洗)三分,白术三分[1]。

用法:上咬咀,都作一服,水二盏,煎至一盏,去滓,早饭后温服。如伤之重者,二服而愈,量轻重治之[1]。

二、现方组成、剂量及用法

组成、剂量:黄芪 18 g,炙甘草 9 g,人参 6 g,当归 3 g,橘皮 6 g,升麻 6 g,柴胡 6 g,白术 9 g。

用法:水煎服。

【功效】 补中益气,升阳举陷。

【主治】

一、原文论述

补中升阳,如原文云:"内伤脾胃,乃伤其气;外感风寒,乃伤其形。伤外为有余,有余者泻之;伤内为不足,不足者补之。汗之、下之、吐之、克之,皆泻也;温之、和之、调之、养之,皆补也。内伤不足之病,苟误作外感有余之病而反泻之,则虚其虚也。《难经》云:'实实虚虚,损不足而益有余,如此死者,医杀之耳!'然则奈何?曰:惟当以甘温之剂,补其中,升其阳,甘寒以泻其火则愈。《内经》曰:'劳者温之,损者温之。'盖温能除大热,大忌苦寒之药泻胃土耳。今立补中益气汤。"[1]

二、现代主治

(1)脾胃气虚证,证见饮食减少,体倦肢软,少气懒言,面色萎黄,大便稀薄,脉虚软。

(2)气虚下陷证,证见脱肛,子宫脱垂,久泻,久痢,崩漏等,伴气短乏力,舌淡,脉虚。

(3)气虚发热证,证见身热自汗,渴喜热饮,气短乏力,舌淡,脉虚大无力。

三、主治综述

(1)神经系统疾病,如抑郁症[2]、脾胃气虚型不寐[3]、脾胃亏虚型重症肌无力[4]、气虚血瘀型面神经麻痹[5]等。

(2)呼吸系统疾病,如反复呼吸道感染[6]。

(3)消化系统疾病,如脾胃虚寒型胃痛[7]、慢性萎缩性胃炎[8]、胃癌[9]等。

(4)泌尿系统疾病,如脾肾气虚型慢性肾炎[10]、肾病综合征[11]等。

(5)内分泌系统病症,如脾气虚弱型糖尿病[12]、亚临床甲状腺功能减退症[13]等。

(6)妇科疾病,如崩漏[14]、脾虚痰湿型多囊卵巢综合征[15]等。

(7)五官科疾病,如脾胃虚弱型青少年近视[16]、神经性耳鸣[17]、口疮[18]等。

【系统辨证脉象特征】

整体脉象特征:弱、散、浮、粗,右关脉尤甚;进少退多,高不及深太过;血管壁及浮层血流热,沉层血流寒。

局部脉象特征:双尺脉与寸脉粗、浮,尺脉下、稀。

【脉图】

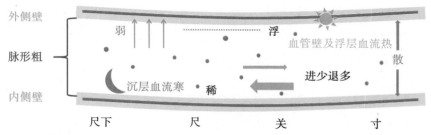

【脉证方解】

脾主运化,胃主受纳,二者共居中焦,以消化水谷、摄取精微而营养五脏六腑、四肢百骸。脾胃健运,则精力旺盛,气血充沛,故称之为"后天之本,营卫气血生化之源"。

补中益气汤所用之证的病机主要分为以下三个层次:

首先是饮食劳倦,脾胃乃伤,脾胃虚弱,运化失司,气血生化乏源,脏腑经络无以为养,则肢倦体软,面色萎黄,纳少便溏;肺气失于脾胃清气充养,土不生金,肺气虚弱,则少气懒言,语声低微;故而整体脉象特征为弱、散,尤以右关脉明显。

其次是脾肺气虚,推动血行无力,则血流缓、进少退多;气虚不能鼓动脉搏波

搏动,则脉高不及深太过、来怠去急。大气陷于下焦,故双侧尺脉与寸脉在脉形、脉位方面偏于粗、浮,且尺脉下;清气在下,则生飧泄,故尺脉血管内容物稀。其中,脉进少退多、来怠、高不及深太过均为大气下陷的脉象特征表现,结合弱、散,则表征气虚无力升举,导致大气下陷的病机结果;临床上则会出现久泻、久痢、崩漏下血不止等气血、津、精滑脱散失之征,或脱肛、子宫脱垂、胃下垂等内脏下垂现象。

最后是清气陷于下焦,容易化为郁热,郁而日久导致阴火上燔,故而出现浮层血流及血管壁热,临床表现为发热,其热不甚,病程较久,时作时休,时重时轻,手心热甚于手背,且劳则加重。

故方中用黄芪、人参、炙甘草健脾益气,培补元气;佐以白术补气健脾,助脾运化,以资气血生化之源;用当归以补养营血,且"血为气之宅",可使所补之气有所依附;陈皮理气和胃,使诸药补而不滞;加少量升麻、柴胡升阳举陷,助益气之品升提下陷之中气。正如李杲所说:"胃中清气在下,必加升麻、柴胡以引之,引黄芪、人参、甘草甘温之气味上升。"(《内外伤辨惑论》中卷)诸药合用,既补益中焦脾胃之气,又升提下陷之气,且全方皆为甘温之药而能治气虚发热证,即所谓"甘温除大热"之法也。

【脉证方解图】

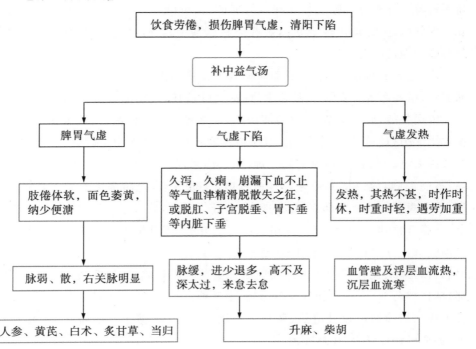

【验案】

患者女性,65岁,2021年6月11日初诊。

主诉:全身乏力1月余。

现病史:患者1个多月前无明显诱因出现全身乏力,双下肢明显,上腹部闷痛,晨起或饥饿时明显,口干口苦,情绪激动时加重,未予诊疗。自发病以来,双下肢沉重,下腹部疼痛,泻后痛减;纳一般,眠一般,醒后复难入睡,二便调。舌:淡红,舌苔根厚,前薄少。脉:整体脉象为弱、散、浮、粗、郁动,进少退多,高不及深太过,沉层血流寒;局部脉象为左关脉郁动甚,右关脉寒,右关脉弱、散甚,双尺脉稀,右尺脉滑。

诊断:虚劳(气虚下陷证)。

治法:益气升提,疏肝解郁。

处方:党参20g,炒白术9g,黄芪10g,当归12g,柴胡6g,升麻9g,防风15g,桔梗12g,生白芍20g,炒山药30g,高良姜9g,补骨脂12g,共七剂,水煎服,每日一剂,早晚分温服。

二诊:患者自述全身乏力、腹部疼痛、痛泻等明显缓解,睡眠及食欲改善,现仍口干口苦,睡眠浅,小便调。舌尖红,苔分布匀称、薄白。脉弱、散减轻,进退高深对等。分析患者脉象可知脾虚气弱改善,可继续以益气健脾为主,辅以疏肝调养气机,上方加川楝子9g,牛蒡子9g,共十四剂,水煎服,每日一剂,早晚分温服。随访患者诸症平复。

按:患者脉郁动,即脉搏搏动时血管壁及周围组织谐振波的增加给人一种麻涩感,说明患者平素情绪容易波动;左关脉动甚,说明患者肝气郁结,爱生闷气。脾虚失运,肝气郁结,更加克犯脾土,加之患者年老体虚,气血生化不足,气虚收摄无力,故脉弱、散、浮、粗,沉层血流寒;气虚鼓动无力,则脉进少退多,高不及深太过。生化乏源,则脾阳亏虚,中焦虚寒,故右关脉寒、弱、散甚。阳气虚弱,不能温煦,故沉层血流寒。气血亏虚,气机下陷,上腹部失于荣养,不荣则痛,故上腹部闷痛。肝郁克脾,土虚木乘,肝气横逆,故口干口苦,情绪激动时加重,下腹部疼痛,泻后痛减。故用药以益气升提、疏肝解郁为原则,方选补中益气汤加减。方中党参、白术、山药健脾益气,黄芪补气兼升提气机;当归、白芍养血和营,协参、芪补气养血;升麻、柴胡助黄芪升阳举陷,防风疏风散邪,疏肝解郁;桔梗载药上行,宣发肺气;高良姜温中健脾;生龙骨收敛固涩气机,补骨脂温补下焦。二诊加用疏肝清热、调理上焦的川楝子、牛蒡子。诸药共用,虽为虚证,但亦可快速调补,使病痊愈。

【参考文献】

[1] (金)李杲.内外伤辨惑论[M].北京:中国中医药出版社,2007.

[2] 申尧,高建忠.补中益气汤加减配合针刺夹脊穴治疗抑郁症疗效观察[J].山西中医学院学报,2017,18(1):66-67.

[3] 麦嘉泳,杨玲玲,万赖思琪,等.补中益气汤治疗脾胃气虚型不寐临床观察[J].辽宁中医药大学学报,2015,17(10):81-84.

[4] 董婷,李静,杨文明,等.补中益气汤治疗重症肌无力临床研究[J].中国中医急症,2011,20(2):212-213+236.

[5] 孙小添,吕爱平.补中益气汤加味治疗面神经麻痹45例[J].辽宁中医杂志,2014,41(6):1166-1167.

[6] 陈垣,周静.补中益气汤治疗反复呼吸道感染患儿的疗效及对免疫功能的影响[J].海南医学,2020,31(3):354-356.

[7] 岳红梅,曾自珍.补中益气汤加减联合温针灸治疗脾胃虚寒型胃痛的临床研究[J].中华中医药学刊,2020,38(9):199-201.

[8] 王芳,楼建国.补中益气汤加味治疗 Hp 阳性慢性萎缩性胃炎病理疗效及对 AQP3、AQP4 的影响[J].新中医,2020,52(5):40-42.

[9] 侯莹,严波.补中益气汤联合 xelox 方案对晚期胃癌近期疗效和远期生存率的影响[J].世界中医药,2020,15(3):426-429.

[10] 茹松甲.补中益气汤加减治疗慢性肾炎蛋白尿的临床疗效观察[J].中国实用医药,2019,14(3):131-132.

[11] 余利军.金锁固精汤合补中益气汤加味治疗肾病综合征62例[J].内蒙古中医药,2013,32(31):34.

[12] 李娜,段春梅,胡马尔.补中益气汤对2型糖尿病血糖及胰岛功能的影响[J].山西中医,2019,35(8):21-23.

[13] 周玉,关青青,韩静,等.补中益气汤加减治疗亚临床甲状腺功能减退症临床研究[J].安徽中医药大学学报,2017,36(6):30-34.

[14] 黎凌,彭天芹.补中益气汤加减治疗崩漏150例[J].中国医学工程,2015,23(12):82-84.

[15] 刘艳俊,王莹,刘莹,等.加味补中益气汤联合二甲双胍用于脾虚痰湿型多囊卵巢综合征的疗效及对网膜素-1 的影响[J].中药药理与临床,2019,35(4):202-205.

[16] 韦斌,马国虎.补中益气汤配合针灸治疗青少年近视的疗效观察[J].中

国社区医师,2017,33(26):98-100.

[17] 肖兵.补中益气汤合通气散加味治疗神经性耳鸣 40 例[J].广西中医药,2017,40(4):56-57.

[18] 马荣.甘温除热法治疗顽固性口疮 50 例效果观察[J].中国社区医师,2016,32(4):96-97.

 时方之四十一:生脉散

【出处】 《医学启源》。

【组成及用法】

一、原方组成、剂量及用法

组成、剂量:麦冬,五味子,人参[1]。原著中本方无用量。

用法:原著中本方无用法。

二、现方组成、剂量及用法

组成、剂量:麦冬 9 g,五味子 6 g,人参 9 g。

用法:水煎服。

【功效】 益气生津,敛阴止汗。

【主治】

一、原文论述

生脉散在原文中主要用于补益肺中元气。原文云:"补治肺中元气不足,须用之。"[1]"凡热伤元气,口渴气短,烦躁倦怠汗出者宜此。"[2]

二、现代主治

(1)温热、暑热,耗气伤阴证,证见汗多神疲,体倦乏力,气短懒言,咽干口渴,舌干红少苔,脉虚数。

(2)久咳伤肺,气阴两虚证,证见干咳少痰,短气自汗,口干舌燥,脉虚细。

三、主治综述

本方主要用于治疗气阴两虚型的诸多疾病,如肺肾气阴两虚型慢性阻塞性肺疾病[3]、肺结核[4]等呼吸系统疾病,阴虚火旺型心律失常[5]、慢性心力衰竭[6]、冠心病[7]等心血管系统疾病,桥本甲状腺炎[8]、糖尿病[9]等内分泌系统疾病,气阴两虚型郁证[10]、失眠[11]等神经系统疾病,肺癌[12]等肿瘤疾病,心肾阴虚型围绝经期综合征[13]等妇科疾病。

【系统辨证脉象特征】

整体脉象特征:弱、散、稠、细、沉、刚。

局部脉象特征:左尺脉枯涩。

【脉图】

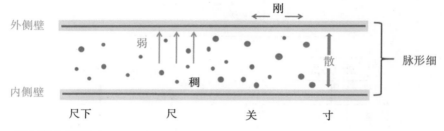

【脉证方解】

生脉散所用之证的病机为气阴两虚证,为感受暑热之邪,或温热病后期,伤气耗津所致。肺主皮毛,暑伤肺气,卫气失固,摄纳不利,津液外泄,故汗多;肺气受损,故气短,乏力懒言;阴伤而津液不能上承于口,故咽干口渴;舌红少苔或干燥,脉虚数或细,是气阴两伤之证。

温暑之邪袭人,热蒸汗泄,最易耗气伤津,导致气阴两伤之证;或者因为吐泻伤耗气阴,导致气阴两亏证。气虚则脉弱、散;津亏则脉内血流缺乏荣润滑利之感,呈现干稠之象。津液耗伤日久,则伤及肾中所藏之精,左尺脉主肾阴,故左尺脉枯涩。气阴两亏,脉道不充,则脉细;气虚脉位无力升举,则脉沉;阴虚无以敛阳,则脉刚。气阴两亏,治宜益气养阴生津。

方中人参甘温,益元气,补肺气,生津液,是为君药。麦门冬甘寒、养阴、清热,润肺生津,用以为臣。人参、麦冬合用,则益气养阴之功益彰。五味子酸温,敛肺止汗,生津止渴,为佐药。三药合用,一补一润一敛,益气养阴,生津止渴,敛阴止汗,使气复津生,汗止阴存,气充脉复,故名"生脉"。《医方集解》云:"人有将死脉绝者,服此能复生之,其功甚大。"至于久咳肺伤,气阴两虚证,取其益气养阴,敛肺止咳,令气阴两复,肺润津生,则诸症可平。

【脉证方解图】

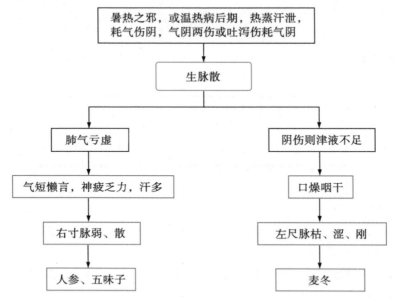

【验案】

患者男性,59岁,2021年12月6日初诊。

主诉:胸闷伴心慌3月余。

现病史:患者于3个多月前无明显诱因出现胸闷伴心慌,伴有晨起口苦,颈部活动受限,醒后汗出,未行系统诊疗。

现症见:胸闷、心慌伴晨起口苦,醒后汗出;平素愁眉苦脸,不喜言谈,心态消极,情绪低落、悲伤,不能自行控制;颈椎活动受限,纳一般,眠可,二便调。舌:舌淡红,苔白少。脉:整体脉象为进少退多,弱、散、稀、涩;局部脉象为左寸脉沉、弱,左关脉郁动、热。

既往史:患者有2型糖尿病病史10年,冠状动脉粥样硬化性心脏病病史8年,脑梗死病史3月余;2014年行冠脉支架植入术。

诊断:胸痹心痛(痰气互结,气阴两虚证)。

治法:益气养阴,行气宽胸,活血化瘀。

处方:生脉散加减:人参12g,麦冬12g,五味子9g,山药30g,川楝子9g,桂枝15g,檀香12g,丹参12g,砂仁6g,知母20g,陈皮9g,共七剂,水煎服,每日一剂,早晚分温服。

二诊:患者自述胸闷、心慌明显减轻,情绪不再像以前那样容易低落和悲

伤,思虑仍较多,不能自控。舌红,苔白,微腻。脉进少退多,敛、涩、刚较前均有缓解。在原方的基础上,加防风、荆芥各 12 g 以加强疏肝解郁,升散气机达于上焦,共十四剂,水煎服,每日一剂。后随访,患者胸闷、心慌未发作,情绪平稳。

按:患者平素愁眉苦脸,不喜言谈,比较消极,加之烦恼家中琐事,致情绪低落,结合脉诊左关郁动要素,当定性为郁闷不舒状态,病位在肝,气郁滞为首发。《素问·举痛论》云:"悲则心系急,肺布叶举,而上焦不通,营卫不散,热气在中,故气消矣。"气血消耗较多,或肝郁乘脾,气血生化受限,气血亏虚,故整体脉象可见进少退多、弱、散。气血不足,情志内伤,心血暗耗,心阳不足,阴液耗伤,心神失养,则出现胸闷、心慌,故左寸脉沉、弱;气虚推动无力,血行不畅,日久气虚血瘀,阻滞经络,则脉涩,加重胸闷、心慌的出现。左关郁动、热、强表征肝气郁滞,郁而化热。治疗当益气养血,疏肝健脾,养心通络。方选生脉散,加用山药健脾益气;川楝子、檀香、砂仁、陈皮疏肝清热,调理中、上二焦气机;丹参清热活血;知母养阴清热。诸药共用,共济疏肝健脾、补益气血、养心通络的目的。

【参考文献】

[1](金)张元素.医学启源[M].北京:中国中医药出版社,2007.

[2](明)张介宾.景岳全书[M].北京:人民卫生出版社,2018.

[3]官凯悦,晏露宁,程岭,等.金水六君煎合生脉散加减治疗慢性阻塞性肺疾病稳定期临床观察[J].新中医,2018,50(12):83-86.

[4]唐苗苗.百合固金汤联合生脉散加减方治疗肺结核的临床效果观察[J].临床医学工程,2019,26(9):1227-1228.

[5]常松颖.加味生脉散治疗阴虚火旺型快速型心律失常的临床研究[D].成都:成都中医药大学,2018.

[6]马国斌.加味生脉散联合西药治疗慢性充血性心力衰竭临床观察[J].基层医学论坛,2019,23(29):4247-4248.

[7]李世涛,孙炳克,康亚娟.生脉散合血府逐瘀汤治疗冠心病临床疗效分析[J].实用中西医结合临床,2018,18(9):136-137.

[8]沈全林.优甲乐联合生脉散治疗气阴两虚型桥本甲状腺炎的临床观察[D].哈尔滨:黑龙江中医药大学,2019.

[9]梅超,张玲,张莎莎.生脉散合六味地黄汤治疗气阴两虚型 2 型糖尿病临床研究[J].新中医,2019,51(7):93-96.

[10]王葆华.逍遥散合生脉散加减治疗郁证临床效果评价[J].基层医学论坛,2019,23(22):3215-3216.

[11] 单润琴.生脉散临床新用举隅[J].山西中医,2015,31(8):42-43.

[12] 赵君君.生脉散合六君子汤加减联合化疗治疗气阴两虚型中晚期非小细胞肺癌的临床观察[D].济南:山东中医药大学,2014.

[13] 方芳,王旭.滋肾清心汤合生脉散治疗围绝经期综合征临床观察[J].四川中医,2019,37(3):156-158.

时方之四十二:归脾汤

【出处】 《严氏济生方》。

【组成及用法】

一、原方组成、剂量及用法

组成、剂量:白术一两,茯神(去木)一两,黄芪(去芦)一两,龙眼肉一两,酸枣仁(炒,去壳)一两,人参半两,木香(不见火)半两,甘草(炙)二钱半,当归一钱,远志(蜜炙)一钱,(当归、远志从《内科摘要》补入)[1]。

用法:咬咀,每服四钱,水一盏半、生姜五片、枣子一枚,煎至七分,去滓,温服,不拘时候[1]。

二、现方组成、剂量及用法

组成、剂量:白术 18 g,茯神 18 g,黄芪 18 g,龙眼肉 18 g,炒酸枣仁 18 g,人参 9 g,木香 9 g,炙甘草 6 g,当归 3 g,蜜炙远志 3 g。

用法:加生姜、大枣,水煎服。

【功效】 益气补血,健脾养心。

【主治】

一、原文论述

归脾汤在原文中主要用于治疗心脾耗伤之证。原文云:"治思虑过度,劳伤心脾,健忘怔忡。"[1]"凡脾虚健忘怔忡,少食困倦,疟痢等证宜此。"[2]

二、现代主治

(1)心脾气血两虚证,证见心悸怔忡,健忘失眠,盗汗虚热,食少体倦,面色萎黄,舌淡,苔薄白,脉细弱。

(2)脾不统血证,证见便血,皮下紫癜,以及妇女崩漏,月经超前,量多色淡,或淋漓不止,舌淡,脉细弱。

三、主治综述

归脾汤主要用于治疗心脾两虚型的诸多疾病，如慢性紧张性头痛[3]、气血两虚型眩晕[4]、心脾两虚型疲劳综合征[5]、广泛性焦虑障碍[6]等精神-神经系统疾病，心脾两虚型早搏[7]、气虚血瘀型慢性心力衰竭[8]、心脏神经官能症[9]等心血管系统疾病，心脾两虚型缺铁性贫血[10]、老年性血小板减少性紫癜[11]等血液系统疾病，心脾两虚型月经过多[12]、崩漏[13]等妇科疾病，心血不足型耳鸣[14]、黄斑出血[15]等五官科疾病，心脾两虚型神经性皮炎[16]等皮肤科疾病。

【系统辨证脉象特征】

整体脉象特征：刚、稀、浮、散、粗。

局部脉象特征：右关脉弱、散，左关脉稀甚。

【脉图】

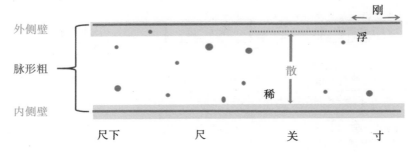

【脉证方解】

归脾汤所用之证多由思虑过度、劳伤心脾、气血日耗所致。患者心脾气血暗耗，神无所主，意无所藏，故见心悸怔忡，健忘失眠。脾虚运化无力，化源不足，气血衰少，而见食少体倦，面色萎黄，舌质淡，苔薄白，脉细弱。阴血亏虚，虚阳外浮，亦可见盗汗虚热；脾主统血，脾虚如不能摄血，则表现为各种出血症。

《素问·举痛论篇》云："思则心有所存，神有所归，正气留而不行，故气结矣。"此揭示了思虑过度影响气机运动，导致脏腑气机升降出入失调，而致病之本为"思则气结"。思伤气机，脾气虚，气虚阳气不能内守，浮越于外，敛摄功能失常，则脉道涣散，故见整体脉象浮、散、粗，出现食少体倦、面色萎黄等脾气虚之象，故用黄芪、龙眼肉、人参、白术补脾益气。思虑伤脾，运化吸收不利，气血生化乏源，故整体脉象中脉稀，右关脉亦弱、散，另外，思虑亦暗耗气血，肝藏血，故先耗伤肝内所藏之血，则左关稀甚，日久心血渐亏，血液中精微物质减少，心神失于濡养，则出现心悸怔忡、健忘失眠等心血亏虚表现，故用龙眼肉补脾气的同时还能养心血,当归补血养心,酸枣仁宁心安神,二药与龙眼肉相伍,补心肝之血、安心神之力更强,佐以茯神养心安神,远志宁神益智。思虑过度,脾气运化不利,气机结滞,心理张力高,血管壁顺应性差,故整体脉象刚,因此用木香疏肝解郁,调畅气机,解思定虑,同时可理气醒脾,与诸补气养血药配伍,使诸药补而不滞。炙甘草补益心脾之气,并调和诸药,用为佐使。引用生姜、大枣,调和脾胃,以资化源。

【脉证方解图】

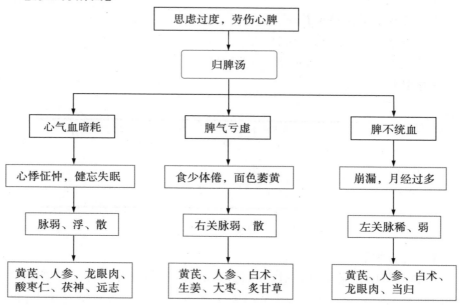

【验案】

患者女性,56 岁,2021 年 10 月 12 日初诊。

主诉:阵发性心慌伴隐痛 1 月余。

现病史:患者 1 个多月前无明显诱因出现阵发性心慌,偶伴有隐痛,持续时间短,就诊于门诊,服用中药治疗,效尚可。

现症见:阵发性心慌,伴心前区隐痛,持续时间短,无胸闷气短,纳可,眠一般,眠浅易醒,小便调,大便费力,质黏。舌:淡红,苔白腻。脉:整体脉象为刚、弱、散、稀、悸动;局部脉象为左关脉刚甚,右关脉寒、弱、散甚。

诊断:心悸(心血不足,气阴两虚证)。

治法:补血养心,益气安神。

处方:党参 20 g,炒白术 9 g,生山药 20 g,当归 15 g,龙眼肉 18 g,远志12 g,

茯神 15 g,夜交藤 15 g,高良姜 12 g,制吴茱萸 3 g,熟地 12 g,麦冬 9 g,五味子 9 g,生龙骨 30 g,生牡蛎 30 g,朱砂 0.5 g(冲服),防风 15 g,桔梗 12 g,牛蒡子 9 g,知母 20 g,共七剂,水煎服,每日一剂,早晚分温服。

二诊:患者自述心慌缓解,伴心前区隐痛减轻,偶有闷胀不适感,纳可,眠一般,眠浅易醒改善,小便调,大便费力缓解,便质可。舌淡红,苔白。脉弱、稀、敛、刚。因患者脉中寒象减轻,悸动感减弱,故原方中去掉吴茱萸、朱砂,余药物不变,继服七剂,患者心悸消,心前区疼痛偶有发作,余证平。

按:患者脉弱、散、稀,说明气血亏虚,收纳无力;心脾气血耗伤,心神失于涵养,故心中悸动、失眠多梦,则脉悸动;气血亏虚,不荣则痛,故伴有心前区隐痛;脾气亏虚,脾阳不足,不能温煦,故右关脉寒、弱、散甚。故用药以益气补血养阴、健脾安神为原则,方选归脾汤加减。方中党参、白术、山药健脾益气;当归、龙眼肉补血养心;远志、茯神、夜交藤宁心安神;朱砂清心宁神;龙骨、牡蛎镇静潜阳安神;高良姜温中健脾;熟地、麦冬滋阴补血;五味子收敛固涩;防风、牛蒡子疏风散邪;桔梗载药上行,宣发肺气;知母清热滋阴;防风药温燥之性。

【参考文献】

[1] (宋)严用和.济生方[M].北京:中国医药科技出版社,2012.

[2] (明)张介宾.景岳全书[M].北京:人民卫生出版社,2018.

[3] 李晓刚,刘刚,曹峰,等.归脾汤加减治疗慢性紧张性头痛临床疗效及影响因素的 Logistic 回归分析[J].中国中医基础医学杂志,2018,24(12):1720-1722+1789.

[4] 温基国.归脾汤加减协同浮针治疗气血两虚型眩晕病的临床研究[J].黑龙江医药,2019,32(4):872-874.

[5] 吴景东,张小卿,张宇,等.归脾汤治疗心脾两虚型慢性疲劳综合征的临床疗效[J].辽宁中医杂志,2018,45(2):305-306.

[6] 王伟伟.归脾汤治疗广泛性焦虑障碍的临床研究[D].广州:广州中医药大学,2010.

[7] 刘丽兰.归脾汤配合针刺治疗冠心病室性早搏(心脾两虚型)的临床疗效观察[D].长沙:湖南中医药大学,2021.

[8] 裴云芳.归脾汤治疗气虚血瘀型慢性充血性心力衰竭临床观察[J].中国现代医生,2018,56(8):137-140.

[9] 张民英,韩萍.归脾汤加减联合电针治疗心脏神经官能症的效果观

察[J].西部中医药,2020,33(8):123-125.

[10]吴鹏飞,钟新林.钟新林教授治疗心脾两虚型缺铁性贫血经验[J].中国中医药现代远程教育,2021,19(3):87-88.

[11]赵兵.归脾汤治疗老年人原发性血小板减少性紫癜的临床效果观察[J].临床医药文献电子杂志,2018,5(90):173.

[12]孟雪.归脾汤加减治疗心脾两虚型月经过多的临床观察[D].哈尔滨:黑龙江中医药大学,2019.

[13]孙素云.归脾汤加减联合针灸治疗女性崩漏的临床效果[J].临床医药文献电子杂志,2019,6(17):59.

[14]蔡蔚然,陈绘,施陈燕,等.归脾汤治疗心血不足型原发性耳鸣临床疗效观察[J].上海中医药杂志,2020,54(S1):113-115.

[15]薛金山,鲍玉新,阿依努努拉厚,等.桂枝茯苓丸合归脾汤加减治疗高度近视性黄斑出血心脾两虚型效果观察[J].解放军预防医学杂志,2017,35(6):705.

[16]谢植洋.归脾汤加减治疗神经性皮炎(心脾两虚型)临床疗效观察[J].航空航天医学杂志,2021,32(2):172-173.

时方之四十三：八珍汤

【出处】《瑞竹堂经验方》。

【组成及用法】

一、原方组成、剂量及用法

组成、剂量：当归(去芦)一两,川芎一两,熟地黄一两,白芍药一两,人参一两,甘草(炙)一两,茯苓(去皮)一两,白术一两[1]。

用法：上咬咀,每服三钱,水一盏半,加生姜五片,大枣一枚,煎至七分,去滓,不拘时候,通口服[1]。

二、现方组成、剂量及用法

组成、剂量：当归15 g,川芎15 g,熟地黄15 g,白芍药15 g,人参15 g,炙甘草15 g,茯苓15 g,白术各15 g。

用法：加生姜5片,大枣1枚,水煎服。

【功效】 益气补血。

【主治】

一、原文论述

八珍汤在《瑞竹堂经验方》中主要用于治疗气血两虚之腹痛泄泻,比如原文云:"脐腹疼痛,全不思食,脏腑怯弱,泄泻,小腹坚痛,时作寒热。"[1]

二、现代主治

气血两虚证,证见面色萎白或无华,头晕目眩,四肢倦怠,气短懒言,心悸怔忡,饮食减少,舌淡苔薄白,脉细弱或虚大无力。

三、主治综述

(1)在恶性肿瘤及相关疾病方面,八珍汤可以治疗宫颈癌[2]、胃癌[3]、肺癌化疗致白细胞减少症[4]、癌因性疲乏[5]等。

(2)在辅助创面愈合方面,八珍汤可以促进肛肠疾病术后创面的愈合[6]、老年髋关节置换术后伤口的愈合[7]等。

(3)在其他方面,八珍汤可以治疗气血亏虚型原发性痛经[8]、缺铁性贫血[9]、糖尿病肾病[10]等。

综上所述,目前对于八珍汤的研究表明,该方主要用于治疗病症属气血虚弱者。

【系统辨证脉象特征】

整体脉象特征:弱、散、稀,进少退多,高不及深太过,薄。

【脉图】

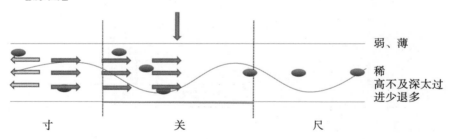

弱、薄

稀
高不及深太过
进少退多

寸　　　　　　关　　　　　　尺

【脉证方解】

八珍汤所用之证多由素体虚弱,或劳役过度,或病后产后失调,或久病失治,或失血过多所致。气能生血,血能载气,气虚日久常致阴血化生不足,血虚或失血过多致气无所依附。气虚推动无力,则见神疲乏力,少气懒言;气虚卫外不固,则见自汗;气血双亏,不能正常荣养头面,故见头晕目眩,面色淡白或萎黄;血虚,血不能荣养心神,故心悸失眠;血虚不能滋养形体,故见形体消瘦,肢体麻木,爪甲淡白。舌淡、脉细弱或虚大无力亦为气血两虚的征象。治宜双补气血。

机体气血两亏，则脉弱而散；血虚则脉稀、弱；血虚伤及肾精，则左尺脉枯涩；气虚，无力推动血行，则脉进少退多，不能推动脉搏波搏动，则脉高不及深太过；气血亏虚，无以荣养血管壁，则血管壁薄。

吴崑在《医方考》中论及此方时言道："人之身，气血而已。气者百骸之父，血者百骸之母，不可使其失养者也。"方中人参、熟地补元气，滋阴血；白术、茯苓健脾气，养心神；川芎、当归、芍药活血滋阴，补而不滞；炙甘草、生姜、大枣益气和中，调和脾胃，助气血生化。如此，甘温质润相伍，四君四物相合，共成益气补血之功。

【脉证方解图】

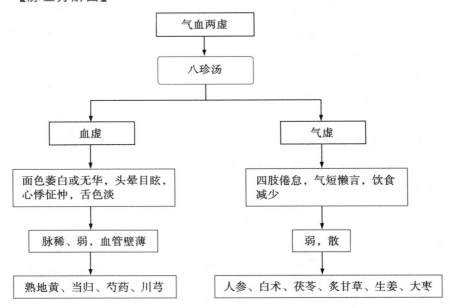

【验案】

患者女性，65 岁，2019 年 4 月 2 日初诊。

主诉：行走不稳伴言语不清 2 年。

现症见：患者于 2 年前无明显诱因出现行走不稳，言语不清，伴跌倒，无视物旋转、肢体抽搐、恶心呕吐，与头位及体位改变无关，遂至医院住院诊疗，诊断为"多系统萎缩-小脑型"。近 1 年来行走不稳逐渐加重，出现双下肢麻木无力，头晕脑胀，饮水稍有呛咳，言语含糊晦涩；伴有少气懒言，精神倦怠，腰酸困痛，失眠多梦，纳少，小便频数，控制不佳，大便干结，一般 3～4 日一行。舌：舌质暗

淡,苔白。脉:脉沉、细、弱。

诊断:痿证(气血亏虚证)。

治法:以健脾益胃、补养气血为主,兼顾滋补肝肾、化瘀通络。

处方:方用八珍汤加减:人参片5 g(另煎兑服),白术12 g,茯苓15 g,当归15 g,川芎15 g,熟地黄15 g,白芍30 g,桑寄生15 g,杜仲15 g,牛膝30 g,酒苁蓉15 g,蜈蚣2条,全蝎12 g,炙甘草3 g,共十二剂,水煎取汁400 mL,分两次饭后温服。

二诊:患者自感行走不稳较前改善,头晕缓解,失眠心烦,口苦咽干,舌质、脉象基本同前,守上方,加黄芪30 g,首乌藤15 g,合欢皮15 g,珍珠母15 g,以补气养血、平肝安神,继服十六剂。

三诊:上述诸症俱减,出现纳少腹胀,便秘难下,舌质暗红,苔厚腻,脉似有滑象,守上方,黄芪量减半,加焦三仙各15 g消食和胃,加砂仁9 g加强益气健脾之功,使补而不滞,继服十四剂。后巩固治疗,1个月后随访诉整体病情稳定,有好转趋势,并坚持长期服中药治疗。[10]

按:本则病案中,患者以行走不稳、双下肢麻木无力为主症,诊断为痿证。患者脉弱,少气懒言,精神倦怠,纳少,小便频数,控制不佳,大便干结,指向气虚推动无力;脉细,头晕脑胀,腰酸困痛,失眠多梦,指向血虚不能荣养;故辨证为气血两虚证。其中脉象沉、细、弱,系统辨证脉学体系当解析为弱、散、沉、细。

【参考文献】

[1] (元)沙图穆苏.瑞竹堂经验方[M].北京:中国医药科技出版社,2019.

[2] 曹晓霞,延学学.八珍汤联合放化疗治疗宫颈癌的临床效果及对患者免疫功能、癌因性疲乏及毒副反应的影响[J].临床医学研究与实践,2022,7(12):138-141.

[3] 赵培西,唐仕浩,赵华,等.八珍汤治疗胃癌的网络药理学作用机制[J].中国药业,2021,30(24):39-43.

[4] 张镇,王恳,焦庆昉,等.八珍汤治疗肺癌化疗致白细胞减少症的临床疗效[J].内蒙古中医药,2022,41(2):42-43.

[5] 刘秀平,李新,陈晓静,等.八珍汤联合穴位贴敷治疗癌因性疲乏的临床研究[J].中国肿瘤临床与康复,2022,29(3):328-332.

[6] 宋金忠,许建成,葛焱,等.八珍汤口服联合复方黄柏液湿敷促进肛周坏死性筋膜炎创面愈合疗效观察[J].现代中西医结合杂志,2020,29(4):388-391.

[7] 韦欢,杨群有,袁国伟.八珍汤联合髋部加压带对老年髋关节置换术后伤口愈合的影响[J].名医,2021(21):68-69.

[8] 张莉.针刺联合八珍汤治疗气血亏虚型原发性痛经的临床观察[J].中国民间疗法,2022,30(11):55-57+125.

[9] 谢秀仪.八珍汤联合蔗糖铁注射液治疗缺铁性贫血的临床观察[J].中国民间疗法,2022,30(10):79-81.

[10] 李小丽.八珍汤治疗糖尿病肾病的临床研究[J].内蒙古中医药,2022,41(4):10-12.

 时方之四十四:一贯煎

【出处】 《二续名医类案》。

【组成及用法】

一、原方组成、剂量及用法

组成、剂量:北沙参,麦冬,地黄,当归,杞子,川楝[1]。原著中本方无用量。

用法:水煎服。

二、现方组成、剂量及用法

组成、剂量:北沙参9g,麦冬9g,当归身9g,生地黄18g,枸杞子9g,川楝子6g。

用法:水煎服。

【功效】 滋阴舒肝。

【主治】

一、原文论述

一贯煎在《二续名医类案》中主要用于治疗肝肾阴虚,肝气郁滞之胃脘痛,比如原文云:"胁痛,吞酸,吐酸,疝瘕,一切肝病。"[1]

二、现代主治

肝肾阴虚、肝气郁滞证,证见胸脘胁痛,吞酸吐苦,咽干口燥,舌红少津,脉细弱或虚弦;亦治疝气瘕聚。

三、主治综述

(1)在神经系统方面,一贯煎可以治疗抑郁症辨证属肝肾阴虚、肝气郁滞证者[2]。

（2）在慢性肝病方面，一贯煎可以治疗原发性胆汁性胆管炎[3]、肝纤维化及肝硬化[4]、原发性肝癌[5]、病毒性肝炎[6]、非酒精性脂肪性肝病属肝肾阴虚证者[7]。

（3）在消化系统方面，一贯煎还可以治疗老年慢性便秘证属肝肾亏虚、肠燥津亏者[8]，以及胃脘痛属肝郁气滞者[9]。

综上所述，目前对于一贯煎的研究表明，该方主要用于治疗辨证属于肝肾阴虚、肝气郁滞证者。

【系统辨证脉象特征】

脉象特征：枯涩（左侧关脉、尺脉尤甚），热、弱、刚；郁动，躁动，左寸与关脉尤甚。

【脉图】

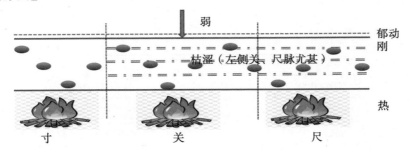

【脉证方解】

一贯煎所用之证多由肝肾阴虚、肝气郁滞所致。阴液为血液和体液的组成成分，肝肾阴虚，水不涵木，肝阳偏亢，上扰清窍，则头晕目眩；肝阴亏虚，不能濡养肝脉，则胸脘胁痛；肝肾阴虚，津液不能上荣头面，则两目干涩；肾阴不足，腰膝失养，则腰膝酸软；肝气郁滞，不但可以肝气犯胃，吞酸吐苦，若遇阳热体质者，更易形成虚火，脏腑代谢旺盛，体内产热较多，血管和血液的温度较高，虚火上扰，心神不安，则失眠多梦，同时血液浓缩，也会导致血液运行不畅。咽干口燥，五心潮热，低热颧红，舌红少苔，脉细数等皆为阴虚火旺之征象。治益滋阴疏肝，条达肝气，标本兼顾。本方常常用于治疗表现为吞酸吐苦、胸脘胁痛、咽干口燥、舌红少津等的肝肾阴虚、肝气郁滞证。

《素问·逆调》曰："肾者水脏，主津液。"《素问·水热论》也提出："肾者至阴也，至阴者盛水也。"肝肾阴虚，定位在左侧关脉、尺脉；不能濡养肝脉，也不能充盈脉道，故左侧关脉、尺脉枯涩、弱、热；阴虚液耗，津不上承，阴虚不能涵养心火，肺胃阴液亦随之减少，故脉热、弱，其血管壁刚。肝体阴而用阳，阴液亏虚，不能涵养肝木，则易肝气郁结；因机体为阴虚内热的病理基础，故肝气郁结容易郁而化热，形成肝经郁火证，故脉郁动、躁动，尤其在左关脉与左寸脉明显。

方中重用生地黄为君药，滋养肝阴，涵养肝木。臣以枸杞子滋养肝肾，针对肝肾阴亏的病机；使用沙参、麦冬滋养肺胃之阴，养肺阴以清金制木，养胃阴以培土荣木，当归补血养肝，且补中有行。佐用川楝子疏肝泄热，理气止痛，顺其条达之性，而无劫阴之弊。诸药合用，同时兼顾了病因与病机系统，则肝气得舒，肝阴得补，诸症自愈。

【脉证方解图】

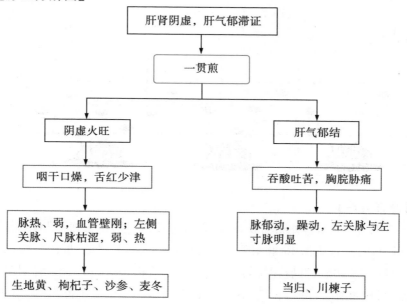

【验案】

患者女性，76 岁，2019 年 5 月 10 日初诊。

主诉：大便干结、排便困难 10 余年。

现症见：患者长期服用泻药及外用开塞露辅助排便，大便每周 1 次，排便时间长，平均每次 30 min，大便干结，未见黏液脓血便，便后汗出较多。患者平素体虚乏力，纳眠差，小便频。舌：舌质红，少津，苔白。脉：脉细、弱。肠镜及粪便检查均无异常。

诊断：便秘（阴虚肠燥证）。

治法：滋阴，润肠，通便。

处方:予以一贯煎加减:玄参15 g,生地20 g,南沙参15 g,枸杞子15 g,麦冬15 g,白芍10 g,川楝子10 g,当归15 g,生黄芪30 g,牛膝10 g,肉苁蓉10 g,甘草6 g,共七剂,水煎服。并指导患者改善饮食习惯、生活习惯和排便习惯。

二诊:患者诉服药后排便困难好转,大便变软,1～2天一次,睡眠差,舌质红,脉细。原方加远志10 g,合欢10 g,共七剂,水煎服。

三诊:患者诉服药后诸证好转,大便每日一行,色黄质软,成形,睡眠改善,仍不欲饮食,舌淡红,脉细。原方去牛膝、川楝子,加炒白术20 g,焦山楂10 g,茯苓10 g,共十四剂,水煎服。嘱其平素多饮水,进食粗纤维食物为主。随访至今,未再复发[2]。

按:患者以大便干结为主症,诊断为便秘,以方测脉,辨证属于肝肾阴虚,肠道失荣。原方中脉细、弱,依据系统辨证脉学体系,脉象当解析为枯涩、细、弱,以双侧尺脉为著。

【参考文献】

[1] 鲁兆麟,杨思澍,王新佩等.二续名医类案[M].沈阳:辽宁科学技术出版社,1996.

[2] 张月月,武占娟,王君明.地黄及其传统复方防治抑郁症研究[J].中华中医药学刊,2021,39(12):137-140.

[3] 郑彦希,孙学华,游丽萍,等.高月求教授"自免方"组方思路及其应用[J].上海医药,2021,42(9):21-22+25.

[4] 徐韶敏.四君子汤合一贯煎加味对慢性乙型肝炎患者肝纤维化指标的影响[J].辽宁中医药大学学报,2009,11(3):89-90.

[5] 张丽红,庄志江,王继成,等.加味一贯煎联合氩氦刀冷冻消融术治疗中晚期肝癌临床研究[J].中医学报,2015,30(8):1092-1094.

[6] 黄紫红,蒲柯,解新科,等.一贯煎加减治疗气阴不足型慢性乙型肝炎81例[J].实用中西医结合临床,2015,15(5):64-65.

[7] 杨斯皓,马方霞,詹云.一贯煎合六味地黄汤配合西药治疗2型糖尿病合并非酒精性脂肪肝临床疗效及对患者生活质量的评价[J].陕西中医,2019,40(8):1006-1009.

[8] 廖静,温大超.一贯煎加减治疗老年慢性便秘验案举隅[J].亚太传统医药,2021,17(5):115-117.

[9] 房爱芹.浅谈"木郁达之"治疗胃脘痛[J].医学理论与实践,2021,34(8):1439-1440+1430.

时方之四十五·右归丸

【出处】 《景岳全书》。

【组成及用法】

一、原方组成、剂量及用法

组成、剂量：大怀熟地黄八两，山药（炒）四两，山茱萸（微炒）三两，枸杞子（微炒）四两，鹿角胶（炒珠）四两，菟丝子（制）四两，杜仲（姜汁炒）四两，当归三两（便溏勿用），肉桂二两（渐可加至四两），制附子二两（渐可加至五六两）[1]。

用法：上先将熟地蒸烂，杵膏，加炼蜜为丸，如梧桐子大。每食前用滚汤或淡盐汤送下百余丸。或丸如弹子大，每嚼服二三丸，以滚白汤送下，其效尤速[1]。

二、现方组成、剂量及用法

组成、剂量：熟地黄 24 g，炒山药 12 g，山茱萸 9 g，枸杞 12 g，鹿角胶 12 g，菟丝子 12 g，杜仲 12 g，当归（便溏勿用）9 g，肉桂 6 g，制附子 6 g。

用法：蜜丸，每服 9 g；亦可作汤剂，水煎服。

【功效】 温补肾阳，填精益髓。

【主治】

一、原文论述

右归丸在原文中主要用于治疗肾阳亏虚，或肾阳不足导致的脾胃虚寒之证。原文云："治元阳不足，或先天禀衰，或劳伤过度，以致命门火衰，不能生土，而为脾胃虚寒，饮食少进，或呕恶膨胀，或番胃噎膈，或怯寒畏冷，或脐腹多痛，或大便不实，泻痢频作，或小水自遗，虚淋寒疝，或寒侵溪谷而肢节痹痛，或寒在下焦而水邪浮肿。总之，真阳不足者，必神疲气怯，或心跳不宁，或四体不收，或眼见邪祟，或阳衰无子等证，俱速宜益火之原，以培右肾之元阳，而神气自强矣，此方主之。"[1]

二、现代主治

肾阳不足、命门火衰证，证见年老或久病气衰神疲，畏寒肢冷，腰膝软弱，阳痿遗精，或阳衰无子，或饮食减少，大便不实，或小便自遗，舌淡苔白，脉沉而迟。

三、主治综述

本方在临床上主要用于治疗诸多肾阳亏虚型及脾肾阳虚型的疾病,如脾肾阳虚型女性不孕症[2]、肾虚型多囊卵巢综合征[3]、更年期综合征[4]、肾阳虚型男性不育症[5]等泌尿生殖系统疾病,肾虚型骨质疏松症[6]、退行性膝关节炎[7]等骨关节疾病,脾肾阳虚型老年功能性便秘[8]、老年性甲状腺功能减退症[9]等老年疾病,以及改善肾阳虚损型阿尔茨海默病患者的临床智能状况[10],改善艾滋病患者的免疫指标、临床症状和体征[11]等。

【系统辨证脉象特征】

脉象特征:寒、弱、散、稀、滑;薄、粗;进少退多,高不及深太过;血管壁与周围组织清冷。

【脉图】

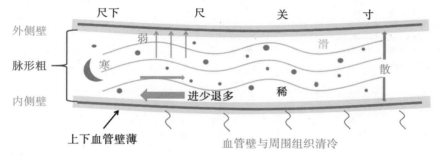

【脉证方解】

右归丸所用之证的病机为命门火衰、阳气不振,故见气衰神疲、畏寒肢冷、腰膝软弱;火不生土,脾阳不运,故饮食减少、大便不实;肾主封藏,阳虚而精关不固,则为遗精滑泄、阳衰无子、小便自遗。

右归丸主治肾阳虚衰证,而肾阳虚衰多由于肾阳虚证失治或误治发展而来;或慢性消耗过多,或久病损伤肾阳,或邪气亢盛伤阳等因素所致。阳气者,精者养神,肾阳衰惫,虚寒内生,则脉寒、弱,阳气浮越于外,收摄无力,则脉散、粗;命门火衰,脉搏搏动无力,脉搏波对周围组织撼动减弱,则脉血管壁与周围组织清冷;阳气虚则兴奋功能减退,则脉进少退多,高不及深太过,出现精神萎靡,气衰神疲;清阳实四肢,阳气不能布达于四肢与肌表,则畏寒肢冷,腰为肾之府,肾阳亏虚,不能温养腰府,则腰部冷痛;脾阳根于肾阳,釜底无薪,脾胃运化功能失常,气血生化乏源,则脉象中见薄,出现食欲减退、恶心呕吐,下利清谷;肾阳虚衰,气化功能减弱,水液代谢失常,加之肾虚失于固摄贮藏,则脉稀、滑,可见遗精滑泄、阳衰无子、小便失禁等症状。方中熟地黄微温性平,能补五脏真阴而不滞，山茱萸敛酸，甘补温润，固阴补精；上二药与枸杞子、山药合用，滋阴益肾，养肝补脾，意在"阴中求阳"；菟丝子、杜仲补肝肾之阴，强腰膝；当归养血和血，与补肾之品相配，补养精血。附子、肉桂、鹿角胶等少量补阳药温阳化气，直补肾阳。诸药合用，温壮肾阳，滋补精血。

【脉证方解图】

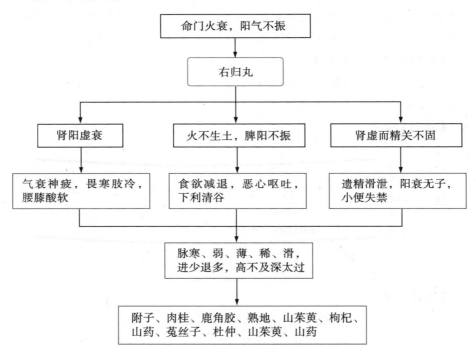

【验案】

患者女性，40 岁，2021 年 10 月 25 日初诊。

主诉：月经过少伴痛经 3 月余。

现病史：患者既往月经规律，平素月经 6～7/（30～32 天），月经量正常，无痛经，无血块。3 个多月前患者无明显诱因出现月经推迟 10 余天，经量少，经期 2 天，色黑有块，经行小腹冷痛，腰酸难忍，经服止血、止痛药物，血止痛减，后渐出现情绪不稳，心烦，四肢发冷，末次月经为 2021 年 9 月 19 日。

现症见：精神萎靡，烦躁不安，面色晦暗，四肢发冷，畏寒，腰酸，纳差，眠一般，眠浅易醒，便溏，小便调。舌：舌质淡，苔薄白。脉：整体脉象为寒、弱、薄、稀，进少退多，郁动；局部脉象为双尺脉细、枯、寒甚。

病机：肾阳不足，血虚阴衰，经水亏虚。

诊断:月经过少(肾阳不足,精亏血少证)。

治法:补肾助阳,填精益髓。

处方:熟地黄 20 g,山茱萸 15 g,附子(先煎)9 g,肉桂 6 g,枸杞子 15 g,巴戟天 12 g,鹿角胶(烊化)9 g,山药 30 g,当归 15 g,丹参 12 g,香附 12 g,枳壳 12 g,防风 12 g,茯神 12 g,远志 12 g,鸡内金 12 g,甘草 6 g,共十四剂,水煎服,每日一剂,早晚分温服。

二诊:患者自述服药后畏寒缓解,情绪稳定,腰酸减轻,眠改善。舌淡红,苔白,脉寒、弱、涩,进少退多,双尺脉稀。根据患者病情及脉象,嘱原方继服七剂。

按:肾为元阳之根本,肾阳虚衰则阴寒内生,故脉寒,双尺脉寒甚。患者表现为精神萎靡,四肢发冷,畏寒;经水出诸肾,肾藏精,主生殖,若肾虚精气不足,则无精化血,冲任失养,血海不能充盈,经水不能化生,故脉弱、薄、稀,进少退多,双尺脉细、枯;患者情绪烦躁不安,郁闷不舒,则脉郁动,给人一种麻涩的手感。故以温补肾阳、活血行气为原则,方选右归丸加减,方中附子、肉桂、枸杞子、巴戟天温补肾阳,熟地、山茱萸、鹿角胶滋阴补肾,山药健脾益肾,当归、丹参补血活血,香附疏肝解郁、行气活血,防风、枳壳祛风行气,茯神、远志宁心安神,鸡内金消食散结,甘草调和诸药。同时给予患者言语疏导,通过语言交流,转移患者对疾病的注意力,排遣患者的情思,改易患者的心志,移易精气,变利气血,辅助形成"精神内守"的正常状态。

【参考文献】

[1] (明)张介宾.景岳全书[M].北京:人民卫生出版社,2018.

[2] 刘春霞,罗普树.辨证治疗卵巢功能低下所致女性不孕的临床观察[J].吉林中医药,2007(5):29-30.

[3] 陈丽笙,周金应.达英-35 配合右归丸加减治疗多囊卵巢综合征临床观察[J].中国中西医结合杂志,2005(9):794-796.

[4] 张永生.右归丸治疗更年期综合征的临床观察[J].光明中医,2010,25(9):1632-1633.

[5] 王旭昀,张宏,孙占学,等.中医药治疗男子不育症研究进展[J].中华中医药学刊,2015,33(4):975-977.

[6] 华刚,管爱芬,张敏.右归丸加减治疗骨质疏松症 82 例[J].四川中医,2008(4):105.

[7] 孟丽杰.右归丸加减治疗退行性膝关节炎 62 例[J].河北中医,2010,32(4):539-540.

[8] 唐洪波,陈宝国,付倩雨,等.右归丸治疗脾肾阳虚型老年功能性便秘的临床观察[J].中国实验方剂学杂志,2015,21(23):168-171.

[9] 冯建华,刘玉健.右归丸加味治疗老年甲状腺功能减退症[J].山东中医药大学学报,2006(1):42-44.

[10] 李存新,杨树荣,黄峰.右归丸加味治疗肾阳虚型阿尔采默病34例[J].陕西中医学院学报,2009,32(4):20-21.

[11] 李建忠,程月兰,时培荣,等.人参养荣汤和右归丸加减组方治疗艾滋病临床研究[J].中华实验和临床感染病杂志(电子版),2008(3):182-185.

时方之四十六:百合固金汤

【出处】 《慎斋遗书》。

【组成及用法】

一、原方组成、剂量及用法

组成、剂量:熟地三钱,生地三钱,归身三钱,白芍一钱,甘草一钱,桔梗八分,玄参八分,贝母一钱半,麦冬一钱半,百合一钱半[1]。

用法:水煎服。

二、现方组成、剂量及用法

组成、剂量:熟地9g,生地9g,归身9g,白芍3g,甘草3g,桔梗3g,玄参3g,贝母6g,麦冬6g,百合6g。

用法:水煎服。

【功效】 滋润肺肾,止咳化痰。

【主治】

一、原文论述

百合固金汤在《慎斋遗书》中主要用于治疗肺肾阴亏,虚火上炎之手太阴肺经病,比如原文云:"手太阴肺病,因悲哀伤肺,背心、前胸、肺募间热,咳嗽咽痛,咯血,恶寒,手大拇指循白肉际间上肩臂,至胸前如火烙。"[1]

二、现代主治

肺肾阴亏、虚火上炎证,证见咳嗽气喘,痰中带血,咽喉燥痛,头晕目眩,午后潮热,舌红少苔。

三、主治综述

（1）在呼吸系统方面，百合固金汤可以治疗原发性支气管肺癌所致咯血属肺肾阴虚者[2]，气阴两虚型肺癌[3]，阴虚火旺型肺结核[4,5]，阴虚肺热型支气管扩张[6]，肺肾阴虚型呼吸机相关性肺炎[7]，慢性阻塞性肺疾病稳定期辨证属肺阴不足、肾失纳气者[8]。

（2）在其他方面，百合固金汤还可以治疗更年期综合征辨证属阴阳失调、肾虚者[9]，郁证属气郁日久、肺气阴耗伤者[10]。

综上所述，目前对于百合固金汤的研究表明，该方主要用于治疗肺病属肺肾阴亏、虚火上炎者。

【系统辨证脉象特征】

脉象特征：左尺脉及右寸脉枯涩、热、弱、刚，寸中三分之一凸、热。

【脉图】

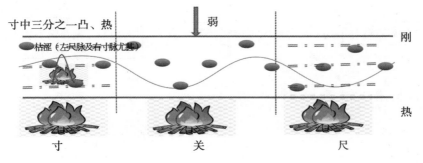

寸中三分之一凸、热　　　弱　　　刚
枯涩（左尺脉及右寸脉尤甚）
热
寸　　　关　　　尺

【脉证方解】

百合固金汤所用之证为肺肾阴虚、虚火上炎所致。阴液为血液和体液的组成成分，肺阴亏虚，阴虚液耗，若遇阳热体质者更易形成虚火。脏腑代谢旺盛，体内产热较多，血管和血液的温度较高，同时血液浓缩，将会导致血液运行不畅。火热内生，清肃失职，则咳嗽痰少；肺失濡润，火伤肺络，则痰中带血；喉为肺系，肾脉挟咽，肺肾阴亏，不能濡养，则津液不能上潮咽喉，虚火亦可趁机上攻，则声音嘶哑；肾阴不足，腰膝失养，则腰膝酸软；肺肾阴虚，虚热内蒸，故口燥咽干，五心烦热，潮热颧红盗汗；舌红少苔、脉细数等也是阴虚火旺的征象。治宜滋养肺肾之阴，止咳祛痰。常常用本方治疗表现为午后潮热、骨蒸盗汗、咳嗽气喘、咽喉燥痛的肺肾阴虚、虚火上炎证。

肺肾阴亏定位在左尺与右寸脉，阴亏失于濡润则脉内枯涩；阴虚则内热，故脉弱、热；阴虚不能涵养阳气，并阴虚不能濡养血管壁，故血管壁刚。喉为肺系，肾脉挟咽，若肺肾阴亏，则津液不能上潮咽喉，加之虚火上攻，咽喉燥痛，表现为寸中三分之一凸、热。

方中生、熟二地为君,滋补肾阴亦养肺阴;熟地兼能补血,生地兼能凉血。臣以百合、麦冬滋养肺阴并润肺止咳;玄参咸寒,协二地滋肾且降虚火。君臣相伍,滋肾润肺,金水并补。佐以贝母,清热润肺,化痰止咳;桔梗载药上行,化痰散结,并利咽喉;当归、芍药补血敛肺止咳。甘草调和诸药,且与桔梗为伍,以利咽喉。诸药相合,共奏滋阴凉血、降火消痰之功。

【脉证方解图】

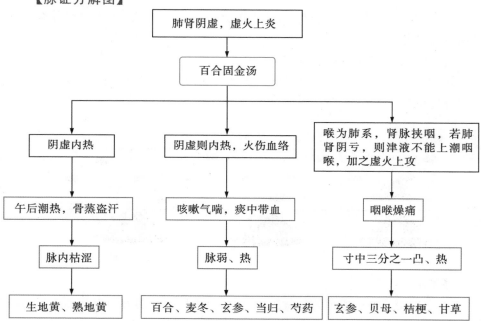

【验案】

患者女性,43 岁,2021 年 7 月 13 日初诊。

主诉:反复咳嗽咯痰伴咯血 7 年,发热 3 天。

现症见:患者既往有肺结核病史,曾行支气管造影术,诊断为支气管扩张。患者经常反复咳嗽,咯血,来诊时诉呛咳不止,每有稠痰咳出夹带血丝;3 天前发热,38 ℃左右,伴胸膈翳闷,手足倦怠,小便短黄。舌:舌质淡红,苔灰白。脉:脉细数。

诊断:咳嗽(内伤发热,阴虚肺热证)。

治法:滋阴清热。

处方:熟地 15 g,生地 12 g,浙贝 9 g,麦冬 6 g,玄参 6 g,百合 18 g,赤芍 9 g,

侧柏叶9g,参叶9g,飞天蟑螂30g,石斛9g,共三剂,水煎服,每日一剂。

二诊:患者咳嗽减少,痰不带血,但仍有低热,乃于上方中去侧柏叶、飞天蟑螂,加四叶参18g,沙参12g,川连3g。服两剂,低热已退,仍有少许咳嗽,嘱其继续常服百合固金汤加减作预防性治疗。随访半年,患者病情稳定,无咯血现象。[10]

按:本则病案中,患者以反复咳嗽、咯血为主症,以方测脉,辨证为肺肾阴亏、虚热灼肺证,根据"脉细数",系统辨证脉学解析脉象为弱、枯、细、刚、数,其中弱、枯为阴亏,细为阴亏不能充盈脉道,刚、数为阴虚内热、虚热上炎。

【参考文献】

[1] (明)周之干.慎斋遗书[M].北京:中国中医药出版社,2016.

[2] 陈宏鹏,郑霭萱.百合固金汤治疗肺癌咯血25例[J].光明中医,2021,36(14):2351-2353.

[3] 刘娜,赵卫华,温学红.生脉散合百合固金汤加减辅助治疗气阴两虚型肺癌的疗效评价[J].黑龙江医药,2021,34(3):585-588.

[4] 刘思弘.百合固金汤联合利福平治疗肺结核临床观察[J].山西中医,2021,37(3):22-23.

[5] 钟耀东,范少华,温文沛.百合固金汤加味治疗阴虚火旺型初治涂阳肺结核46例[J].湖南中医杂志,2021,37(2):35-37.

[6] 聂光荣.百合固金汤联合复方穿心莲治疗阴虚肺热型支气管扩张的临床疗效[J].临床合理用药杂志,2020,13(36):131-133.

[7] 陈薛连,唐艳艳,陈璐.百合固金汤治疗肺肾阴虚型呼吸机相关性肺炎30例观察[J].浙江中医杂志,2020,55(11):800-801.

[8] 付小刚,张永平,郑云平,等.百合固金汤治疗慢性阻塞性肺疾病稳定期患者的临床效果[J].医疗装备,2020,33(19):67-70.

[9] 辛斐斐.百合固金汤对更年期综合征患者生殖内分泌激素水平及机体免疫的影响[J].中国疗养医学,2020,29(11):1226-1228.

[10] 刘超,董宁,刘江,等.从肺论治郁证经验探析[J].中国中医基础医学杂志,2021,27(6):1026-1029.

时方之四十七:大定风珠

【出处】《温病条辨》。

【组成及用法】

一、原方组成、剂量及用法

组成、剂量:生白芍六钱,阿胶三钱,生龟板四钱,干地黄六钱,麻仁二钱,五味子二钱,生牡蛎四钱,麦冬(连心)六钱,炙甘草四钱,鸡子黄(生)二枚,鳖甲(生)四钱[1]。

用法:水八杯,煮取三杯,去滓,再入鸡子黄,搅令相得,分三次服[1]。

二、现方组成、剂量及用法

组成、剂量:生白芍 18 g,阿胶 9 g,生龟板 12 g,干地黄 18 g,麻仁 6 g,五味子 6 g,生牡蛎 12 g,麦冬 18 g,炙甘草 62 g,鸡子黄(生)2 个,鳖甲(生)12 g。

用法:水煎去渣,入阿胶烊化,再入鸡子黄搅匀,分 3 次温服。

【功效】 滋阴熄风。

【主治】

一、原文论述

大定风珠在《温病条辨》中主要用于治疗阴虚风动型下焦温病,比如原文云:"热邪久羁,吸烁真阴,或因误表,或因妄攻,神倦瘈疭,脉气虚弱,舌绛苔少,时时欲脱者,大定风珠主之。此邪气已去八九,真阴仅存一二之治也。观脉虚苔少可知,故以大队浓浊填阴塞隙,介属潜阳镇定。以鸡子黄一味,从足太阴,下安足三阴,上济手三阴,使上下交合,阴得安其位,斯阳可立根基,俾阴阳有眷属一家之义,庶可不致绝脱欤!"[1]

二、现代主治

阴虚风动证,证见温病后期,神倦瘈疭,舌绛苔少,脉弱有时时欲脱之势。

三、主治综述

(1)在神经系统方面,大定风珠可以治疗肝肾阴虚型帕金森病伴发疼痛者[2]、非运动症状[3]等,阴虚风动之脑出血恢复期[4]、面肌痉挛[5]等。

(2)在其他方面,大定风珠还可以用来治疗肝肾阴虚型晚期肝癌[6]、梅格(Meige)综合征[7]、肝肾阴竭之高热[8]等。

综上所述,目前对于大定风珠的研究表明,该方主要用于治疗病症属阴虚风动者。

【系统辨证脉象特征】

脉象特征:热、弱,枯涩,刚、浮、细,进多退少,高太过深不及。

【脉图】

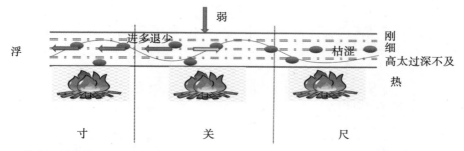

【脉证方解】

大定风珠所用之证系由温病迁延日久,邪热灼伤真阴,或因误汗、妄攻,重伤阴液所致的虚风内动。肝为风木之脏,真阴亏虚,阴血不足,则不能濡养筋脉,则可水不涵木,虚风内动而拘挛,故见手足颤动或蠕动,甚则肝阳亢逆化风,气血随风阳上逆;阴虚则津液不能正常上达头面,头面失养,故眩晕耳鸣,两目干涩;阴虚液耗,若遇阳热体质者更易形成虚火,脏腑代谢旺盛,体内产热较多,故见潮热盗汗,五心烦热;舌红少苔,脉细数,也是阴虚的征象。本证真阴欲竭,此时疾病原因是阴虚为主,故治宜用味厚滋补之品,滋阴养液,填补真阴,平息虚风。本方常常用于治疗表现为手足瘛疭、舌绛少苔等的阴虚风动证。

真阴亏虚不仅限于左尺脉,在左右手、寸关尺的六部脉俱可体现出典型的脉象特征。真阴不足,机体五脏六腑、经络形体官窍均失于阴液的濡养,脉内容物失于濡润,故脉内枯涩;阴虚则内热,故脉弱、热;阴液不足,脉管失充,则脉形细。肝为风木之脏,若阴液大亏,水不涵木,虚风内动,裹挟虚热之气向上向外冲逆,则脉进多退少、高太过深不及,血管壁刚,脉位浮。

方中使用的鸡子黄、阿胶均为血肉有情之品,滋阴养液,为君药;重用生白芍、干地黄、麦冬滋水涵木,柔肝濡筋,为臣药。佐以龟板、鳖甲、牡蛎等介类潜镇之品,滋阴潜阳,重镇息风;使用麻仁养阴,润燥通气;五味子味酸善收,与滋阴药相伍而收敛真阴,配白芍、甘草能酸甘化阴。以上诸药协助君药和臣药以加强滋阴息风之功,均为佐药。炙甘草调和诸药。诸药相伍,使真阴得复,浮阳得潜,则虚风自息。

【脉证方解图】

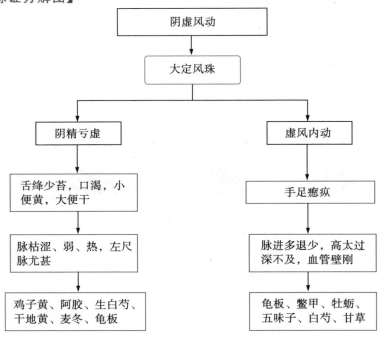

（图中文字：）

阴虚风动

大定风珠

阴精亏虚 —— 虚风内动

舌绛少苔，口渴，小便黄，大便干

手足瘛疭

脉枯涩、弱、热，左尺脉尤甚

脉进多退少，高太过深不及，血管壁刚

鸡子黄、阿胶、生白芍、干地黄、麦冬、龟板

龟板、鳖甲、牡蛎、五味子、白芍、甘草

【验案】

额氏，二十二岁。除夕日亥时，先是产后受寒痹痛，医用桂附等极燥之品，服之大效。医见其效也，以为此人非此不可，用之一年有余，不知温燥与温养不同，可以治病，不可以养生，以致少阴津液被劫无余。厥阴头痛，单巅顶一点痛不可忍，畏明，至于窗间有豆大微光即大叫，必室如漆黑而后少安，一日厥去四五次，脉弦细数，按之无力，危急已极，勉与定风珠潜阳育阴，以息肝风。

大生地八钱，麻仁四钱，生白芍四钱，生龟板六钱，麦冬（不去心）四钱，生阿胶四钱，生鳖甲六钱，海参二条，生牡蛎六钱，鸡子黄（去渣后，化入搅匀）二枚，甘草（炙）五钱。煮成八杯，去渣，上火煎成四杯，不时频服。

正月初一，微见小效，加鲍鱼片一两，煮成十杯，去渣，煎至五杯，服如前。初二日，又见效，方法如前。初三日，厥止，头痛大减，犹畏明，方法如前。初四日，腰以上发热，腰以下冰凉，上下浑如两截，身左半有汗，身右半无汗，左右浑如两畔，自古方书未见是症，窃思古人云："琴瑟不调，必改弦而更张之。"此症当令其复厥后再安则愈。照前方定风珠减半，加青蒿八分，当夜即厥二三次。初五日，照前定风珠原方分量一帖，服后厥止神安。初七日，仍照前方。初八日，

方皆如前,渐不畏明。至正月二十日外,撤去帐幔,汤药服至二月春分后,与专翁大生膏一料痊愈。[9]

按:本则医案中,患者因误治,重伤阴液而致虚风内动;以方证推测脉象,"脉弦细数,按之无力",根据系统辨证脉学,当解析为弱、散、刚、细、枯、数。其中,弱、散、枯表征阴液枯竭;细表征阴液枯竭不能充盈脉道;刚、数表征阴液枯竭不能敛阳,阳动而生虚风的病机。

【参考文献】

[1](清)吴瑭.温病条辨[M].宋咏梅,臧守虎,张永臣,点校.北京:中国中医药出版社,2006.

[2]刘辉,刘美香,耿海威,等.大定风珠加减联合西药治疗伴发疼痛的帕金森患者疗效及作用机制[J].中国实验方剂学杂志,2018,24(13):183-189.

[3]唐瑾.大定风珠对肝肾阴虚型帕金森病非运动症状的影响[J].中国中医药现代远程教育,2017,15(22):95-97.

[4]陈疆,张扬,熊新贵,等.大定风珠治疗脑出血恢复期阴虚动风证证效关系的蛋白质组学研究[J].湖南中医药大学学报,2013,33(11):57-62.

[5]吴瑞兰,王丹,周艳玲,等.大定风珠加减配合辨证取穴针刺治疗面肌痉挛48例疗效观察[J].中国医药导报,2010,7(7):67-68.

[6]张亚玲,邢珂欣,郑玉玲.大定风珠治疗肝肾阴虚型晚期肝癌经验[J].中华中医药杂志,2022,37(3):1470-1473.

[7]华平锋,蒋涛.大定风珠加减治疗Meige综合征验案1则[J].湖南中医杂志,2016,32(10):115-116.

[8]王小锋,侯宝峰.大定风珠治疗高热1例体会[J].光明中医,2013,28(11):2381-2382.

[9](清)吴瑭.吴鞠通医案[M].北京:中国中医药出版社,2006.

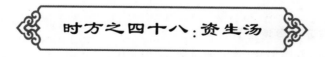

时方之四十八:资生汤

【出处】《医学衷中参西录》。

【组成及用法】

一、原方组成、剂量及用法

组成、剂量:生山药一两,玄参五钱,于术三钱,生鸡内金(捣碎)二钱,牛蒡

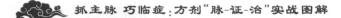

子（捣碎）三钱[1]。

用法：水煎服。

二、现方组成、剂量及用法

组成、剂量：生山药 30 g，玄参 15 g，于术 10 g，生鸡内金 9 g，牛蒡子 10 g。

用法：水煎服。

【功效】 健脾益气，润肺止咳。

【主治】

一、原文论述

资生汤在《医学衷中参西录》中主要用于治疗阴虚之劳瘵与闭经，比如原文云："劳瘵羸弱已甚，饮食减少，喘促咳嗽，身热脉虚数者；亦治女子血枯不月……戒病者淡泊寡欲，以养其心，而复善于补助其脾胃，是饮食渐渐加多，其身体自渐渐复原。"[1]

二、现代主治

脾气亏虚、肺气阴两亏之喘嗽，证见咳嗽气喘，纳差、腹胀便溏，少气乏力，声低懒言，神疲自汗，午后潮热、盗汗，两颧潮红，五心烦热，头晕目眩，形体消瘦，口燥咽干，动则诸症加剧，小便短黄，大便干结，舌红少苔，脉细数等。

三、主治综述

（1）在消化系统方面，资生汤可以治疗脾胃虚弱型功能性腹泻[2]，津亏肠燥兼气虚型老年功能性便秘[3]，脾虚气弱、津液不足型小儿厌食，脾虚气滞、津伤肠燥型小儿便秘[4]，肠易激综合征腹泻型辨证属脾虚运化失司、湿邪停聚、气机阻滞、清浊不分型泄泻者[5]。

（2）在其他方面，资生汤可以治疗土虚木亢、木火刑金慢性咳嗽[4]，阴亏血热、脾虚湿盛型慢性荨麻疹[6]，阴虚火旺型小儿多动综合征[7]。

综上所述，目前对于资生汤的研究表明，该方主要用于治疗虚损性疾病辨证属阴虚者。

【系统辨证脉象特征】

脉象特征：右侧关脉、寸脉弱而散，枯涩而刚、热，寸中下三分之一交接处浅层血流热、凸、躁动。

【脉图】

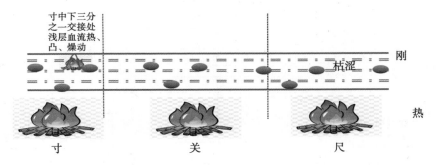

【脉证方解】

　　资生汤所用之证因脾气亏虚、肺气阴两亏所致。脾为后天之本,能资生一身。过度劳神,或饮食不节,或年老久病,导致脾伤不能助胃消食,则不欲食或纳少,腹胀,便溏;食后脾气益困,故腹胀愈甚;水谷不化,气血生化乏源,脏腑、形体等失于荣养,则肢体倦怠,消瘦,面色萎黄。母病及子,脾虚则肺脏失养,气阴两亏。肺气亏虚,宣肃功能失职,故见咳嗽气喘;肺气亏虚,宗气生成减少,气虚推动乏力,故见神疲乏力,少气懒言;气虚不能固摄,而见自汗;劳则耗气,稍事活动,肺气益虚,故上述诸症加重。阴液为血液和体液的组成成分,肺阴不足,阴虚液耗,津不上承,若遇阳热体质者更易形成虚火,脏腑代谢旺盛,体内产热较多,则肺系失濡,火灼咽喉,则现口燥咽干;正常津液不能上达头面进行荣养,故头晕目眩;五心烦热,潮热盗汗,两颧潮红,小便短黄,舌红少津,脉细数、弱,为阴虚内热的征象。治宜健脾补肺胃,益气养阴,止咳平嗽。

　　脾胃亏虚,气血生化乏源,脾为肺之母,故病位主要集中于右侧关脉、寸脉。脾虚则肺脏失养,气虚则脉弱而散;阴虚则脉枯涩而刚;阴虚则肺胃内热,则脉弱而热;《丹台玉案》中有言"肺气通于咽,胃气通于喉",肺胃虚热上燔,则为咽喉肿痛,故寸中下三分之一交接处浅层血流热、凸、躁动。

　　白术色黄则属土,气香则醒脾,健补脾胃之气;山药色白入肺,补益脾肺之气,养肺胃之阴;生鸡内金健胃消食化积。三药共用,既能补益脾肾,又防脾胃亏虚不耐补益导致食积之虞。玄参滋阴清虚热,《神农本草经》谓其微寒,不至寒凉伤脾胃可知,一方面与山药合用,滋养肺胃之阴液,胃汁充足,自能纳食,肺阴有续,浮热自除;另一方面与牛蒡子合用,牛蒡子体滑气香,能润肺又能利肺,大能清肺热、止喘嗽、下肺气。诸药合用,共奏补益脾胃、润肺止咳之功效。

【脉证方解图】

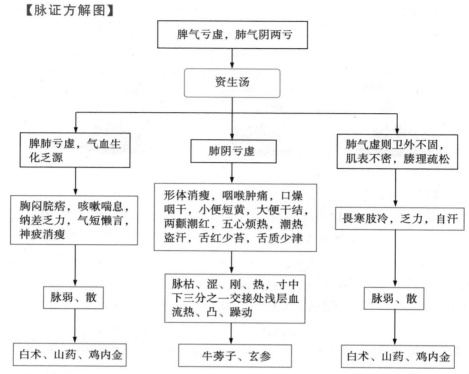

【验案】

　　族弟妇产后虚羸少食，迁延月余，渐至发灼、自汗、消瘦、乏气、干呕、头晕等证……经医四人治不效，并添颧红作泻。适生自安东归，为之诊视，六脉虚数。检阅所服之方，有遵《医宗金鉴》三合饮者，有守用养荣汤者，要皆平淡无奇……遂处方用生怀山药二两，于术三钱，玄参四钱，鸡内金、牛蒡子各二钱，外加净萸肉、龙骨、牡蛎各五钱，止汗并以止泻。五剂后，汗与泻均止，饮食稍进，惟干咳与发热仅去十之二三。又照原方加粉甘草、天冬、生地等味，连服七剂。再照方减萸肉，加党参二钱，服四剂后，饮食大进，并能起坐矣。惟经尚未行。更按资生汤原方，加当归四钱。服数剂后，又复少有加减，一月经脉亦通。[1]

　　按：患者产后虚羸少食、自汗、消瘦、发灼、乏气、腹泻，为产后将养失宜，无力运化水谷，气血生化无源，同时无力固摄津液，阳气浮越于外。六脉虚数，为左右手、寸关尺六部脉弱、散、稀，为大气及阴精亏虚之象，脉脾气亏虚数为阴精亏虚，不能敛气，加之气虚不能固摄收纳，气机外越，发为脉数。

【参考文献】

[1] (清)张锡纯.医学衷中参西录[M].石家庄:河北科学技术出版社,2007.

[2] 刘冬厚,徐丛丛,郑传彬,等.资生汤对脾胃虚弱型功能性腹泻临床症状改善疗效分析[J].实用中西医结合临床,2017,17(12):66-67.

[3] 李峰,马富明,张立华,等.资生汤加减并序贯疗法治疗老年功能性便秘32例的体会[J].世界最新医学信息文摘,2017,17(13):160.

[4] 殷勤.资生汤在儿科的应用体会[J].中医儿科杂志,2015,11(6):31-33.

[5] 李敏,赵洪涛.中医治疗80例肠易激综合征的临床疗效观察[J].现代诊断与治疗,2013,24(7):1525-1526.

[6] 魏月,张法荣.资生汤治疗慢性荨麻疹医案一则[J].亚太传统医药,2017,13(16):90-91.

[7] 杨萍.顾植山用资生汤治小儿多动综合征经验[J].中国中医药报,2011,12(24):34.

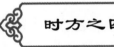 时方之四十九:十全育真汤

【出处】 《医学衷中参西录》。

【组成及用法】

一、原方组成、剂量及用法

组成、剂量:野台参四钱,生黄芪四钱,生山药四钱,知母四钱,玄参四钱,生龙骨(捣细)四钱,生牡蛎(捣细)四钱,丹参二钱,三棱一钱半,莪术一钱半[1]。

用法:水煎服。

二、现方组成、剂量及用法

组成、剂量:野台参15 g,生黄芪15 g,生山药15 g,知母15 g,玄参15 g,生龙骨(捣细)15 g,生牡蛎(捣细)15 g,丹参9 g,三棱6 g,莪术6 g。

用法:水煎服。

【功效】 益气养阴,破血逐瘀,收敛固摄。

【主治】

一、原文论述

十全育真汤在《医学衷中参西录》中主要用于治疗气阴两虚兼血瘀型虚劳,比如原文云:"虚劳,脉弦、数、细、微,肌肤甲错,形体羸瘦,饮食不壮筋力,或自

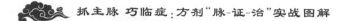
汗，或咳逆，或喘促，或寒热不时，或多梦纷纭，精气不固……若拙拟十全育真汤，实兼治虚劳门诸证。如方中用黄芪以补气，而即用人参以培元气之根本。用知母以滋阴，而即用山药、元参以壮真阴之渊源。用三棱、莪术以消瘀血，而即用丹参以化瘀血之渣滓。至龙骨、牡蛎，若取其收涩之性，能助黄芪以固元气；若取其凉润之性，能助知母以滋真阴；若取其开通之性，又能三棱、莪术以消融瘀滞也。至于疗肺虚之咳逆、肾虚之喘促，山药最良。治多梦之纷纭、虚汗之淋漓，龙骨、牡蛎尤胜。此方中意也。以寻常药饵十味，汇集成方，而能补助人身之真阴阳、真气血、真精神，故曰十全育真也。"[1]

二、现代主治

气阴两虚兼瘀血，证见乏力头晕，自汗，体瘦咽干，潮热盗汗，刺痛固定而拒按，肌肤甲错，活动劳累后诸症加重，小便短黄，大便干结，舌紫暗少苔，脉细弱涩等。

三、主治综述

（1）在恶性肿瘤及相关症状方面，十全育真汤可以治疗子宫癌子宫全切手术化疗后血细胞减少症[2]，防治晚期肺腺癌患者高凝状态[3]，缓解非小细胞肺癌[4]的症状等。

（2）在消化系统方面，十全育真汤可以治疗慢性乙型肝炎合并甲胎蛋白升高[2]，嵌顿痔及内痔Ⅲ期，慢性非特异性溃疡性结肠炎急性发作，肛痈术后伤口久不愈合辨证属气虚血瘀者[5]，脱垂性内痔患者便血、坠痛[6]等。

（3）在其他方面，十全育真汤还可以治疗2型糖尿病[7]、奥施康定导致谵妄大汗辨证属气阴两虚者[8]等。主要用于治疗气阴两虚诸证，尤其是兼瘀血者。

【系统辨证脉象特征】

脉象特征：弱、散、刚、浮、粗，血管壁及浮层血流热，底层血流温，枯涩，血流层干稠。

【脉图】

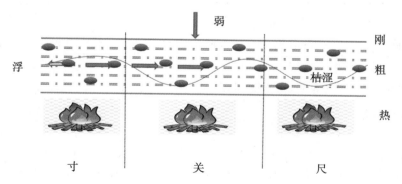

【脉证方解】

十全育真汤所用之证由气阴两虚兼瘀血所致,或因调养失宜,或因纵欲过度,导致气血亏损、血行郁滞而引起。阴液为血液和体液的组成成分,气为推动生命活动的原动力。阴液亏少,机体失于滋润濡养,津液不足以正常输布肢体、脏腑,则形体消瘦,口燥咽干,小便短黄,大便干结,少苔,脉细;若遇阳热体质者更易形成虚火,脏腑代谢旺盛,体内产热较多,则见午后潮热、盗汗,两颧潮红,五心烦热。气虚则统摄与推动无力,故神疲乏力,少气懒言,自汗,脉弱;清阳不升,头目失养,则头晕目眩;无力敛阳沉潜,则元气虚浮于外,内外寒热征象不同;劳则耗气,故活动劳累后诸症加重。同时,气虚血瘀将导致血液运行不畅,瘀血凝聚。气血运行受阻,不通则痛,故有刺痛、固定、拒按等特点;瘀血阻塞脉络,阻碍血液运行,气血不能濡养肌肤,则见皮肤干涩,肌肤甲错,面色黧黑,唇甲青紫;脉络瘀阻,则见舌下络脉曲张,舌质紫暗。血液瘀滞经络,阻碍了脏腑经络的气化功能,从而形成虚劳。张仲景在《金匮要略》中专门以血痹虚劳为提纲,证实了虚劳一定有血痹,血痹严重的患者亦会虚劳。所以治疗虚劳要先治疗血痹,治愈血痹也就治愈了虚劳。因虚劳病而兼瘀血者,往往调养失宜,或纵欲过度,气血亏损,气血在体内流通时有所缓慢,血液因之瘀滞。瘀血导致的虚劳病,有的因为有外伤史,或力气小却做重活,有的原有吐血衄血的疾病,服药失宜,导致先有瘀血,日久积成虚劳。治疗当益气养血、活血化瘀,收敛固摄为大法。

机体真气不足,则脉弱、散。真气亏虚,固摄不利,元气虚浮于外,故脉散、粗、浮;元气虚浮于外,不能形成气机上逆之势,多表现在血管壁的刚;元气虚浮于外,则血管壁及浮层血流热,而底层血流温度偏低,即"温",但尚未形成寒象。以上脉象皆为真气不足、失于固摄之象,治疗当以急急益气、收敛、固摄为要,以防失治误治,延误时机,导致元气脱失的危险局面。故方中用人参大补元气,黄芪、山药助人参补益元气;龙骨、牡蛎收敛固涩,以安神魂、收元气。阴津不足则血流层干稠,用知母、山药、元参以养津液。气虚不能推动血行则血瘀,故脉涩,用三棱、莪术、丹参以化瘀血之渣滓,破血逐瘀。诸药合用,共奏大补元气、收纳固摄、养阴补液、破血逐瘀之奇效。

【脉证方解图】

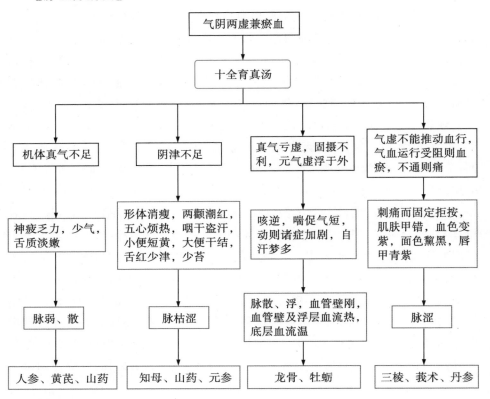

【验案】

弟长男媳，年二十四岁，于本年正月间患寒热往来，自因素畏服药，故隐忍不肯言。至四月初，家人来迓弟，言儿媳病剧。回家视之，虽未卧床不起，而瘦弱实难堪矣。诊其脉，弦而浮数。细询病情，言每逢午后先寒后热，时而微咳无痰，日夜作泻十余次，黎明则头汗出，胸间绵绵作疼，食一下咽即胀满难堪，而诸虚百损之状，显然尽露。筹思良久，为立逍遥散方，服两剂无效。因复至沧取药，适逢张××自津来沧，遂将儿媳之病细述本末。张××曰："以弟之意，将用何方以治之？"答曰："余拟将资生汤、十全育真汤二方，汇通用之，可平？"张××曰："得之矣。此良方也，服之必效。"弟遂师二方之义，用生怀山药八钱，生白术、净萸肉、生鸡内金、生龙骨、生牡蛎、鲜石斛各三钱，丹参四钱，连服四剂，诸证皆大轻减。又于原方加三棱、莪术各一钱，粉丹皮、地骨皮各二钱，又连服八剂，诸病悉退，饮食增加，今已完全成功矣。[1]

按：患者临床主要表现为寒热往来、腹泻、胸痛、胃脘胀满，根据患者的治疗

过程,以方测证,本方证当属于气阴亏虚、气虚欲脱,治疗当益气固摄。以方测脉,脉弦浮、数,用系统辨证脉学解析,当为脉浮、数、刚、细、稀、弱,其中脉浮、刚、弱、稀是气阴两虚、气机不能固摄而外越的特征性脉象。

【参考文献】

[1]（清）张锡纯.医学衷中参西录[M].石家庄:河北科学技术出版社,2007.

[2]秦永河.虚损证治经验浅析[J].中国中医药现代远程教育,2011,9(3):122.

[3]寇露露.十全育真汤加减对晚期肺腺癌患者凝血功能影响的临床研究[D].南京:南京中医药大学,2018.

[4]谢雅茸,卢艳琳,胡兵,等.基于网络药理学研究十全育真汤治疗非小细胞肺癌的作用机制[J].甘肃中医药大学学报,2021,38(5):37-43.

[5]秦永河,赵富元.十全育真汤为主在肛肠科的应用经验[J].中国中医急症,2012,21(11):1878-1879.

[6]戴浩.十全育真汤加减对脱垂性内痔组织中 MMP-7、MMP-9 的影响[D].呼和浩特:内蒙古医科大学,2020.

[7]钱雅玉,韩履祺.韩履祺应用名方举隅[J].中国民间疗法,2016,24(5):9-10.

[8]黄立萍,刘中良,李飞泽.十全育真汤治疗奥施康定导致谵妄大汗[J].浙江中医杂志,2016,51(10):767.